MÉDECINE
&
SCIENCES HUMAINES

Collection dirigée

par

Jean-Marc Mouillie

LA HANTISE DU NOMBRE

MARC-OLIVIER DÉPLAUDE

LA HANTISE DU NOMBRE

Une histoire des *numerus clausus*
de médecine

LES BELLES LETTRES

2015

www.lesbelleslettres.com

Retrouvez Les Belles Lettres sur Facebook et Twitter.

Ouvrage publié avec le soutien du
Comité d'histoire de la sécurité sociale et de
l'Association pour l'étude de l'histoire de la sécurité sociale

*© 2015, Société d'édition Les Belles Lettres
95, boulevard Raspail, 75006 Paris.*

ISBN : 978-2-251-43036-2

À Hélène

PROLOGUE

Depuis le milieu des années 2000, le nombre de médecins stagne, et même diminue dans de nombreuses régions françaises. Dans les zones rurales, beaucoup de médecins généralistes partent en retraite sans être remplacés et des milliers de postes restent vacants dans les hôpitaux. Même dans les grandes villes, l'abondance de l'offre de soins dissimule d'importantes disparités. Auprès de certaines catégories de spécialistes, des files d'attente de plus en plus longues se constituent. Et l'explosion des dépassements d'honoraires a rendu l'accès aux soins médicaux plus difficile pour de larges fractions de la population.

À partir de la fin des années 1990, certains représentants du corps médical ont entrepris d'alerter les pouvoirs publics sur le risque à venir d'une pénurie de médecins. Soutenus par un nombre croissant d'élus, ils ont notamment demandé à l'État de former davantage de médecins et de prendre des mesures pour éviter la formation de « déserts médicaux ». Ils ont ainsi obtenu une augmentation significative du nombre d'étudiants accueillis dans les facultés de médecine et l'adoption de multiples mesures visant à inciter les médecins à exercer dans les zones faiblement médicalisées.

À première vue, cette mobilisation constitue une énigme, tant au regard du malthusianisme supposé du corps médical que des recherches existantes en sociologie des professions. Jusqu'à présent, ces recherches se sont principalement intéressées aux stratégies que déploient les groupes professionnels pour contingenter l'accès à leur métier et préserver les profits économiques et symboliques associés à la rareté. Dès lors, comment expliquer que des représentants du corps médical, et non des moindres, se soient mobilisés pour qu'un grand nombre de médecins soient formés ?

Cet ouvrage se propose de dénouer cette énigme à partir d'une enquête socio-historique centrée sur la manière dont a été posé, en France, le problème de la démographie médicale depuis le début des années 1960. La première partie du livre (« L'invention des quotas ») montre comment les pouvoirs publics en sont venus à mettre en place des quotas régulant l'accès aux études médicales. Le premier, institué en 1971, détermine le nombre d'étudiants pouvant être accueillis en deuxième année d'études. Il s'agit du *numerus clausus* proprement dit. Les seconds, institués en 1982-1984, contingentent l'accès aux formations spécialisées à partir de la sixième année d'études. Par le moyen de ces quotas, il s'agissait non seulement de contenir l'accroissement du nombre d'étudiants en médecine, mais également de lutter contre leur propension à s'orienter vers un exercice spécialisé, et non plus vers la médecine générale. La deuxième partie du livre (« De la "pléthore" à la "pénurie" ») s'intéresse, quant à elle, à la manière dont ont été fixés ces quotas et aux effets de leur mise en œuvre sur le système de santé. Elle montre que le resserrement continu de ces quotas a créé des tensions grandissantes au niveau des hôpitaux, puis au niveau du secteur libéral, notamment dans certaines spécialités et dans certaines régions. Ces tensions ont conduit à un retournement complet de la politique menée par les pouvoirs publics à la charnière des années 1990-2000, mais sans que les difficultés liées à la multiplication des postes non pourvus dans les hôpitaux et à l'inégale répartition des médecins sur le territoire aient été résolues.

En définitive, le livre montre que durant les cinquante dernières années, les représentants du corps médical n'ont pas toujours défendu des positions malthusiennes en matière de démographie professionnelle. Cette question a été l'objet de débats récurrents au sein de la profession médicale. Ces débats ont souvent opposé les médecins libéraux aux médecins hospitaliers et universitaires, mais également les médecins libéraux entre eux. Pour comprendre ces débats, il faut prendre en compte des facteurs divers, comme les transformations de l'exercice de la médecine, la différenciation accrue de la médecine hospitalo-universitaire par rapport à la médecine de ville, les recompositions du syndicalisme médical, ou encore la montée en puissance de l'assurance maladie et de l'État dans le domaine de la santé. À travers la question de la démographie médicale, ce livre décrit ainsi les profondes transformations qu'ont connues depuis les années 1960 la profession médicale et les politiques publiques en matière d'assurance maladie, et éclaire les nombreuses tensions qui traversent aujourd'hui le système de santé.

INTRODUCTION
UNE QUESTION DE SOCIOLOGIE

« Pour beaucoup de bons esprits, la pléthore médicale est une fiction. Périodiquement, on évoque son spectre sans jamais avoir vu ses conséquences : elle n'existe pas plus aujourd'hui qu'elle n'existera demain. Cette opinion, partagée par un certain nombre d'universitaires distingués, l'est aussi par une fraction importante des hautes sphères administratives. Mais la catastrophe est aujourd'hui imminente. [...] Il n'est plus à prouver que l'encombrement d'une profession abaisse son niveau moral. [...] Dans les régions où la densité est la plus forte, la profession est la moins respectée[1]. »

Le motif de la « pléthore » a longtemps hanté la profession médicale. Il est employé dans la presse médicale dès le XIXe siècle. Pour les historiens du corps médical, il témoigne de l'intensité de la concurrence interne à la profession médicale et de la précarité matérielle de nombreux praticiens avant la généralisation de l'assurance maladie à partir de

---

1. *Bulletin de l'Ordre des médecins*, n° 1, novembre 1947-2 mars 1948. Cité par M. BUNGENER, « Une éternelle pléthore médicale ? », *Sciences sociales et santé*, vol. 2, n° 1, 1984, p. 87-88.

1945[2]. Il constitue également un indice des efforts engagés par les médecins et leurs représentants pour améliorer leur statut économique et social. À partir du milieu du XIXe siècle, ils ont tenté, avec le concours de l'État, de rendre plus sélectif l'accès à la profession médicale et de la protéger de la concurrence d'autres catégories de praticiens. Ils ont obtenu, en 1892, que l'exercice de la médecine soit réservé aux seuls docteurs en médecine. Cependant, ils n'ont pas réussi à empêcher une augmentation régulière du nombre d'étudiants inscrits dans les facultés de médecine. Dans un contexte où les études médicales étaient coûteuses et réservées à des bacheliers issus de familles fortunées, ils n'ont pas tant lutté contre une « démocratisation » de l'accès aux études médicales que contre l'ouverture des études médicales à de nouveaux publics : les femmes et les étrangers. Les mobilisations contre les étudiants étrangers, souvent juifs, accusés d'être à l'origine de l'encombrement de la profession médicale et de la déshonorer en pratiquant leur art dans un esprit mercantile, ont été particulièrement étudiées par les historiens, certains estimant qu'elles ont largement contribué à la diffusion de stéréotypes xénophobes et antisémites dans la France des années 1930[3].

Les travaux des historiens consacrés au corps médical donnent ainsi à voir une profession malthusienne cherchant avant tout à limiter le nombre de candidats à l'exercice de la médecine, y compris en faisant valoir des critères ne relevant pas exclusivement du mérite scolaire ou des compétences professionnelles, comme celui de la nationalité. Ces mobilisations ont surtout été le fait des étudiants et

2. Voir notamment J. Léonard, *La médecine entre les savoirs et les pouvoirs. Histoire intellectuelle et politique de la médecine française au XIXe siècle*, Paris, Aubier-Montaigne, 1981.

3. G. Noiriel, *Le creuset français : histoire de l'immigration, XIXe-XXe siècles*, Paris, Seuil, 1992 [1988] ; D. Evleth, « Vichy France and the continuity of medical nationalism », *Social History of Medicine*, vol. 8, n° 1, 1995, p. 95-116.

des praticiens appartenant aux couches moyennes de la profession exerçant dans les villes où la concurrence intraprofessionnelle était la plus forte, et sont principalement expliquées par leurs inquiétudes sur leurs perspectives économiques. Pour ces médecins, installés ou en voie de l'être, la sécurisation économique de l'exercice de la médecine exigeait que les praticiens ne soient pas trop nombreux.

LES APPROCHES SOCIO-HISTORIQUES DES PROCESSUS DE CLÔTURE PROFESSIONNELLE

L'étude des stratégies auxquelles recourent les groupes professionnels pour améliorer leur statut économique et social a constitué l'objet privilégié de tout un ensemble de travaux sociologiques nourris des analyses de Max Weber sur les dynamiques de clôture. Dans son livre *Économie et société*, Max Weber s'est en effet intéressé aux processus suivant lesquels la compétition économique peut conduire « une partie des concurrents [à tirer] parti de certaines caractéristiques extérieures de leurs adversaires réels pour chercher à les exclure de la compétition[4] ». Pour cela, tous les arguments sont bons : « Il est indifférent que dans telle circonstance donnée, on choisisse telle caractéristique, car on recourt, en fait, à celle qui apparaît le plus immédiatement[5]. » Formant une « communauté d'intérêt », les acteurs ainsi mobilisés vont chercher, avec l'appui des autorités publiques, à obtenir un monopole dans leur domaine d'activité : seuls les membres du groupe pourront exercer l'activité considérée. S'ils parviennent à imposer un tel monopole, ils auront réussi à fermer leur groupe *vers l'extérieur*, c'est-à-dire à

---

4. M. WEBER, *Économie et société*, t. 2 : *L'organisation et les puissances de la société dans leur rapport avec l'économie*, Paris, Pocket, 1995, p. 55.
5. *Ibid.*

minimiser la concurrence provenant d'acteurs extérieurs au groupe. Mais ils cherchent généralement aussi à fermer le groupe *vers l'intérieur*, c'est-à-dire à limiter la concurrence interne au groupe.

Bien que les intérêts économiques constituent un moteur important des stratégies de clôture, ils ne sont pas les seuls à être déterminants. Max Weber insiste longuement sur les profits symboliques liés à la rareté, le prestige associé à l'appartenance à un groupe donné étant d'autant plus grand que l'accès à ce groupe est sélectif.

À partir des années 1970, plusieurs sociologues, parfois qualifiés de « néo-wébériens », ont entrepris de transposer cette analyse à l'étude des professions savantes, le plus souvent dans une perspective historique. L'ouvrage de Magali S. Larson paru en 1977, *The Rise of Professionalism*, est l'entreprise la plus ambitieuse à avoir été engagée en ce sens. S'appuyant sur un vaste matériau historique, Magali S. Larson propose dans ce livre une interprétation des dynamiques de professionnalisation, c'est-à-dire des processus suivant lesquels certains groupes sociaux, issus des couches moyennes et supérieures de la société, ont cherché à convertir « un ordre particulier de ressources rares – un savoir et des compétences spécifiques – en un autre ordre de ressources – des gratifications sociales et économiques[6] ». Cette étude – dont il est impossible de restituer tous les apports en quelques lignes – s'inscrit dans une réflexion plus large sur les transformations de la stratification sociale. Ainsi, pour Magali S. Larson, l'essor des professions savantes au XIXᵉ siècle, dont les prétentions sont fondées sur la détention de compétences spécifiques, attestées par des diplômes, constitue une préfiguration de l'importance croissante prise par le capital culturel (principalement sous la forme du capital scolaire) dans la

---

6. M. S. LARSON, *The Rise of Professionalism. A sociological Perspective*, Berkeley, The University of California Press, 1977, p. 18.

reproduction et la légitimation des inégalités sociales et dans l'accès aux positions sociales les plus élevées.

S'appuyant sur les cas anglais et américain, Magali S. Larson décrit des processus historiques de longue durée, allant du début du xixᵉ siècle à la fin du xxᵉ siècle. Dans ces dynamiques de professionnalisation – dont, pour Magali S. Larson, la médecine constitue un exemple paradigmatique –, les institutions d'enseignement et l'État ont joué un rôle essentiel. En effet, le cœur du « projet professionnel » – c'est-à-dire des efforts déployés par un groupement d'individus pour obtenir une reconnaissance exclusive de leurs compétences et une protection de leur domaine d'activité contre la concurrence des praticiens n'ayant pas les qualités requises à leurs yeux – consiste à faire des institutions d'enseignement supérieur le point d'entrée dans les professions. C'est à ces institutions que revient désormais le rôle de sélectionner et de former les candidats à l'exercice des professions, et de délivrer les diplômes attestant de leurs compétences. Elles le font d'autant plus efficacement que le contenu de ces diplômes et les droits d'exercice qui leur sont associés sont réglementés par l'État. Cette réglementation peut prendre la forme d'un monopole légal, réservant l'exercice d'une profession aux seuls praticiens détenant les diplômes requis. Les professions qui ont réussi à obtenir de la part de l'État de telles protections sont les plus à même de garantir aux nouveaux entrants de bonnes perspectives de revenus et de prestige, à condition toutefois qu'elles réussissent à contrôler leur démographie et à limiter la concurrence entre leurs membres.

Pour Magali S. Larson comme pour Max Weber, ces stratégies de clôture ne sont pas motivées exclusivement par des intérêts économiques, mais également par la recherche du prestige. Ce dernier n'a de valeur que relationnelle, c'est-à-dire par comparaison avec celui qui est reconnu à d'autres groupes. Les groupes professionnels ne constituent pas des entités isolées. Ils sont en compétition entre eux et avec d'autres groupes sociaux pour maintenir ou améliorer leur position dans l'espace social. Ils sont engagés, suivant l'expression d'Everett C. Hughes, dans une « course au statut[7] ». Les luttes qui les opposent les uns aux autres sont des luttes de classement, dont l'enjeu réside principalement dans la protection de la rareté et le maintien des écarts avec les groupes les plus proches dans l'espace social. La « hantise obsidionale du nombre[8] », que l'on retrouve dans les dénonciations récurrentes de la « pléthore médicale », s'explique ainsi non seulement par le souci de limiter la concurrence intraprofessionnelle et de préserver les chances économiques des praticiens, mais aussi par celui de préserver la valeur distinctive des titres requis pour exercer la profession, liée à leur rareté.

Une fausse exception historique

Les efforts déployés en France par certaines organisations de médecins ou de futurs médecins pour limiter le nombre d'entrants dans la profession médicale peuvent être analysés comme des stratégies de clôture professionnelle motivées principalement par des intérêts économiques et symboliques. Néanmoins, si le motif de la « pléthore » est présent de manière récurrente dans la presse médicale depuis le milieu du XIXe siècle, il n'a pas toujours dominé les discours portés par la profession médicale. L'auteure d'un article publié en 1984, significativement intitulé « Une éternelle pléthore médicale[9] ? », remarquait ainsi que le motif de la pléthore constituait bien une « constante du discours professionnel », mais que cette constante comportait une « exception » :

---

7. E. C. Hughes, « Les professions établies », dans E. C. Hughes, *Le regard sociologique. Essais choisis*, textes rassemblés et présentés par Jean-Michel Chapoulie, Paris, Éditions de l'EHESS, 1996, p. 115.

8. P. Bourdieu, *La distinction. Critique sociale du jugement*, Paris, Minuit, 1979, p. 546.

9. M. Bungener, art. cité.

celle des années 1960, qui a vu l'Ordre des médecins lui-
même et la principale organisation de médecins libéraux de
l'époque, la Confédération des syndicats médicaux français
(CSMF), estimer que la France manquait de médecins, et
soutenir l'accroissement du nombre d'étudiants inscrits
dans les facultés de médecine. Cette « exception » n'est
toutefois pas isolée puisque, c'était le point de départ de
ce livre, les médecins se sont fortement mobilisés à partir
de la fin des années 1990 pour demander que davantage
de praticiens soient formés.

Il apparaît ainsi que les définitions dominantes du
problème de la démographie médicale ont connu, à deux
reprises en moins de cinquante ans, un retournement brutal.
La hantise de la pléthore ne domine pas toujours les discours
portés par la profession médicale.

En outre, lorsqu'une définition donnée d'un problème
est prédominante dans les débats publics, elle n'est jamais
exclusive d'autres définitions du problème qui, portées par
des acteurs moins puissants ou moins visibles, lui coexistent.
Ainsi, l'historien Jacques Léonard cite l'exemple de ce
médecin qui, réagissant au discours selon lequel « il y a
encombrement dans les carrières médicales », estimait en
1847 que s'il y avait effectivement « encombrement dans
les villes », il y avait « pénurie à la campagne, où il y a trop
peu de malades payants ». Il en concluait que les médecins
n'étaient pas globalement trop nombreux, mais que « les
résidences de médecins [étaient] mal réparties, relativement
à la population souffrante[10] ». Dans les années 1930, c'est
la CSMF qui se divise sur la question de la démographie
médicale : face à ceux qui dénoncent l'encombrement de la
profession, le secrétaire général de la CSMF défend l'idée
que la France compte relativement moins de médecins
que la Grande-Bretagne, l'Allemagne ou les États-Unis, et

---

10. Texte cité par J. Léonard, *La France médicale au xixe siècle*,
Paris, Gallimard-Julliard, 1978, repris par O. Faure, *Histoire sociale
de la médecine (xviiie-xxe siècles)*, Paris, Anthropos, 1994, p. 104.

que le problème de la pléthore est avant tout un problème parisien[11].

Non seulement la question de la pléthore médicale divise les praticiens entre eux, suivant qu'ils exercent dans des zones où la concurrence professionnelle est plus ou moins rude, mais elle oppose également à de nombreuses reprises les représentants des étudiants en médecine et des simples praticiens aux élites hospitalières et universitaires, accusées par les premiers de former trop de médecins et de se désintéresser des perspectives de carrière des futurs docteurs[12].

Enfin, bien que le motif de la pléthore ait souvent dominé les débats touchant à la démographie médicale, et que les syndicats médicaux aient souvent réclamé que les facultés de médecine accueillent moins d'étudiants, le nombre de médecins exerçant en France a crû de manière remarquable tout au long du xxe siècle : de 17 000 en 1900, il passe à 33 500 en 1950 et à 194 000 en 2000[13]. En l'espace d'un siècle, la densité médicale – soit le nombre de médecins rapporté à une population donnée – est passée de 39 médecins pour 100 000 habitants à 330. Les dénonciations récurrentes de la pléthore médicale n'ont donc pas empêché une très forte expansion numérique de la profession médicale. Or, rien ne permet de dire *a priori* que cet accroissement démographique a été dû entièrement à des facteurs extrinsèques à la profession médicale.

---

11. P. Guillaume, *Le rôle social du médecin depuis deux siècles, 1800-1945*, Paris, Association pour l'histoire de la Sécurité sociale, 1996, p. 202.

12. Voir notamment G. Weisz, « The politics of medical professionalization in France, 1845-1848 », *Journal of Social History*, vol. 12, n° 1, 1978, p. 3-30 et, du même auteur, *The Emergence of Modern Universities in France, 1863-1914*, Princeton, Princeton University Press, 1984.

13. Sauf mention expresse, les données statistiques citées dans cet ouvrage proviennent des ministères de l'Éducation nationale et de la Santé ou des caisses d'assurance maladie.

En résumé, les représentants du corps médical n'ont pas toujours cherché à rendre plus sélectif l'accès à leur profession. Ils ont à plusieurs reprises défendu des points de vue divergents sur la question de la démographie médicale, et leurs positions sur cette question ont varié suivant les époques. Mieux : il semble que certains segments de la profession, et en premier lieu les universitaires, aient régulièrement soutenu l'accroissement du nombre d'étudiants en médecine, et donc de médecins. Le tableau d'une profession globalement malthusienne doit bien être nuancé. Il nous faut donc pouvoir proposer un cadre d'analyse qui rende compte aussi bien des mécanismes poussant à la fermeture de la profession médicale que de ceux allant, au contraire, dans le sens de son ouverture et de son expansion numérique.

OUVERTURE ET FERMETURE DES GROUPES PROFESSIONNELS

Les médecins français n'ont pas toujours eu des positions malthusiennes en matière de démographie professionnelle et cette question a souvent suscité de vifs débats parmi eux. Ce qui pourrait apparaître comme une anomalie au regard du modèle de la clôture professionnelle n'est pas propre aux médecins français. Certains sociologues et historiens ont montré l'existence de tels conflits pour les médecins d'autres pays[14] ou pour d'autres professions. Par exemple, des recherches socio-historiques consacrées aux experts-comptables dans différents pays ont montré qu'ils se sont souvent divisés sur la question de savoir s'il fallait favoriser ou non l'expansion numérique de leur profession et privilégier ou non un recrutement élitiste[15].

---

14. Pour le cas des médecins américains, voir W. G. ROTHSTEIN, *American Medical Schools and the Practice of Medicine. A History*, New York, Oxford University Press, 1987.
15. C. RAMIREZ, « Understanding social closure in its cultural context : accounting practitioners in France (1920-1939) », *Accounting, Organizations and Society*, vol. 26, n° 4-5, 2001, p. 391-418.

Autrement dit, les tensions entre fermeture et expansion numérique semblent être communes à de nombreuses professions. Or, bien que les sociologues néo-wébériens des professions aient principalement retenu de Max Weber le schème de la clôture, ce dernier estimait pourtant, dans un passage d'*Économie et société* consacré aux « relations sociales ouvertes et fermées », que les groupes sociaux n'ont pas toujours intérêt à avoir un recrutement très sélectif :

> Dans de nombreuses communalisations et sociations nous observons une alternance entre extension et clôture. Par exemple dans les corporations, dans les cités démocratiques de l'Antiquité et du Moyen Âge, les membres aspiraient à tels moments à l'augmentation la plus grande possible de leurs adhérents, en vue d'assurer leurs chances par la puissance, et à d'autres moments à une limitation des membres à cause de la valeur du monopole[16].

Weber suggère ainsi que suivant les contextes socio-historiques, les membres d'un même groupe peuvent estimer que leurs intérêts seront mieux assurés par un accroissement de son effectif ou au contraire par sa fermeture à de nouveaux membres – d'où la possibilité de phases successives d'expansion ou de clôture. Toutefois, le cas des médecins français suggère que non seulement leur profession a connu une telle alternance, mais qu'elle a été souvent traversée par des débats et des tensions sur la politique à mener en matière de démographie professionnelle. C'est précisément la dynamique de ces tensions que ce livre va chercher à décrire et à expliquer. Pour cela, il faut prendre en compte des intérêts et des logiques sociales plus diversifiés que ne l'ont fait les sociologues néo-wébériens des professions, tant au niveau de la profession médicale elle-même que de l'État.

---

16. M. WEBER, *Économie et société*, t. 1 : *Les catégories de la sociologie*, Paris, Pocket, 1995, p. 83-84.

Jusqu'à présent, les stratégies de clôture ont été analysées comme étant motivées principalement par des intérêts économiques et symboliques. Par exemple, cela est très net dans *La distinction* de Pierre Bourdieu, où l'étude des dynamiques pouvant conduire un groupe social à instaurer un *numerus clausus* s'inscrit dans une analyse plus générale des stratégies de luttes contre le déclassement[17]. Dans une telle perspective, la question du nombre renvoie principalement à *la peur du nombre*, c'est-à-dire de tout ce qui pourrait remettre en cause les profits économiques et symboliques associés à la rareté et à l'exclusivisme. Or, si ce type d'analyse correspond à des processus effectivement observables, il n'épuise pas tout ce qui peut se jouer autour de la régulation des effectifs d'une profession comme la profession médicale.

En effet, le corps médical présente deux caractéristiques importantes. Il constitue, en premier lieu, un univers social hautement différencié. On peut, à la suite de Rue Bucher et Anselm L. Strauss, l'analyser comme un groupe fortement segmenté[18]. Un segment est défini ici comme un ensemble d'agents ayant des caractéristiques communes sous un certain rapport (par exemple sous ceux du statut, du lieu d'exercice, de la spécialité pratiquée, du degré d'avancement dans la carrière, etc.). Un même agent peut donc appartenir simultanément à plusieurs segments intriqués ou emboîtés les uns dans les autres, ou même s'estimer proche d'un segment dont il ne fait pas encore partie mais auquel il aspire (comme pour les médecins en formation prévoyant d'exercer en libéral).

La segmentation du corps médical a favorisé le développement d'organisations visant à représenter les intérêts spécifiques de tel ou tel segment et à les faire exister dans l'espace social et politique : syndicats de

---

17. P. Bourdieu, *op. cit.*, p. 181.
18. R. Bucher, A. L. Strauss, « La dynamique des professions » [1961], dans A. L. Strauss, *La trame de la négociation. Sociologie qualitative et interactionnisme*, textes réunis et présentés par Isabelle Bazsanger, Paris, L'Harmattan, 1992, p. 67-86.

médecins libéraux, de médecins hospitaliers ou d'internes de médecine, « conférence » des doyens de facultés de médecine, associations étudiantes, etc. À rebours des travaux néo-wébériens, qui font *comme si* la segmentation n'avait pas d'effets décisifs dans les processus de clôture professionnelle[19], nous estimons que rien ne permet d'affirmer *a priori* que ces segments et leurs représentants défendront des positions communes sur les questions de démographie professionnelle. Certains peuvent pousser à l'expansion du groupe et d'autres, au contraire, à sa fermeture. De surcroît, on ne peut pas non plus postuler que leurs prises de position en matière de démographie médicale sont dictées avant tout par des considérations économiques ou statutaires. Par exemple, la question de la démographie médicale renvoie à des enjeux majeurs pour les institutions en charge de la formation des médecins, toute augmentation ou diminution du nombre de médecins en formation ayant des conséquences importantes sur leur fonctionnement.

En second lieu, la médecine représente une question importante pour les pouvoirs publics. En effet, à partir des XVIIe et XVIIIe siècles, la surveillance et l'amélioration de l'état sanitaire des populations résidant sur leurs territoires ont constitué des objets de préoccupations croissantes pour les États occidentaux. Une population nombreuse et en bonne santé a alors commencé à être considérée comme un des fondements de la puissance de l'État. Parmi les agents délivrant des soins de santé (religieux, sorciers, rebouteux, etc.), les médecins formés dans les facultés de médecine, auxquels sont venus s'adjoindre les chirurgiens, sont devenus les pivots de cette nouvelle politique. L'amélioration de l'état sanitaire de la population supposait d'abord que les praticiens chargés de cette tâche soient dûment qualifiés. La formation des médecins et l'exercice de la médecine ont

---

19. Pour les besoins de son analyse, Magali S. Larson fait comme si les professions constituaient des entités unifiées derrière les porteurs du « projet professionnel ».

ainsi commencé à faire l'objet d'une régulation juridique. Cependant, les différents groupes sociaux n'avaient de chance de recourir aux soins des médecins que s'ils étaient convaincus de l'intérêt de se faire soigner par eux plutôt que par d'autres catégories de praticiens et avaient les moyens de recourir à leurs services. Par le développement de l'hygiène publique et de la pédagogie sanitaire, d'un côté, et de dispositifs d'assistance puis d'assurance maladie de l'autre, l'État a ainsi fortement contribué à faire des médecins les principaux dispensateurs de soins de santé. De toutes les catégories de professionnels intervenant aujourd'hui dans le domaine de la santé (pharmaciens, dentistes, sages-femmes, infirmières, masseurs-kinésithérapeutes, etc.), les médecins sont ceux qui bénéficient des attributions les plus étendues en matière de diagnostic et de traitement.

En raison de la place centrale acquise par les médecins dans le système de santé, la démographie médicale renvoie à des enjeux sanitaires majeurs. L'accès aux soins médicaux est fortement conditionné par le nombre de médecins, leurs modes d'exercice et leur répartition sur le territoire. La question de la démographie médicale comporte également d'importants enjeux financiers, étant donné la part prise par les prélèvements obligatoires dans le financement des dépenses de santé. En bref, la démographie médicale n'est pas seulement un enjeu professionnel : elle est aussi une affaire d'État.

Or, bien que les sociologues qui se sont intéressés aux processus de clôture professionnelle aient insisté sur l'importance des États dans ces dynamiques, ils n'ont guère pris en compte dans leurs travaux les logiques propres au champ politico-administratif. Dans leurs travaux, l'État apparaît principalement comme une instance validant ou non les revendications portées par les groupes professionnels mobilisés, sans que soient analysées les médiations concrètes suivant lesquelles les luttes opposant plusieurs professions ou segments d'une même profession sont, *in fine*, arbitrées au niveau administratif et politique. Autrement dit, la minoration de la segmentation interne des professions trouve son pendant dans une sous-estimation des tensions et des luttes spécifiques au champ administratif et politique.

La perspective proposée dans ce livre reprend celle esquissée par le sociologue Andrew D. Abbott en 2005[20] : revenant sur ses travaux antérieurs, il propose de considérer les professions et les États comme formant aussi bien les unes que les autres des « écologies », c'est-à-dire des espaces de luttes, toute la difficulté étant de comprendre quelles relations se nouent entre les luttes internes à chacun de ces espaces. L'approche d'Andrew D. Abbott présente l'intérêt de ne pas considérer l'État comme une simple instance de validation des revendications portées par les groupes professionnels et d'y voir un espace traversé par des luttes spécifiques. Tout comme l'abondante littérature consacrée aujourd'hui aux groupes d'intérêt et à la production de l'action publique, cette approche invite à prendre en compte simultanément la porosité de l'État aux groupes sociaux et son autonomie relative. Loin d'occuper une position d'extériorité par rapport à ces groupes, l'État constitue l'une des principales arènes où ils tentent de faire prévaloir leurs intérêts. Mais cette arène obéit à ses propres lois.

À travers l'histoire des luttes dont la question de la démographie médicale a fait l'objet en France depuis le début des années 1960, ce livre mettra en évidence certaines transformations majeures qu'a connues le corps médical durant les cinquante dernières années. Cette histoire est indissociablement sociale et politique, les luttes internes au corps médical sur les questions de démographie professionnelle ayant souvent fini par être arbitrées au niveau de l'État suivant des logiques proprement politiques. En ce sens, ce livre n'entend pas seulement contribuer à la sociologie des groupes professionnels, mais aussi à celle de l'État et de l'exercice du pouvoir politique.

---

20. A. D. ABBOTT, « Linked ecologies : States and universities as environments for professions », *Sociological Theory*, vol. 23, n° 3, 2005, p. 245-274.

PREMIÈRE PARTIE

L'INVENTION DES QUOTAS

CHAPITRE 1
UN MÉTIER D'AVENIR

« Une profession qui renonce à son impérialisme
est une profession qui meurt [...]. La médecine est
en pleine expansion. La société a besoin de nous.
Nous n'avons pas à craindre l'avenir[1]. »

Jusqu'au début des années 1960, le discours selon lequel
la France compterait trop de médecins domine largement
parmi les représentants du corps médical[2]. Néanmoins, à
partir de cette période, ce discours est fortement concurrencé,
et même supplanté, par des prises de position radicalement
opposées : les médecins ne seraient pas suffisamment
nombreux pour faire face à l'accroissement de la demande de
soins. Cette situation ne serait pas seulement préjudiciable
à la santé des Français, mais aux médecins eux-mêmes,
dont certains, « surmenés », verraient leurs conditions de
travail se dégrader. Pour la première fois dans l'histoire
du corps médical, le motif de la « pénurie » de praticiens

---

1. Jacques Monier (président de la CSMF), *Le médecin de France*,
n° 280, octobre 1969.
2. Voir H. Hatzfeld, *Le grand tournant de la médecine libérale*,
Paris, Éditions ouvrières, 1963, et B. Vergez, *Le monde des médecins
au xxe siècle*, Bruxelles, Éditions Complexe, 1996.

l'emporte, dans l'espace public, sur celui de la pléthore.
La CSMF, principale organisation de médecins libéraux de
l'époque, encourage la formation d'un plus grand nombre
de praticiens. L'Ordre lui-même, qui défend des positions
extrêmement malthusiennes depuis sa création en 1940,
finit par admettre qu'à moyenne échéance, le nombre de
médecins formés en France pourrait être insuffisant. Bref, il
faut désormais ouvrir plus largement les portes des facultés
et des écoles de médecine.

Le présent chapitre vise à analyser plus précisément cette
évolution et les tensions dont elle s'accompagne à l'intérieur
du champ médical. Il décrira, dans un premier temps, les
principales transformations qu'a connues la médecine dans
les années 1950 et 1960. Cette période a été marquée en
effet par des changements qui ont bouleversé les conditions
d'exercice de la médecine, dont les plus importants ont été
la généralisation de l'assurance maladie, les investissements
très importants effectués dans le secteur hospitalier et les
progrès réalisés en matière de thérapeutique. Soucieuses de
combler le « retard sanitaire » de la France par rapport aux
autres pays occidentaux, les autorités publiques favorisent
également la formation d'un plus grand nombre de médecins
à partir des années 1960.

Nous montrerons, dans un second temps, que cet
accroissement du nombre d'étudiants a suscité de fortes
tensions au niveau des facultés de médecine et, surtout,
des hôpitaux, où ils effectuaient leur formation pratique.
Les études médicales sont en effet caractérisées à cette
époque par la coexistence de plusieurs filières de formation,
à la qualité et au prestige très inégaux. Or, le fait que les
futurs médecins ne bénéficient pas tous d'une formation
pratique similaire est de plus en plus contesté. Les pouvoirs
publics prennent des mesures pour réduire les inégalités
de formation entre les étudiants. Cela a ainsi constitué un
des objectifs majeurs de l'importante réforme des études
médicales et des structures hospitalières de 1958. Mais
l'augmentation du nombre d'étudiants en médecine et

les retards pris dans la mise en œuvre de cette réforme compromettent largement ces efforts. Les insatisfactions concernant la formation pratique des futurs médecins ont ainsi constitué le point de départ des premières réflexions, au sein de l'État, sur la nécessité d'un *numerus clausus* au début des études de médecine, avant même que certains segments du corps médical ne se mobilisent en ce sens après la crise de mai-juin 1968.

UNE PROFESSION EN EXPANSION

Les transformations du champ médical

La consommation de soins et de biens médicaux[3] connaît, dans les années d'après-guerre, une croissance remarquable, supérieure à celle du produit intérieur (PIB), déjà très élevée à cette époque (voir tableau 1.1). Qu'il s'agisse des dépenses en médecine de ville, en médecine hospitalière ou en médicaments, toutes augmentent très fortement durant cette période. Au total, la part de la consommation de soins et de biens médicaux dans le PIB passe de 2,5 % en 1950 à 5,0 % en 1970.

Cette croissance, qui se poursuit dans les décennies ultérieures, est due à de nombreux facteurs. Certains sont liés aux transformations de la médecine et aux politiques publiques en matière de santé et d'assurance maladie, d'autres à des évolutions externes telles que l'urbanisation,

---

3. La consommation de soins et de biens médicaux (CSBM) regroupe l'ensemble des soins et biens médicaux consommés par la population française (soins ambulatoires, soins hospitaliers, médicaments, etc.) quelle que soit leur source de financement (État, assurance maladie, collectivités locales, mutuelles, assureurs privés, ménages). Cette catégorie est issue des comptes nationaux de la santé, élaborée par les services statistiques du ministère chargé de la Santé.

la hausse du niveau de vie ou l'élévation du niveau d'instruction. Parmi les premiers de ces facteurs, trois ont eu un effet décisif : la généralisation de la médecine libérale conventionnée, les transformations de la médecine hospitalière et les progrès techniques de la médecine.

TABLEAU 1.1 – Taux de croissance annuels moyens de la consommation de soins et de biens médicaux (CSBM) et du PIB entre 1950 et 1970 (en %)

	Taux de croissance annuel moyen	
	CSBM en volume	PIB en volume
1950-1955	9,4	5,7
1955-1960	6,3	5,8
1960-1965	10,8	5,9
1965-1970	8,5	5,4

Source : Annie FENINA, « Cinquante années de dépenses de santé. Une rétropolation de 1950 à 2005 », *Études et résultats*, n° 572, 2007.

Le développement de la médecine libérale conventionnée résulte directement de l'institution de la Sécurité sociale obligatoire en 1945. En effet, jusqu'à cette date, les dépenses de soins en médecine libérale étaient, le plus souvent, à la seule charge des patients[4]. Seules certaines catégories de la population bénéficiaient de soins médicaux gratuits : les bénéficiaires de l'assistance médicale gratuite (depuis 1893), les pensionnés de guerre (depuis 1919) et

---

4. Sur l'histoire de la protection sociale en France avant 1945, voir H. HATZFELD, *Du paupérisme à la Sécurité sociale, 1850-1940. Essai sur les origines de la Sécurité sociale en France*, Nancy, Presses universitaires de Nancy, 2004 [1971].

les victimes d'accidents du travail (1898) ou de maladies professionnelles (1919). Certaines catégories de travailleurs bénéficiaient des sociétés de secours mutuel[5], tandis que d'autres, comme les mineurs, dépendaient de régimes de protection sociale spécifiques. Les lois sur les assurances sociales de 1928 et 1930, qui devaient permettre aux salariés ayant de faibles revenus d'accéder à la médecine de ville, avaient échoué à atteindre leurs objectifs, principalement en raison de l'opposition des syndicats médicaux. Ces derniers avaient en effet obtenu que les honoraires restent fixés par les médecins eux-mêmes, dans le cadre d'une « entente directe » avec leurs patients. Les tarifs des caisses servant de base aux remboursements des patients étant très inférieurs à ceux pratiqués effectivement par les médecins, l'accès à la médecine libérale était resté prohibitif pour la grande majorité de la population.

Au sortir de la guerre, l'ordonnance du 4 octobre 1945 jette les bases d'un régime de Sécurité sociale ouvert à tous les « travailleurs », quels que soient leurs revenus ou leurs statuts. Cette nouvelle « organisation de la sécurité sociale », pour reprendre les termes de l'ordonnance, doit être gérée par les représentants des intéressés eux-mêmes, c'est-à-dire par des administrateurs élus les uns par les assurés, les autres par les employeurs. Il est prévu que le régime soit financé par des cotisations obligatoires versées par les salariés et leurs employeurs. Celles-ci sont censées couvrir cinq catégories de risques : la maladie, la maternité, la famille, la vieillesse et le décès[6]. Initialement, la gestion de ces différents risques était supervisée par une seule caisse, la Caisse nationale de sécurité sociale. En 1967,

---

5. Les sociétés de secours mutuel comptaient 8,2 millions d'adhérents en 1930. Toutefois, elles ne fournissaient pas toutes une protection contre le risque maladie, et les prestations fournies étaient très variables.

6. Les accidents du travail et les maladies professionnelles y sont également intégrés par la loi du 30 octobre 1946.

elle est divisée en trois caisses distinctes : santé, vieillesse et famille. La Caisse nationale d'assurance maladie des travailleurs salariés (CNAMTS) naît à cette époque.

À l'origine, la Sécurité sociale visait à regrouper tous les travailleurs et leurs familles sous un seul et même régime. Cependant, diverses catégories socioprofessionnelles ont réussi à conserver ou à obtenir des régimes séparés. Ainsi, au régime de droit commun, dit « régime général », qui regroupe la grande majorité des assurés, se superposent plusieurs régimes d'importance diverse, comme ceux des agriculteurs, des cadres, des travailleurs indépendants, des cheminots ou des mineurs, qui couvrent suivant les cas l'ensemble des risques ou seulement une partie d'entre eux. Par ailleurs, le régime général de la Sécurité sociale est progressivement élargi à d'autres catégories que les travailleurs et leurs familles, pour couvrir, dès la fin des années 1970, la plus grande partie de la population non couverte par les régimes spéciaux.

Néanmoins, si l'ensemble des catégories socioprofessionnelles sont peu à peu rattachées à la Sécurité sociale, la mise en œuvre des dispositions spécifiques à l'assurance maladie a suscité, jusqu'au début des années 1960, de grandes difficultés[7]. En effet, si elle veut pouvoir assurer son équilibre financier et permettre aux assurés d'être remboursés à hauteur de 80 % de leurs frais comme le prévoit l'ordonnance du 19 octobre 1945, la Sécurité sociale ne peut plus laisser aux médecins le pouvoir de fixer librement leurs honoraires par entente directe avec leurs patients. Les tarifs des honoraires doivent être définis par des conventions signées entre les caisses et les syndicats médicaux. Or, faute d'accord avec la CSMF, seule organisation syndicale à représenter les médecins libéraux au niveau national, les pouvoirs publics fixent d'autorité des tarifs très bas. De très nombreux médecins ne respectent

---

7. Sur ce point, nous suivons l'analyse d'H. Hatzfeld, *Le grand tournant de la médecine libérale, op. cit.*, p. 70-196.

pas ces tarifs, au point que la Sécurité sociale renonce à les poursuivre.

Cependant, les médecins sont eux-mêmes divisés sur la question de l'entente directe. Parmi les généralistes, ceux qui la défendent avec le plus de vigueur sont généralement des médecins installés dans de grandes villes ou des régions riches et ayant réussi à se constituer une clientèle relativement aisée. Ceux qui, au contraire, sont les plus disposés à accepter que les tarifs médicaux soient fixés par la Sécurité sociale sont des médecins installés dans de petites villes, des banlieues ouvrières ou des régions déshéritées et soignant des patients aux revenus plus modestes. Pour eux, la Sécurité sociale doit permettre à ces patients d'alléger le coût des soins médicaux, et donc d'y recourir plus aisément. Il faut attendre quinze ans pour que le gouvernement tranche en faveur des seconds par le moyen d'un décret, promulgué le 12 mai 1960. La victoire des pro-conventionnistes, au sein de la CSMF, entraîne la formation d'une organisation concurrente, qui continue à défendre le principe de l'entente directe. Regroupant des syndicats provenant principalement de la Seine, de la région rhodanienne et du Centre, elle prend le nom d'Union des syndicats médicaux français en 1961, puis de Fédération des médecins de France (FMF) en 1967.

Les dispositions du décret du 12 mai 1960, complétées par des mesures de revalorisation des honoraires, conduisent la très grande majorité des médecins à adhérer aux tarifs conventionnels. 15 % d'entre eux sont autorisés, dans chaque département, à pratiquer des dépassements d'honoraires en raison de leurs titres et de leur notoriété. La généralisation du conventionnement rend donc la médecine dite ambulatoire (par opposition à la médecine hospitalière) accessible à la majeure partie de la population, d'autant plus que l'accroissement du nombre de médecins permet une meilleure couverture du territoire.

Cependant, l'accroissement de la consommation de soins dans les années d'après-guerre ne s'explique pas seulement par le développement de la médecine libérale conventionnée, pratiquée dans des cabinets en ville ou dans des cliniques privées. Il est dû également aux transformations importantes que connaissent alors les hôpitaux. Réservés initialement aux indigents, qui pouvaient y être soignés gratuitement, les hôpitaux s'ouvrent peu à peu à la population tout entière, qui peut y bénéficier des techniques les plus pointues[8]. Ces transformations remontent à l'entre-deux-guerres. En effet, certains hôpitaux et organismes qui leur sont liés, comme les centres anticancéreux, commencent à se doter à cette époque d'équipements coûteux que peu de cliniques privées peuvent s'offrir. De manière à ce que l'ensemble de la population puisse avoir accès à ces traitements, et pas seulement les indigents, les hôpitaux sont autorisés à accepter une clientèle payante en 1941. Dans l'après-guerre, la mise en place de l'assurance maladie obligatoire rend possible une augmentation rapide du nombre de malades payants recourant aux soins hospitaliers, et permet donc d'accroître les ressources financières des hôpitaux.

Jusqu'alors, les médecins hospitaliers étaient, à l'exception des médecins travaillant dans les hôpitaux psychiatriques et les sanatoriums, des médecins libéraux. Prodiguant gratuitement leurs soins à l'hôpital, ils gagnaient leur vie grâce à la clientèle qui fréquentait leurs cabinets en ville. Toutefois, avec l'accroissement du nombre d'assurés fréquentant les hôpitaux, ils commencent à retirer des revenus, de plus en plus importants, de leur activité hospitalière. L'augmentation des coûts de la médecine hospitalière d'une part, et les anomalies constatées dans la répartition des honoraires entre les chefs de service et leurs équipes d'autre part, attirent l'attention de l'État et de la Sécurité sociale, qui souhaitent que les équipements hospitaliers soient utilisés de manière plus intensive et que la rémunération des médecins soit

---

8. P. PINELL, *Naissance d'un fléau. Histoire de la lutte contre le cancer en France (1890-1940)*, Paris, Métailié, 1992 ; C. CHEVANDIER, *L'hôpital dans la France du xxe siècle*, Paris, Perrin, 2009.

davantage contrôlée. Avec le soutien d'un petit groupe de médecins emmenés par le pédiatre Robert Debré, ils créent, par l'ordonnance dite « Debré » du 30 décembre 1958, les « centres hospitaliers et universitaires » (CHU), appelés à devenir les lieux d'une médecine hautement spécialisée et technicisée. Les médecins de ces hôpitaux deviennent des fonctionnaires et doivent désormais y travailler à temps plein. Les positions les plus convoitées sont occupées par des médecins « hospitalo-universitaires », dits également « bi-appartenants », qui touchent à la fois un traitement d'universitaire et des « émoluments hospitaliers[9] ». S'y ajoute un nombre croissant de médecins dits « mono-appartenants », sans fonctions universitaires.

Gouvernés par ces deux nouveaux corps de médecins salariés et pouvant se lancer dans des politiques d'investissement ambitieuses grâce à un système de financement très avantageux (la tarification dite « à la journée »), les hôpitaux connaissent, entre le début des années 1960 et la fin des années 1970, une expansion sans précédent dans leur histoire. Entre 1960 et 1975, le nombre de salariés travaillant dans les hôpitaux publics (hospices et sanatoriums inclus) passe de 217 000 à 541 000.

Les transformations des hôpitaux, qui concentrent, surtout au niveau des CHU, des spécialistes de plus en plus pointus et des équipements de plus en plus coûteux, nourrissent dans les médias l'image d'une médecine toujours plus efficace dans le traitement des maladies et

---

9. Ils peuvent, en outre, continuer à avoir une activité libérale à l'hôpital, limitée à deux demi-journées par semaine. Le statut très avantageux dont bénéficient les médecins hospitalo-universitaires a résulté de la nécessité, au moment de l'élaboration de la réforme de 1958, de convaincre les médecins libéraux qui travaillaient dans les grands hôpitaux, et notamment les chirurgiens dont les revenus étaient les plus élevés, d'accepter des fonctions hospitalières et universitaires salariées à temps plein. Voir H. JAMOUS, *Sociologie de la décision. La réforme des études médicales et des structures hospitalières*, Paris, Éditions du CNRS, 1969.

la réparation des corps blessés. Cependant, ces progrès techniques ne concernent pas que la médecine hospitalière. Les médecins libéraux, et notamment les médecins généralistes, longtemps impuissants face aux maladies infectieuses, bénéficient alors d'importants progrès en matière thérapeutique. La diffusion des sulfamides à partir de la fin des années 1930 et surtout de la pénicilline et de la streptomycine au sortir de la guerre constitue pour beaucoup de médecins de l'époque une révolution. Les antibiotiques ouvrent en effet « des perspectives de guérison inconnues et inespérées jusqu'alors[10] ». Indépendamment des transformations relatives à l'organisation sociale de la médecine, de telles innovations, largement relayées par les médias, ont certainement contribué à renforcer la croyance en l'efficacité thérapeutique de la médecine et à accroître les attentes à son égard. L'élévation concomitante du niveau d'instruction, qui s'accompagne généralement d'une plus grande prédisposition à s'en remettre aux détenteurs d'une autorité scolairement consacrée – et donc aux médecins pour les problèmes de santé –, n'a sans doute fait qu'accentuer ces tendances.

« Surmenage » des praticiens et manque de médecins

En médecine de ville, l'accroissement de la consommation de soins médicaux dans les années 1950 et 1960 ne s'accompagne pas d'une augmentation équivalente du nombre de praticiens. La masse des honoraires versés aux médecins libéraux croît en volume de 7,9 % par an entre 1961 et 1970, soit une multiplication par deux en neuf ans. Durant la même période, le nombre des médecins en exercice s'est également accru, mais à un rythme beaucoup

---

10. C. HERZLICH et al., *Cinquante ans d'exercice de la médecine en France. Carrières et pratiques des médecins français 1930-1980*, Paris, INSERM-Doin, 1993, p. 162.

plus faible. Entre 1961 et 1970, le nombre total de médecins (libéraux et salariés) inscrits au tableau de l'Ordre passe de 46 700 à 68 700, soit une hausse de 47,1 % – la progression du nombre de médecins libéraux étant même plus faible, en raison du fort développement de la médecine salariée durant cette période. L'accroissement de la consommation médicale se traduit donc par une charge de travail accrue pour les médecins libéraux. La CSMF entreprend de le dénoncer à partir du milieu des années 1960. Dans le cadre des « Journées d'études économiques et sociales » qu'elle organise en 1965 pour ses cadres, son président, Jacques Monier, déclare ainsi :

> Il est de plus en plus urgent de proclamer sans cesse devant l'opinion publique que le nombre des médecins nécessaires est notoirement insuffisant, que déjà les médecins ne peuvent répondre aux appels que grâce à un effort considérable et bientôt insoutenable qui détériore de jour en jour la qualité de la médecine. Ce déficit en effectif est particulièrement sensible dans les régions rurales mais il concerne tous les secteurs de la médecine et nécessite d'urgence une politique nouvelle de recrutement au niveau de l'orientation professionnelle, de la Faculté ou de l'aide à l'installation. Cette situation déficitaire entraîne, en outre, la nécessité de décharger progressivement le médecin d'actes n'ayant pas directement trait à sa formation technique[11].

La localisation du « déficit » dans les régions rurales signifie que le problème du « surmenage » concerne avant tout les médecins généralistes, puisqu'ils sont pratiquement les seuls médecins à y exercer. Les résultats de deux enquêtes menées à l'époque confirment cette analyse. La première est le produit d'une commande passée par la CSMF à un organisme de recherche privé, qui devait étudier « comment et dans quelle mesure les médecins, compte tenu de leurs frais, de leur temps d'activité, de leurs

---

11. *Le médecin de France*, n° 234, novembre 1965.

horaires de travail et du genre de vie imposé par la profession peuvent avoir un niveau de vie comparable à celui des autres professions issues de l'enseignement supérieur[12] ». Le protocole de l'enquête témoigne de l'importance qu'y accordait la CSMF : chaque médecin enquêté devait faire l'objet de quatre entretiens et fournir ses carnets de compte. Au total, sur 1 300 médecins sollicités, 400 ont fourni des données jugées exploitables. Les résultats sont publiés en 1970 dans le bulletin de la CSMF, *Le médecin de France*. De manière significative, ils portent presque exclusivement sur le « budget temps » des médecins libéraux. Sans surprise, il en ressort que « le temps de travail du médecin est très élevé. Il se situe pour l'ensemble de la profession autour de soixante heures par semaine, auxquelles il faut ajouter neuf à dix heures de temps de garde[13] ». Mais, parmi les médecins libéraux, ce sont les généralistes qui se caractérisent, avec les chirurgiens, par le temps de travail le plus élevé (hors temps de garde et d'astreinte) : plus de soixante et une heures hebdomadaires, contre cinquante-cinq heures par semaine pour les autres spécialistes[14].

Une enquête conduite en 1967 par l'Ordre des médecins et la Division des études et du Plan de la Direction générale de la santé sur « les conditions d'exercice de la médecine » présente des résultats concordants[15]. S'appuyant sur

---

12. *Ibid.*, n° 243, août-septembre 1966.

13. « Le budget temps du médecin », *Le médecin de France*, n° 291, septembre 1970.

14. La même enquête estime que le temps de garde et d'astreinte est de neuf heures par semaine pour les généralistes, contre quarante-deux heures pour les chirurgiens et quatre heures pour les autres spécialistes. Ces durées ne correspondent pas à un temps de travail effectif, mais aux périodes durant lesquelles les praticiens doivent être joignables par leurs patients ou leurs collaborateurs et être prêts à intervenir en cas d'urgence.

15. Nous nous appuyons ici sur le rapport rédigé par la Division des études et du Plan à l'issue de l'enquête. Source : Centre des archives contemporaines (CAC), 20010284/5. Dans la suite de l'ouvrage,

l'exploitation de 44 000 questionnaires adressés à l'ensemble des médecins en exercice, libéraux et salariés[16], elle permet de comparer les conditions de travail des médecins suivant des critères plus fins et notamment suivant le lieu d'exercice. Comme l'étude de la CSMF, elle montre que les médecins généralistes libéraux ont une durée de travail hebdomadaire bien plus élevée que celle des spécialistes libéraux. C'est dans les communes rurales et les petites villes, où les médecins généralistes représentent la quasi-totalité des médecins, que la charge de travail est la plus lourde et que les médecins sont le plus accaparés par leurs patients.

Le « surmenage » constitue, pour les représentants des médecins généralistes au sein de la CSMF, une menace pour l'attractivité de leur mode d'exercice, concurrencé par l'essor de la médecine spécialisée, qui offre des conditions de travail souvent plus confortables. Les dirigeants de la CSMF y voient même une menace pour l'avenir de la médecine libérale. Lors d'une assemblée générale de la CSMF en décembre 1969, son président Jacques Monier explique :

> Les médecins qui souffrent déjà de leurs conditions d'exercice accepteront encore moins dans dix ans de travailler soixante à soixante-dix heures par semaine. Si nous n'imaginons pas une parade à cette évolution, les médecins se précipiteront en rangs serrés vers la médecine non libérale pour avoir de meilleures conditions d'exercice[17].

---

les archives publiques sont citées suivant le centre de dépôt et le numéro de versement, suivi du numéro de carton. Au moment où nous avons effectué l'enquête d'où est issu ce livre, une partie des archives consultées avait été versée à la mission des archives du ministère de la Santé, mais n'avait pas encore été reversée au CAC. Ces « archives intermédiaires » (AI) sont donc citées sous la cote provisoire qui leur était attribuée lorsque nous les avons dépouillées, suivie du numéro de carton.

16. Le taux de retour des questionnaires a été très important : 74,4 % des questionnaires distribués ont été renvoyés.

17. *Le médecin de France*, n° 283-284, décembre 1969.

Pour la CSMF, préserver l'attractivité de la médecine libérale par rapport à la médecine salariée nécessite donc de former davantage de médecins :

> En fin de compte, ce qui favorise l'étatisation de la médecine, ce n'est pas une augmentation raisonnable du nombre des médecins libéraux permettant de dispenser une bonne médecine, mais plutôt l'image pitoyable que la médecine libérale donnera bientôt d'elle-même si elle ne parvient pas à se rendre plus attractive aux yeux des jeunes[18].

Présenter l'accroissement démographique du corps médical comme une solution au problème du surmenage des médecins libéraux – et, en premier lieu, des médecins généralistes – suppose de considérer que l'accroissement de la consommation de soins médicaux est fondé et amené à se poursuivre. Or, ce point est fortement controversé parmi les syndicats de médecins libéraux. Pour les dirigeants de la CSMF, la progression de la consommation médicale est inéluctable et totalement légitime : en 1966, lors d'une rencontre avec une organisation d'étudiants en médecine, le président de la CSMF explique ainsi qu'elle est « normale et inévitable », l'assimilant à « une "consommation de bien-être" inhérente à notre civilisation moderne[19] ». Même si, sous l'impulsion du patronat, la croissance rapide des dépenses de santé devient un objet de préoccupations gouvernementales à partir du milieu des années 1960, les dirigeants de la CSMF ne s'en inquiètent guère. Dans un contexte d'expansion économique, la croissance des recettes de l'assurance maladie doit permettre de faire face aux dépenses.

Toutefois, la nécessité d'accroître les effectifs du corps médical, défendue par la CSMF, est fortement contestée par sa principale concurrente sur le plan syndical, la FMF.

---

18. *Ibid.*, n° 280, octobre 1969.
19. *Ibid.*, n° 241, mai 1966.

En 1967, un rapport rédigé par deux médecins lyonnais membres du bureau de la FMF et adressé au ministre des Affaires sociales explique ainsi :

> Certains ont prétendu mettre en doute que la gratuité de la médecine puisse aboutir à cette surconsommation qui nous préoccupe et les uns et les autres. C'est là nier l'évidence. Les expériences étrangères, actuellement bien connues de tous, ont montré notamment, toutes les fois que la médecine était entièrement gratuite, que les praticiens étaient submergés par les demandes de consultation et qu'ils arrivaient à « voir » une moyenne de plus de cent « malades » par jour. [...]
> Les responsabilités de la surconsommation abusive doivent être réparties, à des degrés divers, entre le malade qui n'hésite pas à multiplier des consultations qui ne lui coûtent que 2,40 F, et le médecin progressivement découragé et démoralisé par les tarifs dérisoires qui lui sont imposés et par la tâche inhumaine et sans intérêt intellectuel susceptible d'en résulter, du fait précisément d'une demande qu'il n'a pas le droit de refuser et qu'il ne peut plus satisfaire dans des conditions normales[20].

Ainsi, la surcharge de travail des médecins libéraux – et plus particulièrement des médecins généralistes, puisque c'est d'eux qu'il s'agit dans ce texte – ne serait pas due, comme le défend la CSMF, à un manque de médecins, mais à une croissance non justifiée de la consommation médicale, encouragée par le système conventionnel. Leurs dépenses étant remboursées en grande partie par la Sécurité sociale, les patients seraient incités à consulter les médecins pour les motifs les plus futiles. Dire au contraire, comme la direction de la CSMF, que la croissance de la consommation médicale est légitime, et donc que pour y faire face, il faut former davantage de médecins, c'est prendre parti en faveur du système conventionnel. Loin de susciter une demande de soins « artificielle », ces médecins supplémentaires

---

20. *La médecine humaine et sociale*, n° 7, août-septembre 1967. Souligné dans le texte original.

permettraient que soient satisfaits des besoins préexistants et non exprimés jusqu'ici, en raison du montant dissuasif des honoraires médicaux. Satisfaire les besoins de santé légitimes de la population sans que cela se traduise par une dégradation des conditions de travail des médecins suppose donc de former davantage de médecins.

« L'impérialisme » démographique défendu par les dirigeants de la CSMF ne tient donc pas seulement au contexte économique favorable des années 1960, mais aussi à l'importance qu'ils accordent au développement de la médecine conventionnée, à laquelle s'opposent au contraire les dirigeants de la FMF, qui continuent à défendre le principe de l'entente directe. La mise en avant par le CSMF du problème de la « pénurie médicale » est donc, pour partie, le produit des luttes l'opposant à la FMF dans ses rapports à l'assurance maladie.

Le « retard » sanitaire français

La position de la CSMF, selon laquelle la France manque de médecins, est confortée par l'inscription du problème du « retard » sanitaire français à l'agenda du Commissariat général du Plan (CGP), un organisme consultatif rattaché au Secrétariat général du gouvernement qui joue alors un rôle très important dans l'élaboration des politiques publiques[21]. En 1953, le CGP met en place une « Commission de l'équipement sanitaire et social », chargée de définir les besoins de la population française dans ce domaine. Principalement composée de hauts fonctionnaires, elle s'ouvre au monde médical au début des années 1960. Une douzaine de médecins principalement issus du milieu hospitalo-universitaire y sont nommés. Parmi eux, on trouve plusieurs médecins qui ont fortement contribué à l'élaboration de la réforme hospitalière et universitaire

---

21. B. JOBERT, *Le social en plan*, Paris, Éditions ouvrières, 1981.

de 1958 et cherchent à poursuivre la modernisation de la médecine française, comme Robert Debré et un de ses proches, l'immunologue Jean Dausset.

L'activité de la commission du Plan consiste essentiellement à programmer les équipements à construire en priorité. Constatant le « retard » pris par la France en matière sanitaire – et notamment en infrastructures hospitalières –, la Commission de l'équipement sanitaire et social promeut un important programme d'investissements publics. Ce diagnostic est unanimement repris par la presse d'information générale et par la classe politique, notamment pour critiquer l'insuffisance des investissements consentis par les pouvoirs publics au regard des « besoins » définis par le Plan.

Les programmes d'investissement qu'implique la mise en œuvre de la réforme hospitalière et universitaire de 1958 conduisent la Commission de l'équipement sanitaire et social à s'intéresser également à l'évolution démographique du corps médical. En 1960, un groupe de travail, présidé par Jean Dausset et constitué principalement de professeurs de la faculté de médecine de Paris et de grandes facultés de province, est chargé de préparer un rapport relatif à la « prévision des effectifs des populations devant fréquenter les CHU[22] ». Dans son rapport, Jean Dausset note qu'en moyenne, 1 000 médecins par an partent en retraite et 2 200 obtiennent leur diplôme. 52 200 médecins devraient donc être inscrits à l'Ordre en 1965 et 62 700 en 1970, ce qui devrait permettre d'atteindre une densité d'« un médecin pour 760 habitants, c'est-à-dire encore en dessous des normes atteintes par certains pays ». Jean Dausset poursuit :

> Or, il est certain que la consommation médicale augmentera et que de nouveaux débouchés vers la médecine de recherche ou sociale s'ouvriront.
>
> Un autre mode de calcul, partant des besoins en médecins en 1970, arrive à un chiffre sensiblement plus élevé. En effet,

---

22. CAC 19770496/28.

pour atteindre 1 médecin pour 700 en 1970, il faudrait délivrer chaque année 1 000 diplômes pour le simple renouvellement et 3 000 pour l'accroissement, soit 4 000 par an, ce qui est impossible compte tenu du nombre d'étudiants s'orientant actuellement vers la médecine.

Dans ces conditions il semble qu'il n'y ait pas à redouter dans l'immédiat de pléthore médicale[23].

En cherchant à prévoir l'évolution démographique du corps médical, et donc en privilégiant, pour ce faire, certaines hypothèses par rapport à d'autres, Jean Dausset prend ainsi position non seulement sur ce que devrait être l'évolution démographique *prévisible* du corps médical, mais également sur son évolution démographique *souhaitable*. Comme les dirigeants de la CSMF, il défend la conviction d'un accroissement durable et légitime de la consommation médicale.

En 1965, une étude commandée par la Commission de l'équipement sanitaire et social du Plan au Centre de recherche et de documentation sur la consommation (CREDOC) vient réviser encore à la hausse les besoins « prévisibles » en médecins. Organisme de recherche privé financé principalement par des commandes administratives, le CREDOC comprend une équipe spécialisée en économie médicale dirigée par le médecin Georges Rösch. Cette équipe se fait connaître à partir des années 1950 par ses travaux sur la consommation médicale, mais aussi et surtout par l'élaboration progressive des Comptes nationaux de la santé, qui en font un partenaire indispensable de l'administration[24]. Proche des médecins nommés dans les commissions du Plan et de la nouvelle direction de la CSMF, l'équipe d'économie médicale du CREDOC fait une analyse similaire de l'évolution de la consommation

---

23. *Ibid.*
24. D. Benamouzig, *La santé au miroir de l'économie. Une histoire de l'économie de la santé en France*, Paris, PUF, 2005, p. 21-66.

médicale. Lors d'une réunion du « Groupe de réflexion sur la planification sanitaire à long terme », mis en place par le Commissariat général du Plan en 1967, Georges Rösch estime ainsi « que les facteurs socio-économiques et démographiques n'expliquent qu'une part assez faible (20 % environ) du phénomène d'augmentation régulier de la consommation médicale ». Le facteur essentiel est, pour lui, « le progrès des techniques[25] ». Conformément à cette analyse, l'étude prospective commandée au CREDOC par le Plan en 1965 repose sur l'hypothèse d'une poursuite du fort accroissement de la consommation médicale. Les divers scénarios retenus aboutissent ainsi à estimer que 72 000 à 78 400 médecins seraient nécessaires d'ici à 1970, et peut-être 106 000 à 116 000 médecins d'ici à 1980, alors que le corps médical compte moins de 50 000 praticiens au début des années 1960. Les promotions annuelles des facultés de médecine, de 2 500 diplômés en moyenne durant les années 1960, ne sauraient suffire, compte tenu des départs en retraite, à faire face aux « besoins ».

Les besoins de la population en médecins sont généralement estimés à partir de comparaisons avec des pays supposés analogues du point de vue de leur développement économique et social. Ces comparaisons confirment que la France manquerait de médecins. En 1966, *Les Cahiers français*, revue diffusant les travaux du Plan auprès d'un public élargi, indiquent que la densité médicale française se situerait, d'après des données publiées par l'Organisation mondiale de la santé, loin derrière celles de l'Allemagne, des États-Unis et de nombreux autres pays européens, bloc socialiste inclus. Examinant diverses projections, *Les Cahiers français* en concluent qu'une « pénurie de médecins paraît [...] pour les années à venir, beaucoup plus vraisemblable que la fameuse "pléthore" tant redoutée dans les années passées[26] ».

25. CAC 19760147/471.
26. *Les Cahiers français*, n° 108, janvier-février 1966, p. 19.

La prudence de cette conclusion contraste fortement avec les légendes des photographies qui illustrent le texte. Ainsi, au milieu de trois photographies montrant des médecins en consultation à l'hôpital et à domicile, on lit : « Le médecin multiplie consultations, déplacements : comment résoudre ce problème angoissant du surmenage et de la pénurie du corps médical français ? » Conformément à ce que remarquait Joseph Gusfield, pour qui la « culture des problèmes publics » est caractérisée, entre autres, par « une transformation continuelle de savoirs partiels, nuancés et fragiles en faits certains et consistants[27] », un jugement d'abord hypothétique acquiert un caractère assertorique : la « pénurie » médicale n'est plus seulement une hypothèse, même plausible, elle devient un fait constatable. Mieux : elle n'est plus seulement un problème « pour les années à venir », elle est un problème qui se pose *dès à présent*. De tels glissements – de l'hypothétique vers le certain, de l'avenir vers le présent – peuvent être également relevés dans la presse d'information générale :

> La France se soignant mieux et plus, on estime qu'un corps de 63 000 médecins sera nécessaire en 1970. Malgré l'augmentation du nombre des étudiants de médecine [...], on pense qu'en 1970 l'effectif de 56 000 sera à peine atteint.
> Autrement dit, il n'y a pas suffisamment de médecins en France[28].

Réinscrit dans la thématique plus générale du « retard » sanitaire de la France et illustré par de nombreuses données statistiques, le problème du manque de médecins acquiert ainsi une certaine objectivité, qui rend sa dénégation plus difficile. Même le spécialiste de démographie médicale de l'Ordre des médecins qui, au début des années 1960,

---

27. J. R. GUSFIELD, *The Culture of Public Problems. Drinking-driving and the Symbolic Order*, Chicago, The University of Chicago Press, 1981, p. 76. C'est nous qui traduisons.
28. *Le Figaro*, 19 novembre 1964.

défendait toujours l'idée qu'une « sélection raisonnable » devait être envisagée au début des études médicales[29], finit par admettre en 1967 que le corps médical traverserait une période « critique » autour de 1970, en raison de la distorsion existant entre l'accroissement de la consommation médicale et l'augmentation plus lente des effectifs médicaux[30].

FAIRE MÉDECINE

Les vœux formulés par les dirigeants de la CSMF et par les commissions du Plan sont exaucés dans les années 1960 : après avoir stagné durant les années 1950, le nombre d'étudiants en médecine recommence à croître. Cet accroissement est à l'origine de tensions nouvelles, dans la mesure où il vient compromettre l'un des principaux objectifs de la réforme des études médicales de 1958 : améliorer la formation clinique des futurs praticiens. Toutefois, les difficultés posées par l'accueil des étudiants dans les hôpitaux ne conduisent pas les médecins hospitalo-universitaires à demander l'institution d'un *numerus clausus* en début d'études médicales. Jusqu'aux événements de mai 1968, qui vont conduire certains d'entre eux à revendiquer bruyamment la mise en place d'une « sélection », le milieu hospitalo-universitaire partage le référentiel d'expansion promu par la CSMF et les commissions du Plan.

Les études médicales dans les années 1950

À la veille de la réforme Debré, l'enseignement de la médecine était dispensé par seize facultés et huit écoles

---

29. P. MAGNIN, « Documents récents concernant la démographie médicale », *Bulletin de l'Ordre des médecins*, n° 1, mars 1961.

30. ID., « Exposé sur la démographie du corps médical », *Bulletin de l'Ordre des médecins*, n° 1, mars 1967.

nationales de médecine réparties sur l'ensemble du territoire métropolitain. La faculté de médecine de Paris dominait largement le paysage de l'enseignement médical, d'un point de vue non seulement symbolique mais aussi numérique : à la fin des années 1950, elle représentait à elle seule près de deux étudiants en médecine sur cinq. Les écoles de médecine, quant à elles, étaient situées dans des villes moyennes. Placées sous la tutelle scientifique des facultés, elles préparaient au doctorat d'État de médecine, mais non aux spécialités.

L'obtention du doctorat d'État de médecine nécessitait, comme aujourd'hui, de longues années d'études (voir graphique 1.1). Pour pouvoir suivre des études de médecine, d'une durée totale de six ans, il fallait réussir au préalable une année de propédeutique : le PCB (certificat d'études en physique, chimie et biologie), successeur du certificat de physique, chimie, sciences naturelles (PCN) institué en 1893. Généralement enseigné dans les facultés de sciences, le PCB permettait d'assurer à ces dernières un afflux régulier d'étudiants, les études scientifiques à l'université attirant peu de bacheliers.

Longues et coûteuses, les études médicales attiraient, plus encore que les autres filières universitaires, des étudiants issus de familles aisées. Durant l'ensemble des années 1950, le nombre d'étudiants inscrits dans les écoles et facultés de médecine reste remarquablement stable, contrairement aux autres disciplines universitaires : entre 1949 et 1959, le nombre d'étudiants inscrits dans les écoles et facultés de médecine et d'odontologie passe seulement de 28 200 à 31 000, alors que, dans le même temps, le nombre total d'étudiants inscrits dans les universités augmente de 41 %[31].

---

31. Les statistiques disponibles ne permettent pas de distinguer les étudiants poursuivant des études médicales de ceux poursuivant des études d'odontologie avant 1967-1968. Ces derniers, qui faisaient des études plus courtes, étaient très minoritaires. En 1967-1968, leur nombre ne représentait que 7 % des effectifs d'étudiants en médecine.

Durant toute cette période, le nombre de doctorats d'État délivrés par les écoles et les facultés de médecine stagne à 2 200 par an en moyenne. Le PCB et la première année d'études médicales sont des années très sélectives : seul un étudiant sur deux parvient en deuxième année, au-delà de laquelle il est pratiquement assuré d'aller jusqu'au terme de ses études[32].

Les études médicales combinaient, en principe, à la fois un enseignement magistral, dispensé dans les locaux des facultés, et un enseignement clinique, dispensé à l'hôpital où les étudiants se rendaient le matin. Depuis 1909, cet enseignement clinique était réparti sur toute la durée des études médicales. Les étudiants étaient supposés avoir un rôle actif lors des consultations et des examens des patients, et leurs stages devaient être notés. Toutefois, en raison d'une insuffisance chronique des moyens alloués à cet enseignement, celui-ci était considéré comme peu satisfaisant, tant par les étudiants que par les enseignants de médecine. Pour remédier à cette situation, deux stages hospitaliers d'un semestre chacun ont été introduits à la fin de la cinquième année d'études en 1934[33]. Ces stages, fusionnés en un seul « stage interné » d'un an en 1949, étaient généralement effectués dans des hôpitaux dits « de seconde catégorie », c'est-à-dire dans des hôpitaux non situés dans une ville siège de faculté ou d'école de médecine. Effectués à temps plein et rétribués, ces stages de fin d'études étaient censés parfaire la formation pratique des futurs médecins.

Toutefois, la formation clinique dispensée dans le cadre de l'externat et de l'internat des Hôpitaux était alors considérée comme bien supérieure à celle qu'apportaient les stages

---

32. J. Bui-Dang-Ha-Doan, « Les études de médecine en France de 1950 à 1975 », *Cahiers de sociologie et de démographie médicales*, vol. 2, n° 4, 1962, p. 7-20.

33. « L'enseignement médical en France », *Notes documentaires et études*, n° 285, 16 avril 1946.

organisés par les écoles et les facultés. Institués en 1802, l'externat et l'internat étaient des concours organisés par les hôpitaux situés dans des villes sièges d'écoles ou de facultés de médecine. Les étudiants pouvaient passer les concours d'externat à partir de leur deuxième année de médecine. Rémunérés[34], dotés d'un statut spécifique, ils bénéficiaient de conditions de formation privilégiées pendant toute la durée de leurs études. À l'inverse des non-externes, moins bien considérés par les médecins hospitaliers, ils se voyaient reconnaître très tôt un certain nombre de responsabilités médicales et participaient aux gardes sous la surveillance des internes. Présents dans les services hospitaliers tous les matins de la semaine, ils apprenaient, par la pratique, à établir un diagnostic et à accomplir certains gestes médicaux. À la fin des années 1950, environ la moitié des étudiants réussissaient, au bout d'une ou plusieurs sessions, le concours de l'externat[35]. Plus de la moitié des postes d'externes étaient situés à Paris, qui bénéficiait – et bénéficie encore – d'une concentration d'établissements hospitaliers sans équivalent en Europe.

Au bout d'une année d'externat, les externes – et eux seuls – pouvaient se présenter aux concours d'internat des hôpitaux des villes de faculté. Devant accomplir six à huit stages d'une durée d'un semestre chacun dans les services de leur choix, les jeunes internes bénéficiaient d'une *formation pratique à temps plein* associée à l'exercice d'importantes responsabilités hospitalières. En contrepartie de leur contribution au fonctionnement des services hospitaliers, dont ils assuraient une grande partie des gardes et des astreintes, ils percevaient une rémunération versée par l'hôpital. Les internes des hôpitaux de villes

---

34. Cette rémunération était faible, mais elle attestait symboliquement leur appartenance à l'institution hospitalière.

35. A. LAUGIER, M. GOUT, « L'externat et l'internat en France », *Cahiers de sociologie et de démographie médicales*, vol. 2, n° 4, 1962, p. 21-31.

GRAPHIQUE 1.1 – L'organisation des études médicales au
début des années 1950

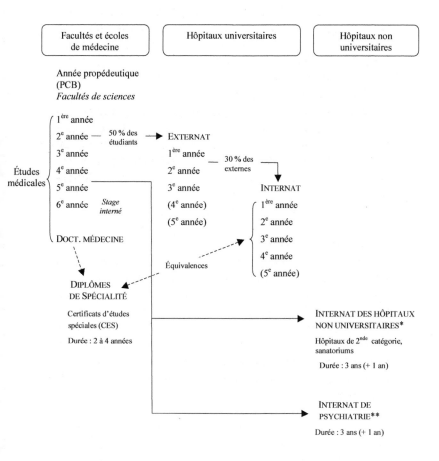

Légende : les flèches pleines correspondent à des concours. Les années
figurant entre parenthèses correspondent aux années supplémentaires
pouvant être accordées sur dérogation aux externes ou internes
particulièrement méritants.

* Conditions requises pour pouvoir se présenter au concours : 16 certificats
validés, soit après environ quatre années d'études médicales.
** Conditions requises pour pouvoir se présenter au concours : être titulaire
du doctorat en médecine, avoir validé 16 certificats ou – uniquement
pour l'internat des hôpitaux psychiatriques de la Seine – être externe
des hôpitaux de Paris.

de faculté avaient l'obligation, en principe, de changer de service deux fois par an. La variété des stages effectués était considérée comme essentielle pour la qualité de leur formation – même si seules les plus grandes villes, comme Lyon et surtout Paris, offraient une grande variété de stages dans de nombreuses spécialités.

Environ 30 % des externes réussissaient le concours de l'internat des hôpitaux des villes de faculté, souvent après plusieurs tentatives. Au total, seulement 15 % des étudiants en médecine devenaient internes[36]. Cela faisait de l'internat des hôpitaux des villes de faculté un concours difficile, très sélectif et donc extrêmement valorisé – l'internat des Hôpitaux de Paris étant alors le plus couru, suivi par celui des Hospices civils de Lyon. La valeur conférée à l'externat et l'internat des hôpitaux des villes sièges d'écoles ou de facultés ne résidait donc pas seulement dans la qualité de la formation qu'ils offraient, mais – surtout pour l'internat – dans leur prestige. L'externat et l'internat des hôpitaux des villes de faculté constituaient les premières étapes du *cursus honorum* conduisant aux carrières hospitalo-universitaires. Les internes des hôpitaux pouvaient ainsi solliciter un poste de *chef de clinique assistant* (ou de simple assistant pour les disciplines biologiques). Durant cette période de *clinicat*, limitée à quelques années, ils tentaient les concours, encore plus sélectifs, ouvrant accès à des postes permanents. Seule une minorité les réussissait. Toutefois, même lorsqu'ils échouaient à intégrer l'élite hospitalo-universitaire, les anciens externes et surtout les anciens internes des hôpitaux retiraient des premiers concours hospitaliers qu'ils avaient réussis des bénéfices matériels et symboliques tout au long de leur carrière professionnelle[37].

---

36. A. Laugier, M. Gout, art. cité.

37. Les médecins libéraux pouvaient faire figurer les titres d'ancien externe ou interne des hôpitaux de villes de faculté sur la plaque de leur cabinet ou sur leur papier à en-tête. Cela pouvait également leur ouvrir la possibilité de pratiquer des dépassements d'honoraires.

Les étudiants qui n'avaient pas réussi le concours de l'externat avaient la possibilité, depuis 1943, de passer les concours des internats des hôpitaux de seconde catégorie[38]. Ces concours permettaient d'accéder à une formation rémunérée proche de celle de l'internat des hôpitaux de villes de faculté. Cette formation était toutefois moins bien payée et souvent moins diversifiée, les internes des hôpitaux de seconde catégorie se voyant offrir une moins grande variété de stages que les internes des hôpitaux de villes de faculté. Les concours d'internat des hôpitaux de seconde catégorie étaient généralement moins prestigieux que ceux des hôpitaux de villes de faculté, au point que de nombreux postes restaient non pourvus faute de candidats de niveau suffisant.

Les cursus suivis par les étudiants en médecine étaient donc très disparates. Cela était accentué par le fait qu'ils pouvaient également se former à un exercice spécialisé. Le doctorat d'État de médecine, formellement identique pour tous, donnait par défaut le droit d'exercer la médecine générale. Pour pouvoir pratiquer une spécialité, il fallait donc obtenir un diplôme complémentaire. Les certificats d'études spéciales (CES), institués en 1947, étaient la voie la plus couramment empruntée pour accéder au titre de spécialiste, attribué *in fine* par les commissions de qualification de l'Ordre des médecins[39]. Attirant un nombre croissant d'étudiants,

---

Depuis le décret du 12 mai 1960, de tels dépassements étaient réservés aux médecins disposant de certains titres hospitaliers et universitaires et/ou d'une certaine « notoriété ».

38. Les étudiants se destinant à la psychiatrie pouvaient également se présenter au concours de l'internat de psychiatrie même s'ils n'avaient pas été externes auparavant. Distinct de l'internat des hôpitaux de villes de faculté et de l'internat des hôpitaux de seconde catégorie, l'internat de psychiatrie se déroulait dans les hôpitaux psychiatriques, régis par un statut spécifique remontant au début du XIXe siècle.

39. Sur l'institution du système de certification des spécialités dans la France de l'après-guerre, voir G. Weisz, *Divide and Conquer.*

les CES sanctionnaient des formations allant de deux à cinq années d'études. Il s'agissait de diplômes d'État, dont le contenu était réglementé au niveau national, et il n'en existait que pour un petit nombre de spécialités. Les facultés de médecine proposaient également des diplômes dits d'université, non homologués par l'État, permettant d'acquérir des « compétences » dans certains domaines (comme la médecine coloniale ou la médecine légale). Mais si ces compétences étaient reconnues par l'Ordre, elles n'ouvraient droit ni au titre de spécialiste, ni, généralement, aux tarifs réservés aux spécialistes par la Sécurité sociale.

À l'issue de leur internat, les internes des hôpitaux de villes de faculté obtenaient leur CES *par simple équivalence* (à l'exception toutefois des CES dans les disciplines fondamentales, auxquels très peu d'internes étaient inscrits). Les autres étudiants devaient, en revanche, passer des examens et valider les stages hospitaliers correspondants. La chirurgie, spécialité la plus prestigieuse, leur était quasiment fermée, et était réservée aux internes des hôpitaux de villes de faculté. Pour effectuer leur formation pratique, ils pouvaient, s'ils n'avaient pas réussi non plus les concours d'internat des hôpitaux de seconde catégorie, candidater à des postes de « faisant fonction d'interne » (FFI), c'est-à-dire à des postes non pourvus par les internes en titre.

Les études de médecine offraient donc, à la fin des années 1950, un paysage composite. Celui-ci se caractérisait principalement par l'existence d'un *double système de formation*, universitaire d'un côté, et hospitalier de l'autre. Cette dualité a été à l'origine de tensions récurrentes, certaines remontant au moins jusqu'au début du xxᵉ siècle. Des enseignements privés parallèles préparant directement aux concours, les « conférences » d'externat et d'internat, prospéraient aux dépens des enseignements universitaires proprement dits. En effet, comme l'a noté Haroun Jamous,

A Comparative History of Medical Specialization, Oxford, Oxford University Press, 2006, p. 158-163.

« les cours de Faculté étaient délaissés au profit, soit des activités et des stages hospitaliers, soit de la préparation des concours [hospitaliers[40]] ». La possibilité, pour les internes des hôpitaux de villes de faculté, d'obtenir leur CES par simple équivalence, traduisait à elle seule la faible valorisation de l'enseignement universitaire par rapport à l'enseignement clinique en milieu hospitalier. Le prestige des concours hospitaliers était tel que les étudiants qui n'avaient pas réussi l'externat (soit tout de même la moitié des étudiants en médecine) souffraient d'une moindre attention de la part des médecins hospitaliers, et que leur formation clinique était considérée comme beaucoup moins bonne que celle des autres étudiants.

Une réforme inachevée : la réforme des études médicales de 1958

La réforme des études médicales et des structures hospitalières est principalement l'œuvre du « Comité interministériel d'étude des problèmes de l'enseignement médical, de la structure hospitalière et de l'action sanitaire et sociale », créé en 1956. Présidé par Robert Debré, ce comité a contribué de manière décisive à faire adopter l'ordonnance du 30 décembre 1958. Il a continué à se réunir tout au long des années 1960 – et même au-delà – pour suivre sa bonne application.

Haroun Jamous a reconstitué avec minutie la genèse de cette réforme, dont l'un de ses principaux objectifs était de rapprocher et coordonner les activités des facultés et des hôpitaux situés dans les mêmes villes. Cela s'est traduit, nous l'avons vu plus haut, par l'institution des CHU et du temps plein pour les personnels hospitalo-universitaires. Mais le rapprochement entre l'hôpital et la faculté impliquait également une réforme des études

---

40. H. Jamous, *op. cit.*, p. 86.

médicales. Symbolisant la dualité entre l'hôpital et la faculté, les concours hospitaliers représentaient un enjeu majeur. Toutefois, en raison de l'attachement de nombreux médecins hospitalo-universitaires à ces concours, les membres du Comité interministériel ont dû se résoudre à une réforme en demi-teinte.

Tout comme leurs adversaires, les promoteurs de la réforme des études médicales ne souhaitaient pas remettre en cause l'orientation élitiste des études médicales, et donc l'existence en leur sein de concours permettant de sélectionner les futures élites hospitalo-universitaires. Ils souhaitaient, en revanche, sélectionner ces élites sur de nouvelles bases, en valorisant davantage les enseignements dispensés en faculté et les disciplines biologiques, tout en améliorant les conditions d'enseignement de l'ensemble des étudiants, de manière à ce que même ceux qui ne réussiraient pas les concours bénéficient d'une formation clinique satisfaisante. Les membres du Comité interministériel souhaitaient ainsi que les externes et les internes soient sélectionnés sur la base des notes obtenues lors des examens organisés par les facultés, et non plus sur la base des concours organisés par les hôpitaux. Ils ont toutefois échoué à faire adopter une telle réforme pour le concours de l'internat, qui subsiste « sans modification profonde[41] ». Ce concours reste organisé par les hôpitaux, sur la base d'épreuves dont le contenu reste défini indépendamment du programme enseigné en faculté. L'épreuve orale, qui conduisait à valoriser l'habileté rhétorique des candidats – et donc leur capital culturel hérité – plutôt que leurs connaissances proprement techniques, est maintenue malgré les prises de position du Comité en faveur de sa suppression. La seule

---

41. D'après les termes d'une note du ministère de l'Éducation nationale et du ministère chargé de la Santé, 28 septembre 1960, CAC 19770059 et 19770496. Archives dépouillées par J.-F. Picard, disponibles à l'adresse : http://www.histrecmed.fr/ (page consultée le 19 septembre 2014).

évolution notable concerne les modalités de choix des stages hospitaliers : alors qu'ils étaient attribués jusque-là par cooptation (pratique accusée de favoriser le népotisme), ils le sont désormais en fonction de l'année de passage du concours et du rang de classement.

Les réformateurs rencontrent davantage de succès avec les concours de l'externat : ceux-ci jouant un rôle moins décisif que les concours d'internat dans la sélection des élites médicales, leur réforme se heurte à de moins grandes résistances de la part des tenants de l'ordre existant[42]. Suite à plusieurs années de discussions, le décret réformant les concours d'externat est promulgué en mars 1964. Désormais, les externes ne sont plus sélectionnés sur la base de concours organisés par les hôpitaux, mais en fonction des notes obtenues aux examens durant les deux ou trois premières années d'études. Il est ainsi prévu que 85 % des externes soient recrutés à l'issue de la deuxième année d'études et les 15 % restants à l'issue de la troisième année[43]. Le nombre de postes à pourvoir reste, quant à lui, fixé par les hôpitaux en fonction de leurs propres besoins. L'externat, avec les avantages qu'il comporte en termes de formation clinique, continue donc à ne bénéficier qu'à une partie des étudiants, sélectionnés en fonction de leur mérite scolaire.

Le maintien de l'externat comme concours supposait, toutefois, que la formation des étudiants non externes soit améliorée. Le texte même de l'ordonnance du 30 décembre

---

42. La suppression du caractère hospitalier du concours de l'externat n'en était pas moins considérée comme une « hérésie » par certains opposants à cette réforme, comme l'écrivait en 1959 un membre de l'Académie nationale de médecine réagissant à une allocution de Robert Debré (CAC 19770059 et 19770496).

43. En 1965, ces dispositions sont légèrement modifiées pour permettre aux étudiants de concourir trois fois à l'externat : à partir de cette date, 70 % des étudiants sont recrutés à l'issue de la deuxième année d'études, 20 % à l'issue de la deuxième et 10 % à l'issue de la troisième.

1958 prévoit que les études médicales doivent être organisées de telle sorte qu'elles « [permettent] aux étudiants de participer effectivement à l'activité hospitalière ». La réforme Debré comprend ainsi de nombreuses dispositions communes à l'ensemble des étudiants en médecine, adoptées en 1960. Tout d'abord, l'année universitaire passe de trente à quarante semaines, de manière à libérer davantage de temps pour les stages hospitaliers. En contrepartie, la durée totale des études médicales est ramenée de sept à six ans. Le PCB et la première année de médecine sont fusionnés. Il revient désormais aux facultés de médecine, et non plus aux facultés de sciences, d'organiser les enseignements fondamentaux de première année. Puis, à partir du second semestre de la deuxième année, les étudiants doivent suivre des stages hospitaliers quatre à cinq matinées par semaine. À partir de la quatrième année d'études – et c'est une innovation de la réforme – ils doivent faire des stages « de spécialité » se déroulant sur des journées *complètes*. La nature et la durée de ces stages, se déroulant toujours dans les CHU, sont déterminées par les facultés, à l'exception des stages de pédiatrie et d'obstétrique, obligatoires pour tous les étudiants. L'amélioration espérée de la formation clinique des étudiants grâce à ces stages conduit, en parallèle, à réduire la durée du stage interné : elle est ramenée d'un an à six mois.

De manière à accroître le temps de présence des étudiants non externes à l'hôpital, la réforme des études médicales prévoit également qu'à partir du moment où commencent les stages hospitaliers, les cours et les travaux pratiques seront organisés dans l'enceinte des CHU. Elle promeut également un enseignement clinique par petits groupes, « nettement plus profitable pour les étudiants[44] » que l'enseignement dispensé à de « grandes foules de stagiaires[45] ».

---

44. Note du ministère de l'Éducation nationale et du ministère chargé de la Santé, 28 septembre 1960, CAC 19770059 et 19770496.
45. Circulaire du ministère de l'Éducation nationale aux recteurs, 23 novembre 1959.

La mise en œuvre de la réforme des études médicales se heurte à d'importantes difficultés, liées notamment à la gestion des flux d'étudiants. Les premiers problèmes portent sur l'organisation de la première année de médecine. Les facultés de médecine doivent désormais assurer seules, et non plus conjointement avec les facultés de sciences, les enseignements correspondant à l'ex-PCB. Certaines facultés, dont celle de Paris, se heurtent à l'impossibilité matérielle d'accueillir les étudiants dans leurs locaux, et obtiennent par dérogation le maintien du système antérieur. En outre, malgré l'allongement de l'année universitaire, la fusion du PCB et de l'ex-première année de médecine se traduit par une charge de travail accrue pour les étudiants, et par une chute des taux de réussite aux examens. Suite à de nombreuses protestations émanant des enseignants et des organisations d'étudiants en médecine, une année propédeutique organisée par les facultés de sciences est réinstaurée en 1963, le certificat préparatoire aux études médicales (CPEM). La durée totale des études conduisant au doctorat de médecine (CPEM inclus) reste fixée à six ans.

La principale difficulté à laquelle se heurtent les réformateurs réside cependant dans l'organisation des stages hospitaliers. L'augmentation régulière du nombre d'étudiants en médecine depuis 1960 vient compromettre la réalisation d'un volet essentiel de la réforme : l'amélioration de la formation clinique des non-externes.

Le problème de la formation clinique des étudiants

Après avoir stagné durant les années 1950, le nombre d'étudiants en médecine s'accroît fortement dans les années 1960 : de 31 500 en 1960-1961, le nombre d'étudiants inscrits dans les écoles et les facultés de médecine et d'odontologie passe à 54 700 en 1966-1967, soit une hausse de 73,6 % en l'espace de six ans. Moindre que dans les autres disciplines universitaires, elle n'en est pas moins remarquable.

Cet accroissement est dû, en premier lieu, à des facteurs communs à l'ensemble des disciplines universitaires. Il résulte d'abord des politiques éducatives menées depuis l'entre-deux-guerres, allant dans le sens d'un allongement de la durée de scolarisation des élèves[46]. Les promotions annuelles de bacheliers passent ainsi de 33 000 en 1950 à 59 300 en 1960 et 133 000 en 1967. En outre, dans les années 1960, les pouvoirs publics et les milieux patronaux, relayés par les médias, encouragent les bacheliers à faire des études supérieures. En effet, ceux-ci considèrent que la France souffre d'un manque de diplômés préjudiciable à son développement économique[47]. Enfin, les années d'après-guerre sont marquées par une atténuation des discriminations sociales de classe et de sexe à l'entrée des études universitaires. Les bacheliers d'origine modeste et les femmes sont proportionnellement plus nombreux qu'autrefois à s'engager dans des études supérieures. Entre 1960-1961 et 1966-1967, la part des enfants d'ouvriers et d'employés inscrits à l'université passe de 13 % à 18 %. Quant aux femmes, elles représentent 41 % des étudiants inscrits à l'université en 1960-1961 et 44 % en 1966-1967. Ces évolutions sont moins marquées dans le cas des études médicales, mais elles n'en sont pas moins réelles : durant la même période, la part des enfants d'ouvriers et d'employés parmi les étudiants en médecine passe de 9 % à 12 %, et celle des femmes, de 25 % à 29 %[48].

---

46. J.-M. Chapoulie, J.-P. Briand, « L'institution scolaire et la scolarisation : une perspective d'ensemble », *Revue française de sociologie*, vol. 34, n° 1, 1993, p. 3-42.

47. L. Boltanski, *Les cadres. La formation d'un groupe social*, Paris, Minuit, 1982, p. 305-312.

48. S'il nous avait été possible de connaître l'origine sociale des étudiants par année d'études, nous aurions pu mettre en évidence une évolution plus nette encore, la longueur particulière des études

Cependant, la hausse rapide du nombre d'étudiants en médecine s'explique également par des facteurs spécifiques à cette discipline. La profession médicale est en effet devenue plus attractive qu'autrefois. Auréolée des progrès rapides de la thérapeutique et des techniques chirurgicales, elle voit son prestige s'accroître. En outre, le développement de la médecine conventionnée, qui se généralise à partir de 1960, rend l'exercice libéral de la médecine plus sécurisant qu'autrefois sur le plan économique, d'autant plus que la consommation de soins ne cesse de croître. Enfin, on l'a vu, les journaux relaient l'idée selon laquelle la France manque de médecins. Les prospectus diffusés alors par le Bureau universitaire des statistiques encouragent également les jeunes bacheliers à s'engager dans des études médicales.

Or, la mise en œuvre de la réforme Debré prend des retards importants. L'amélioration de la formation clinique des étudiants supposait d'une part de recruter de nouveaux enseignants et, d'autre part, d'aménager les locaux hospitaliers existants et de construire de nouveaux bâtiments. Des recrutements importants sont effectués dès le début des années 1960. Les travaux, en revanche, avancent bien moins vite que prévu, tant en raison de la complexité des opérations à réaliser que de leur coût.

La conjonction de la hausse rapide du nombre d'étudiants et des retards pris dans la mise en place des CHU se traduit par une détérioration des conditions d'enseignement. Cela attire l'attention de la Direction générale de la santé et de l'Inspection générale des finances (IGF). Cette dernière estime, en 1964, que « l'un des objectifs fondamentaux de la réforme [des études médicales de 1958] ne serait pas atteint si une trop grande disproportion continuait

---

médicales conduisant à sous-estimer la rapidité et l'ampleur des changements. Une modification rapide de l'origine sociale des étudiants de première et deuxième année est atténuée, sur le plan des effectifs globaux, par la prise en compte des étudiants inscrits dans les années supérieures.

d'exister dans certains CHU entre le nombre d'étudiants et les possibilités d'enseignement pratique offertes par les établissements hospitaliers[49] ». En 1965, un groupe de travail sur l'enseignement à l'hôpital est constitué au sein du Comité interministériel de l'enseignement médical. Il relève que le nombre de postes d'externes mis au concours, déterminé en fonction des besoins des services hospitaliers, croît moins vite que le nombre d'étudiants. La part de ceux qui accèdent à un poste d'externe diminue, alors qu'elle avait continûment augmenté dans les années 1950, en raison de la stagnation du nombre d'étudiants en médecine et de l'augmentation du nombre de postes d'externes. La diminution de la proportion d'étudiants accédant à l'externat se traduit par une hausse très importante du nombre des « stagiaires », c'est-à-dire des étudiants non externes. Le problème est particulièrement aigu pour la faculté de médecine de Paris, qui représente encore 29 % des étudiants préparant le doctorat d'État au milieu des années 1960, et pour certaines facultés du Sud de la France, comme celles de Bordeaux et Montpellier, où les capacités d'accueil des hôpitaux sont faibles rapportées au nombre d'étudiants. Dans ces facultés, les conditions d'enseignement des non-externes se dégradent. L'enseignement par « petit groupe » s'y avère difficile, voire impossible : le nombre d'étudiants par groupe de stagiaires va de dix à Strasbourg à vingt-huit à Montpellier, en passant par vingt à Paris, ce qui apparaît problématique tant du point de vue pédagogique que de celui de la tranquillité des malades, plus exigeants qu'autrefois et plus souvent hébergés dans des chambres comprenant un à quatre lits. De même, le nombre d'étudiants est devenu si élevé qu'il est souvent impossible de leur affecter un nombre suffisant de malades. Alors que les membres du groupe de

---

49. IGF, *Note concernant les conditions d'application de l'ordonnance du 30 décembre 1958 relative à la création des centres hospitaliers et universitaires*, 1964, Centre des archives économiques et financières (CAEF), 4A2461.

travail sur l'enseignement à l'hôpital estiment qu'il faudrait au moins quatre malades par étudiant – comme c'est le cas dans de petites facultés comme Dijon ou Besançon –, partout ailleurs on est loin du compte (0,7 malade par étudiant à Lille, 0,5 à Montpellier, 0,3 à Paris, etc.). Ces évolutions préoccupent vivement les membres du groupe de travail sur l'enseignement à l'hôpital, pour qui elles constituent un problème « grave[50] ».

La persistance d'écarts importants entre les conditions de formation des non-externes et celles des externes, malgré les ambitions affichées de la réforme Debré, suscite également des critiques croissantes de la part des organisations d'étudiants en médecine. Elles réclament que les étudiants puissent tous bénéficier d'une formation clinique équivalente. En 1962, des étudiants en médecine grenoblois écrivent ainsi au ministère de l'Éducation nationale en réclamant « la fonction d'externe pour tous », « condition essentielle pour que les facultés de médecine ne fournissent que de bons médecins[51] ». En février 1964, la promulgation imminente du décret réformant les concours d'externat et d'internat conduit l'Association générale des étudiants de médecine de Paris, l'Union nationale des étudiants de médecine (qui regroupe les « corps » étudiantes de province) et la Fédération nationale des étudiants de médecine de France, affiliée à l'Union nationale des étudiants de France (UNEF), à critiquer publiquement le maintien du concours de l'externat : à partir de la troisième année d'études, tous les étudiants devraient pouvoir bénéficier de la même formation à l'hôpital. En 1965, le Syndicat national de l'enseignement supérieur (SNESUP), syndicat implanté surtout parmi les enseignants occupant des positions dominées dans le champ académique, reprend à son tour cette revendication dans un communiqué :

---

50. Compte rendu de réunion du groupe de travail, 21 juin 1965 (CAC 19771298/54).

51. CAC 19870207/33.

En ce qui concerne la formation pratique des futurs médecins, un progrès sensible serait obtenu si l'on confiait à tous les étudiants des responsabilités hospitalières équivalentes à celles des externes des hôpitaux. Le désordre et la confusion qui règnent déjà dans les études médicales découragent les vocations et le recrutement des étudiants en médecine est d'ores et déjà insuffisant pour pourvoir aux besoins en médecins pour la prochaine décennie[52].

Néanmoins, les membres du Comité interministériel excluent toute suppression du concours de l'externat. Dans son rapport, remis en 1966, le groupe de travail sur l'enseignement à l'hôpital rejette explicitement cette proposition, au motif que les étudiants admis en troisième année n'auraient pas tous le niveau requis pour se voir attribuer des fonctions d'externe et qu'il ne serait pas possible, pour des raisons matérielles, d'attribuer de telles fonctions à tous les étudiants. Le maintien de l'externat dans sa forme existante exige qu'il soit réservé à un nombre limité d'étudiants, en fonction des besoins des services hospitaliers.

Le refus du *numerus clausus*

Face à l'accroissement du nombre d'étudiants en médecine et à la qualité toujours insuffisante de l'enseignement clinique, les pouvoirs publics vont tenter de mieux tirer parti des structures hospitalières déjà existantes : les hôpitaux situés dans les petites villes universitaires pourraient accueillir davantage d'étudiants, ce qui permettrait de soulager la faculté de médecine de Paris et celles du Sud de la France.

Cette solution a été formulée dès le début des années 1960 par les membres du groupe de travail chargé de la « prévision

---

52. CAC 19870207/33.

des effectifs des populations devant fréquenter les CHU[53] » du Commissariat général du Plan, que nous avons déjà rencontré plus haut. Ce groupe propose notamment une « répartition "idéale" des étudiants » en fonction du nombre de lits hospitaliers existant dans les villes sièges de CHU et de leur « activité médicale journalière ». Un fonctionnaire du ministère de l'Éducation nationale demande toutefois suivant quelles modalités les étudiants seront affectés à telle ou telle faculté. Réagissant à un tableau portant sur « la répartition "idéale" des étudiants par rapport à l'activité médicale journalière », il fait savoir « qu'il ne peut donner son accord à la politique impliquée par la répartition donnée dans le tableau car elle pose le problème du *numerus clausus* », mesure qui irait à l'encontre du droit, pour tout bachelier, de s'inscrire à l'université. Mais pour les membres du groupe de travail, un tel *numerus clausus* ne sera pas nécessaire : comme l'affirme Robert Debré lors d'une réunion, « l'amélioration des études de médecine en province », objectif de la réforme des études médicales de 1958, « incitera les jeunes à s'y fixer ». La population étudiante devrait donc spontanément se répartir de manière plus homogène sur le territoire.

En 1964, l'Inspection générale des finances constate que les étudiants sont toujours mal répartis entre les facultés de médecine et que « le potentiel hospitalier, insuffisant dans la majorité des villes de faculté, est largement sous-employé dans le domaine universitaire en ce qui concerne les CHU des villes sièges d'une École nationale de médecine[54] ». Les écoles de médecine et les petites facultés sont en effet peu attractives pour les étudiants en raison du moindre prestige des diplômes qu'elles délivrent, du faible nombre de postes d'externes ou d'internes offerts par les hôpitaux des villes où

---

53. CAC 19770496/28. Les citations qui suivent sont toutes extraites de documents issus de ce fonds.

54. IGF, *Note concernant les conditions d'application de l'ordonnance du 30 décembre 1958...*, réf. citée.

elles sont situées, et de la difficulté à s'y former à certaines spécialités. L'Inspection générale des finances en vient donc à « se demander s'il ne serait pas opportun d'étudier la possibilité de prendre des mesures autoritaires, pour limiter la croissance du nombre d'étudiants dans les facultés où sa disproportion avec la capacité et l'activité hospitalières est la plus flagrante comme Montpellier, Bordeaux et dans une moindre mesure Toulouse[55] ». Par ailleurs, les écoles de médecine situées dans des métropoles régionales pourraient être transformées en facultés pour devenir plus attractives auprès des étudiants.

Enfin, en 1965, une longue note de la Direction générale de la santé revient sur l'inégale répartition des étudiants entre les écoles et les facultés. Elle estime que les hôpitaux non universitaires pourraient accueillir des stagiaires ou des externes afin de désengorger certains CHU. Elle aborde également la question du « *numerus clausus* » :

> Le nombre d'étudiants pourrait être augmenté dans les CHU dont la capacité hospitalière est importante par certaines incitations telles que la transformation d'écoles de médecine en facultés, il pourrait être diminué dans d'autres par l'institution d'un « *numerus clausus* » correspondant à la capacité du CHR [centre hospitalier régional] associé à l'école ou à la faculté considérée. Ce « *numerus clausus* » varierait du reste en fonction du développement du CHR.
>
> Jusqu'ici, le ministère de l'Éducation nationale a paru opposé à la limitation du nombre d'étudiants dans chaque faculté ou école de médecine de manière à respecter le principe du libre accès de tous à la culture dispensée par l'université.
>
> Cette position apparaît très légitime si l'on se place sur le plan des principes ; elle devrait être assouplie pour tenir compte des faits, dans l'intérêt même des étudiants et de la qualité de leur formation, et en définitive des malades qu'ils auront à soigner[56].

---

55. *Ibid.*
56. CAC 19930592/3.

Toutefois, les membres du groupe de travail sur l'enseignement à l'hôpital ne retiennent pas cette solution. Ils ne semblent même pas en avoir sérieusement discuté – aucun des comptes rendus de réunion conservés ni le rapport final du groupe n'en font mention. Le fait qu'ils excluent une telle solution peut être interprété de la manière suivante. Tout d'abord, l'idée même d'un *numerus clausus* pouvait aller à l'encontre des conceptions libérales de certains membres du groupe, le terme étant alors associé au régime de Vichy, qui avait institué un quota pour les Juifs souhaitant faire des études de médecine. En outre, toute mesure allant dans le sens d'une limitation explicite du nombre d'étudiants autorisés à poursuivre des études universitaires rencontrait alors l'opposition du puissant ministère de l'Éducation nationale. Durant les années 1960, ce dernier s'est constamment efforcé de retarder l'adoption de telles mesures, principalement en raison des risques politiques qu'elles comportaient.

Enfin, les membres du groupe de travail, dont certains participaient également aux travaux du Commissariat général du Plan, étaient convaincus qu'il fallait former un nombre important de médecins pour faire face à l'accroissement, considéré comme légitime, de la consommation médicale. Ils étaient sans doute d'autant plus enclins à le croire que le développement des CHU reposait pour partie sur l'accroissement du nombre de médecins en formation. L'augmentation du nombre d'étudiants en médecine permettait en effet de justifier l'obtention de nouveaux postes de médecins hospitalo-universitaires et d'étoffer le vivier au sein duquel étaient recrutés les externes, les internes et les faisant fonction (FFI) qui contribuaient à un faible coût au fonctionnement des services hospitaliers. Les problèmes posés par la formation clinique des étudiants non externes pouvaient être considérés comme transitoires, de nombreux hôpitaux étant précisément en cours de rénovation ou de construction.

Pour mieux tirer profit des structures hospitalières existantes, les membres du groupe de travail sur l'enseignement à l'hôpital proposent donc de modifier l'organisation des stages hospitaliers. Ainsi, les stages de première et deuxième année pourraient se tenir l'après-midi et non plus uniquement le matin, comme cela se fait déjà à Lyon. Certains stages pourraient être effectués dans des hôpitaux non universitaires, comme le font également déjà certaines facultés. Enfin, le cursus des étudiants pourrait être réaménagé. Certaines de ces préconisations sont suivies par les pouvoirs publics puisqu'en juillet 1966 un décret prévoit que le stage de première année, qui devait avoir lieu au second semestre quatre matinées par semaine, pourra être étalé sur toute l'année à raison de deux matinées par semaine. Par ailleurs, la durée du stage interné de fin d'études, qui avait été réduite à six mois en 1960, est ramenée à un an. Celui-ci débutera désormais au premier semestre de la cinquième année d'étude, et non au second. Les stages internés étant effectués dans les hôpitaux non universitaires, cela permet de libérer des terrains de stage dans les CHU pour les autres étudiants.

À ces expédients s'ajoutent des mesures visant à mieux tirer parti des hôpitaux situés dans les villes dépourvues de facultés de médecine. En 1965, deux nouvelles écoles de médecine sont créées, à Brest et à Nice. À partir de 1966, les écoles de médecine sont progressivement transformées en facultés, ce qui les habilite à délivrer des diplômes de spécialité (CES) : il s'agit ainsi de limiter les migrations d'étudiants vers les grandes villes universitaires, qui avaient jusqu'ici le quasi-monopole de la formation aux spécialités médicales.

Néanmoins, ces mesures ont peu d'impact sur la répartition géographique des étudiants en médecine. En 1963-1964, 85 % des étudiants en médecine (CPEM non inclus) sont inscrits dans seulement neuf facultés ; en 1967-1968, ces mêmes facultés représentent toujours 84 % des étudiants en médecine. Cependant, jusqu'à la crise de mai-juin 1968, la nécessité d'assurer une bonne formation clinique aux étudiants en médecine, qu'ils soient externes ou non, ne constitue pas, aux yeux des promoteurs de la réforme hospitalo-universitaire, un argument suffisant pour instituer un *numerus clausus* en début d'études médicales.

À partir de juin 1967, la très forte augmentation du nombre de préinscriptions en CPEM est à l'origine de difficultés nouvelles. Le nombre total d'étudiants inscrits en CPEM, en progression constante depuis la mise en place de cette année de propédeutique en 1963-1964, augmente en effet brusquement en 1967-1968 (voir tableau 1.2). Cette hausse suscite de vives tensions au niveau des facultés de sciences d'Orsay et de Paris, dont les dirigeants refusent d'accepter toutes les demandes d'inscription qui leur sont adressées. Le doyen de la faculté de sciences de Paris, Marc Zamansky, tire argument de cette situation pour rappeler une nouvelle fois la nécessité d'une « sélection » à l'entrée de l'enseignement supérieur. Cependant, la sensibilité politique de la question de la sélection à l'entrée des universités est telle que lors d'une réunion qui se tient en octobre 1967 au ministère de l'Éducation nationale, en présence des doyens des facultés de médecine et de sciences de Paris et de l'assesseur du doyen de la faculté de sciences d'Orsay, il est rappelé que tout *numerus clausus* à l'entrée du CPEM est exclu. Seules des mesures visant à « éliminer » les étudiants ayant eu les moins bons résultats aux examens de CPEM sont envisagées[57].

---

57. CAC 19771298/44.

TABLEAU 1.2 – Nombre d'étudiants inscrits en certificat préparatoire aux études médicales (CPEM), 1963-1968

Année	Nombre d'étudiants inscrits
1963-1964	11 700
1964-1965	14 000
1965-1966	15 200
1966-1967	18 000
1967-1968	24 400

Source : Ministère de l'Éducation nationale.

Cet épisode ne suscite, parmi les médecins hospitalo-universitaires, *aucune* prise de position publique en faveur d'une sélection en début d'études médicales. Tout au plus retrouve-t-on, dans les archives du ministère de l'Éducation nationale, un « vœu » du Conseil des doyens et directeurs des facultés et écoles de médecine, daté de novembre 1967, demandant que « la direction du CPEM [soit] confiée aux Facultés de médecine, ainsi que le contrôle de la sélection à l'entrée dans lesdites facultés[58] ». Non seulement cette prise de position est isolée et non rendue publique, mais son contenu reste flou. Ses auteurs ne demandent pas expressément l'institution d'un *numerus clausus* formel. On peut supposer que, comme pour les médecins hospitalo-universitaires présents dans les commissions du Plan, les responsables des facultés et des écoles de médecine étaient principalement soucieux de développer leurs établissements. Au vu de l'ampleur des investissements consentis pour la construction ou la mise aux normes des nouveaux CHU, ils pouvaient aisément considérer que les tensions apparaissant

---

58. CAC 19870207/33.

ici ou là pour accueillir les étudiants seraient résolues à court ou moyen terme. Cela permet sans doute de comprendre pourquoi les médecins hospitalo-universitaires sont restés à l'écart des controverses sur la sélection à l'entrée des universités, qui enflent à partir de 1964[59]. Jusqu'à mai 1968, les universitaires qui participent à ces débats se recrutent principalement au sein des facultés de lettres et de sciences (notamment parisiennes), et non au sein des écoles et facultés de médecine.

*

Dans les années 1960, la médecine apparaît comme un métier d'avenir : la généralisation du conventionnement des médecins libéraux par la Sécurité sociale, la modernisation du secteur hospitalier et les importants progrès techniques que connaît alors la médecine font que le métier de médecin apparaît plus attractif qu'autrefois auprès des jeunes bacheliers. Après avoir stagné dans les années 1950, le nombre d'étudiants en médecine croît fortement à partir des années 1960.

L'augmentation du nombre d'étudiants en médecine est alors fortement soutenue par les dirigeants pro-conventionnistes de la CSMF et par le milieu hospitalo-universitaire. Pour la CSMF, la généralisation du conventionnement a été à l'origine d'une forte croissance de la demande de soins : pour y faire face, il apparaît nécessaire de former davantage de praticiens, faute de quoi leurs conditions de travail se dégraderont et l'exercice libéral de la médecine deviendra moins attractif. Pour les médecins hospitalo-universitaires, l'augmentation du nombre de médecins en formation permet non seulement de justifier l'expansion des hôpitaux universitaires, mais également de

---

59. J.-C. PASSERON, « 1952-1980 : l'Université mise à la question : changement de décor ou changement de cap ? », dans J. VERGER (dir.), *Histoire des universités*, Toulouse, Privat, 1986, p. 367-419.

contribuer au fonctionnement même de ces établissements. Au final, les difficultés posées par la formation pratique de ce nombre croissant d'étudiants apparaissent secondaires au regard de ces enjeux. Elles sont considérées comme transitoires.

Dans ce contexte, la proposition d'instituer un *numerus clausus* au début des études médicales pour assurer une meilleure répartition géographique des étudiants, formulée notamment par l'Inspection générale des finances et par la Direction générale de la santé, ne reçoit pas de soutien marqué au sein du corps médical. Il va falloir attendre les événements de mai et juin 1968 et la réinscription de la réforme des études médicales sur l'agenda gouvernemental pour que certaines fractions du corps médical se saisissent de la question du *numerus clausus* et en fassent un enjeu professionnel majeur.

CHAPITRE 2
DE MAI 68 À LA « SÉLECTION » EN MÉDECINE

« Pour ceux [...] qui ont partie liée avec l'ordre établi et avec sa reproduction, donc avec l'avenir "normal" de cette économie dans laquelle ils ont tout investi, et depuis toujours, le surgissement de la discontinuité objective, que manifestent brutalement à l'imagination certaines scènes exemplaires, bien faites pour attester que "tout est possible" dans un monde renversé – professeurs réduits à écouter les étudiants, Cohn-Bendit interviewé par Sartre, etc. –, prend des allures de *fin du monde*[1]. »

Dans les mois qui suivent la crise de mai et juin 1968, qui n'épargne ni les facultés de médecine ni les hôpitaux, certains médecins se mobilisent vigoureusement pour demander à l'État d'instituer un dispositif de « sélection » au début des études médicales. Cette mobilisation a été impulsée principalement par un syndicat reconstitué en juin 1968 par des médecins hospitalo-universitaires parisiens, le Syndicat autonome des enseignants de médecins (SAEM). Appuyés par d'autres fractions du champ médical, comme l'Ordre des médecins, les médecins anticonventionnistes

---

1. P. Bourdieu, *Homo academicus*, Paris, Minuit, 1984, p. 237.

de la Fédération des médecins de France ou la puissante Fédération hospitalière de France, les dirigeants du SAEM se donnent pour principaux objectifs de restaurer l'ordre dans les facultés de médecine et dans les hôpitaux universitaires, de rendre plus sélectif l'accès aux études médicales et de maintenir intact le prestige du corps médical.

Nous montrerons que les médecins qui se sont le plus fortement mobilisés en faveur du *numerus clausus* de médecine étaient issus des fractions dominantes du champ médical et que, contrairement à ce que suggérerait une approche économique étroite des processus de clôture professionnelle, les mobiles économiques ont été tout à fait secondaires dans leur mobilisation. La reconstitution de la genèse du *numerus clausus* de médecine nous conduira ainsi à nous intéresser aux processus de « réaction » ou de contre-mobilisation qu'ont suscités les événements de mai-juin 1968 parmi les tenants de l'ordre établi. Ces mouvements, et les acteurs qui les ont initiés, ont été peu étudiés par les chercheurs, qui se sont bien davantage intéressés à ceux qui étaient du côté de l'insubordination et de la contestation des dominants[2]. Pourtant, à leur manière, ces « contre-révolutionnaires », comme se désignaient les fondateurs du SAEM, ont « fait Mai 68 ». Le *numerus clausus* de médecine en constitue le meilleur témoignage : ce n'est pas le moindre des paradoxes que les événements de mai-juin 1968 et les réformes qu'ils ont suscitées aient favorisé, trois années plus tard, l'adoption d'une telle mesure.

Ce chapitre présente la particularité de s'appuyer pour partie sur des mémoires rédigés par d'anciens responsables du SAEM. Bien que ces mémoires soient parfois assez approximatifs dans la description des événements, y compris

---

2. En dépit de ses limites, l'interprétation proposée par Pierre Bourdieu de la crise de mai-juin 1968 dans les universités est l'une des rares à porter, de manière à peu près égale, aussi bien sur les acteurs critiques que sur les tenants de l'ordre établi (P. BOURDIEU, *Homo academicus, op. cit.*, p. 207-250).

sur le plan chronologique, ils constituent une source précieuse pour reconstituer les *émotions* que certains médecins de l'époque ont éprouvées au moment des « événements » de mai 1968 et des années immédiatement postérieures. Il est peu probable, de la part d'agents qui se sont alors engagés dans la bataille et n'ont pas été de simples témoins des événements, que les émotions qu'ils relatent soient le pur produit d'un travail de reconstitution après coup. Bien au contraire, si ces agents se sont alors engagés dans la lutte avec autant de vigueur, c'est précisément parce que les événements de mai venaient heurter les principes les plus fondamentaux de leur vision du monde social. Et c'est la force des dispositions individuelles dans lesquelles ces principes sont inscrits, ainsi que la mémoire collective qui s'est constituée autour de ces événements, qui expliquent que ces émotions puissent être relatées vingt ou trente ans après, sans grand effort de mémoire.

Nous avons principalement utilisé le recueil de souvenirs, non publié, que Paul Longin a écrit pour ses proches[3]. Paul Longin, alors âgé de 50 ans, maître de conférences agrégé et chef de service en pédiatrie à l'hôpital Saint-Vincent-de-Paul à Paris, a probablement été, de tous les universitaires qui ont participé à la refondation du SAEM, celui qui s'y est le plus investi. Comme il l'écrit lui-même, « j'ai dit que je ne voulais pas écrire une "histoire du Syndicat autonome" et pourtant je me rends compte qu'à partir de 1968 ma vie et la vie du Syndicat autonome sont si indissolublement liées que mes "Mémoires" seront pareillement la mémoire du Syndicat autonome ». Les souvenirs qu'il relate sont aussi des souvenirs familiaux, puisque, si le syndicat a pu être recréé si rapidement, cela a été, écrit-il, « grâce à mon épouse, grâce à madame R..., ancienne secrétaire et collaboratrice de mon père ». Les amitiés qui se sont nouées ou resserrées

---

3. Le nom de Paul Longin est un pseudonyme. Ces mémoires nous ont été communiqués par leur auteur à l'occasion d'un entretien à son domicile le 15 décembre 2004.

à l'occasion de cette mobilisation ont créé par ailleurs un cadre propice à l'évocation de souvenirs communs. Les mémoires de Paul Longin constituent ainsi un témoignage particulièrement éclairant de la manière dont non seulement un individu donné a vécu les événements de mai 68, mais également toute une fraction du corps enseignant de la faculté de médecine de Paris qui a été, d'après les termes mêmes de Paul Longin, l'initiatrice de la « contre-révolution » qu'a connue le milieu hospitalo-universitaire.

LA REFONDATION DU SYNDICAT AUTONOME DES ENSEIGNANTS DE MÉDECINE

Le noyau fondateur

Issu d'une « amicale » créée durant l'entre-deux-guerres avant la loi autorisant les syndicats de fonctionnaires en 1946, le SAEM a été fondé par un professeur de biochimie de la faculté de médecine de Paris peu après la fin de la guerre[4]. Rattaché à la Fédération des syndicats autonomes de l'enseignement supérieur (FSAER) en 1948, il ne compte pratiquement plus d'adhérents à la veille des événements de mai 1968 et a alors cessé de fonctionner. Il est refondé à la suite de la parution dans *Le Monde* d'une tribune signée par le président de la FSAER, Georges Vedel, doyen de la faculté de droit de Paris de 1962 à 1967, appelant les universitaires à adhérer à son organisation. Peu après une réunion qui regroupe une trentaine d'enseignants de médecine parisiens autour de Georges Vedel, les statuts du nouveau SAEM sont déposés à la préfecture de police de Paris à la fin du mois de juin 1968.

La tribune de Georges Vedel a constitué une opportunité dont se sont saisis un petit nombre d'enseignants

---

4. *Bulletin de la Fédération des syndicats autonomes de l'enseignement supérieur*, n° 1, novembre 1952.

en médecine parisiens profondément choqués par les événements de mai 1968. Les témoignages que nous avons recueillis nous ont permis d'isoler un « noyau fondateur » d'une quinzaine de personnes, doté d'une forte cohésion. La constitution de ce petit groupe se fait tout d'abord en fonction des proximités professionnelles d'agents qui, ayant travaillé dans les mêmes services hospitaliers ou s'étant spécialisés dans des disciplines proches, se connaissent déjà entre eux. Par exemple, la mobilisation des réseaux de connaissances professionnelles explique que six de ces médecins soient spécialisés dans les soins aux enfants. Ils exercent majoritairement dans des hôpitaux situés dans le centre de Paris, comme l'hôpital Necker-Enfants malades (au moins quatre d'entre eux), l'hôpital Saint-Vincent-de-Paul, l'hôpital Saint-Antoine (au moins quatre autres) ou, dans une moindre mesure, l'hôpital Trousseau et l'hôpital de la Pitié-Salpêtrière. Âgés pour la plupart de quarante à quarante-cinq ans, ce sont des médecins assez jeunes, qui n'ont pas encore, pour la très grande majorité d'entre eux, accédé aux positions les plus élevées de la médecine hospitalo-universitaire, c'est-à-dire à un poste de professeur à titre personnel ou, mieux, de professeur titulaire de chaire cumulé avec un poste de chef de service hospitalier (un seul parmi eux est alors chef de service). Par ailleurs, sept d'entre eux sont spécialisés dans des disciplines « fondamentales » et non pas cliniques, davantage prisées par les étudiants et les internes de médecine. Parmi ces médecins, un seul est chirurgien, alors que la chirurgie est, à cette date, la spécialité la plus recherchée à l'intérieur du champ médical. Le noyau fondateur du SAEM est donc constitué par des médecins qui occupent des positions « moyennes » dans le milieu hospitalo-universitaire parisien du point de vue de leur âge, de leurs titres et de leurs spécialités.

Ces éléments ne sont pas les seuls qui les rapprochent. En dehors d'un style de vie bourgeois pour la plupart d'entre eux, ceux-ci partagent également des affinités politiques et religieuses. Ainsi, Paul Longin trouve son plus proche collaborateur en la personne de Philippe Genet, « un ancien d'Indochine », comme Gaston Meyniel d'ailleurs, le premier président du SAEM[5]. De même, Paul Longin, qui fait célébrer en septembre 1968 la messe de mariage de sa fille dans une église du Quartier latin par l'un de ses amis, se réjouit de l'élection d'un « chrétien fervent[6] » à la présidence de la FSAER en 1972. Les mêmes affinités religieuses l'ont sans doute également rapproché de Jérôme Lejeune, opposé à la légalisation de l'avortement dans les années 1970 et nommé membre de l'Académie pontificale des sciences en 1974. En résumé, les membres fondateurs du SAEM se caractérisent pour la grande majorité d'entre eux par leur appartenance à une bourgeoisie très fortement attachée au maintien de l'ordre social et politique.

Un acteur saillant

En moins d'un an, le SAEM devient l'une des figures les plus visibles de la contre-mobilisation universitaire dans les facultés de médecine. Il revendique ainsi un nombre d'adhérents bien plus élevé que le SNESUP, auquel il s'oppose. En novembre 1968, il affirme compter 430 membres en région parisienne, contre 50 seulement pour le SNESUP[7]. Mais ce sont surtout les élections universitaires de février 1969 – les premières à être organisées dans le cadre de la loi d'orientation de l'enseignement supérieur (dite loi Edgar Faure) du 12 novembre 1968 – qui vont permettre d'attester de l'audience acquise par le SAEM dans les facultés de médecine. Dans une conférence de presse organisée à l'issue des élections, ses dirigeants affirment avoir remporté la totalité des sièges d'enseignants à pourvoir dans six facultés parisiennes, tandis que dans les autres

5. Mémoires non publiés de P. Longin.
6. *Ibid*.
7. *Le Figaro*, 5 novembre 1968.

facultés parisiennes et provinciales, la quasi-totalité de leurs sympathisants auraient été élus[8]. Les résultats qu'il obtient durant les années ultérieures au Conseil consultatif des universités (CCU) attestent de sa prédominance à l'intérieur du corps professoral des facultés de médecine durant les années 1970. Aux élections de 1975, le SAEM remporte 86 sièges sur 114 dans le collège A (professeurs) des sections médicales du CCU, et 11 sièges sur 25 dans le collège B (maîtres de conférences, chefs de travaux, assistants)[9].

L'emprise du SAEM dans les facultés de médecine s'accompagne d'une notoriété rapide auprès des médias. Son nom est cité pour la première fois dans la presse d'information générale par le journal *Le Monde* le 14 août 1968. Dans un corpus d'articles de presse que nous avons constitué[10], son nom est cité dix-neuf fois entre septembre et décembre 1968 et quarante fois entre septembre et décembre 1969, au moment des mobilisations relatives à l'arrêté dit Guichard-Boulin du 26 septembre 1969, qui visait à rendre les examens de première année de médecine plus sélectifs. La stabilisation du nom par lequel le désignent les journalistes à partir du milieu de l'année 1969 et l'emploi de plus en plus courant de diminutifs (le « Syndicat autonome », « les enseignants [ou les professeurs] autonomes », les « Autonomes ») attestent également de la notoriété rapidement acquise par le SAEM auprès des journalistes qui le créditent d'un important pouvoir à partir des élections universitaires de février 1969 et, surtout, de la promulgation de l'arrêté Guichard-Boulin. « Puissant syndicat

---

8. *Le Monde*, 28 février 1969.

9. *L'enseignement supérieur*, n° 7, juin 1975.

10. Ce corpus est composé de plus de six cents brèves et articles parus dans la presse d'information générale parisienne et nationale entre 1965 et 1980, issus du dossier de presse sur « l'enseignement de la médecine et de la pharmacie en France » de la bibliothèque de la Fondation nationale des sciences politiques.

autonome des enseignants de médecine », « très puissant et très conservateur syndicat autonome », « puissant groupe de pression », « seule force organisée et puissante capable de contenir la poussée des étudiants », « terreur blanche », « caste toute-puissante » : ces qualifications du SAEM et de l'action de ses dirigeants contribuent ainsi à accréditer leur pouvoir avec d'autant plus d'efficacité qu'elles émanent le plus souvent de journalistes écrivant dans des quotidiens ou dans des hebdomadaires de « gauche » ou d'opposants au SAEM dont les propos sont cités par ces mêmes journaux.

Trois logiques en partie interdépendantes rendent compte de cette notoriété étonnante pour un syndicat si jeune. Cette dernière résulte tout d'abord du travail de mobilisation du noyau fondateur du SAEM en direction des enseignants des facultés de médecine, des pouvoirs publics et des médias. Ainsi, en juillet 1968, la présidence du syndicat est délibérément confiée au doyen d'une petite faculté de province, qui entreprend un véritable « tour de France » visant à encourager la création de sections syndicales dans chaque faculté[11]. Des bulletins d'adhésion sont également adressés à un millier d'enseignants durant l'été. Au même moment, des délégations du SAEM sont reçues à sa demande par un conseiller du ministre de l'Éducation nationale et par le ministre des Affaires sociales en personne. Les sollicitations qu'il adresse aux pouvoirs publics ne sont pas sans résultats. Ainsi, peu avant les élections universitaires de février 1969, le SAEM obtient que la composition du collège élisant les enseignants membres des conseils d'UER (unité d'enseignement et de recherche) soit modifiée en sa faveur, ce qui n'a pas peu contribué à sa « victoire » dans la plupart des facultés[12]. Mais sur de nombreux points, le SAEM se heurte à des fins de non-recevoir, notamment en raison de la sensibilité

---

11. Entretien avec le premier président du SAEM, 11 janvier 2005.
12. P. Debray-Ritzen (membre de la section parisienne du SAEM), *L'usure de l'âme. Mémoires*, Paris, Albin Michel, 1980, p. 439-440.

politique des questions universitaires aux yeux des pouvoirs publics. Le contexte politique rendant « l'action corporatiste silencieuse[13] » en partie inefficace, les dirigeants du SAEM sont contraints de recourir aux médias pour peser sur les pouvoirs publics. Ainsi, les communiqués et surtout les conférences de presse constituent pour eux des instruments privilégiés pour sensibiliser les pouvoirs publics à leur cause. Ils n'organisent pas moins de treize conférences de presse entre novembre 1968 et décembre 1969, auxquelles s'ajoutent neuf communiqués durant la même période, ainsi qu'un certain nombre de tribunes ou de lettres publiées dans les journaux par des médecins membres ou proches du SAEM.

La constitution rapide du SAEM en figure centrale de la contre-mobilisation universitaire est ensuite, pour partie, le produit de logiques proprement journalistiques. L'intérêt que les prises de position du SAEM suscitent auprès des journalistes tient tout d'abord à l'importance que ceux-ci accordent alors aux problèmes relatifs à l'enseignement supérieur (et, notamment, aux « désordres » étudiants) dans la période qui suit immédiatement Mai 68. Par ailleurs, en raison de la polarisation politique du champ journalistique, particulièrement dans les mois et les années qui suivent Mai 68, certains journaux se montrent particulièrement disposés à ouvrir leurs colonnes aux agents favorables à la restauration de l'ordre universitaire et de l'ordre social. Enfin, la présentation équilibrée de points de vue opposés étant souvent conçue comme un indice d'objectivité, les prises de position du SAEM ont été rapidement présentées par les journalistes en contrepoint de celles des autres syndicats d'enseignants (et, en premier lieu, du SNESUP) et des porte-parole des étudiants. L'ensemble de ces logiques concourent ainsi fortement à intéresser les journalistes aux prises de position du SAEM.

---

13. P. Garraud, « Politiques nationales : élaboration de l'agenda », *L'Année sociologique*, n° 40, 1990, p. 37.

Enfin, l'importance médiatique et politique qu'acquiert le SAEM dans la période qui suit immédiatement Mai 68 tient au fait que celui-ci bénéficie de l'appui discret des pouvoirs publics, à la recherche d'acteurs capables de les aider à ramener l'ordre dans les universités. Bien qu'ils n'aient pas été les premiers à se tenir, les examens organisés en septembre 1968 à la faculté de médecine de Paris ont été érigés en un test national du retour à l'ordre universitaire tant par les pouvoirs publics que par les médias. Or, ce sont les adhérents parisiens du SAEM qui ont pris en charge l'organisation de ces examens, avec l'accord du doyen de la faculté. En dépit de multiples incidents, contrôlés tant par les « appariteurs musclés » recrutés par le SAEM que par les policiers en civil présents aux abords des bâtiments, le doyen de la faculté a été en mesure de publier un communiqué, le soir même des examens, faisant état d'une « participation massive des étudiants (93 %) aux épreuves du CPEM ». La focalisation des journaux sur le taux de participation aux examens, du *Figaro* à *L'Humanité*, a tendu à en faire le seul indicateur pertinent du retour à la normale. Invités le soir même par Edgar Faure au ministère de l'Éducation nationale, les dirigeants du SAEM s'engagent ainsi dans un cycle de « transactions collusives[14] » avec les pouvoirs publics. La modification de la composition du collège des électeurs enseignants en leur faveur en janvier 1969 en a été une première manifestation tangible, suivie de l'entrée de l'un d'entre eux dans le cabinet du ministre de la Santé publique en juin 1969. La proximité des dirigeants du SAEM avec les détenteurs du pouvoir politique, qui ne repose pas seulement sur l'intérêt bien compris des uns et des autres mais aussi, parfois, sur des relations plus personnelles, explique ainsi que certains journalistes, prompts à dévoiler l'envers du décor ou les coulisses de la politique, s'intéressent de près, dans une attitude mêlant la

14. M. Dobry, *Sociologie des crises politiques. La dynamique des mobilisations multisectorielles*, Paris, Presses de la FNSP, 1986.

fascination et la répulsion, aux dirigeants de ce syndicat, à cette « caste » dont l'influence s'exercerait pour partie dans le secret des cabinets ministériels et dans l'atmosphère feutrée des dîners en ville.

En raison même de la puissance dont ils le créditent et de la radicalité des prises de position de ses dirigeants, les opposants au SAEM, suivis par plusieurs journaux, font ainsi de ce syndicat l'incarnation de la « réaction » en médecine. Autrement dit, le SAEM apparaît aussi bien, dans les mois et dans les années qui suivent immédiatement les événements de mai 1968, comme un pôle d'attraction pour une grande partie du corps professoral des facultés de médecine mais aussi comme un pôle tout aussi puissamment répulsif auprès de ses opposants. Sa dénonciation de la « pléthore étudiante » et son engagement, aux côtés du Conseil national de l'Ordre des médecins, en faveur de la « sélection » ont largement contribué à polariser le débat autour de cet enjeu.

UNE MOBILISATION « CONTRE-RÉVOLUTIONNAIRE »

Le SAEM a été présenté initialement par ses fondateurs comme « un syndicat anti-SNESUP[15] » dont l'objectif était de suppléer à une autorité institutionnelle jugée défaillante et trop conciliante avec les étudiants mobilisés. Issu du Syndicat de l'enseignement supérieur et de la recherche scientifique fondé en 1946 et affilié à la CGT *via* la Fédération générale de l'enseignement, le SNESUP s'est en effet fortement renforcé tout au long des années 1960. Alors qu'il ne comptabilise que 965 adhérents à jour de leur cotisation en 1960, il en compte 4 000 en 1966. Il séduit avant tout les enseignants qui occupent les positions les plus basses du champ académique, comme les assistants et les maîtres assistants. Il est implanté surtout dans les facultés de lettres et plus encore dans

---

15. Mémoires de P. Longin.

les facultés de sciences : en 1966, sur les cinquante-six membres qui composaient sa « commission administrative », trente-deux enseignaient les sciences dans une faculté ou dans une grande école et douze les lettres, alors que seuls trois d'entre eux étaient enseignants en droit et quatre en médecine. Le SNESUP était donc faiblement représenté dans les facultés de médecine et quand il l'était, c'était parmi les médecins et les non-médecins qui y détenaient le moins de pouvoir institutionnel, comme les enseignants de sciences fondamentales. Cependant, en raison même de l'importance des effectifs enseignants de la faculté de médecine de Paris, le SNESUP avait réussi à y fonder une section qui comptait plusieurs dizaines d'adhérents, souvent issus de « la gauche radicale[16] ». Le soutien apporté publiquement par les dirigeants du SNESUP aux mobilisations étudiantes de 1968 ainsi que la présence, à l'intérieur de la faculté de médecine de Paris, de figures nationales du syndicat, comme le biochimiste Georges Schapira ou le biophysicien Bernard Herszberg, expliquent que, dans un contexte politique marqué par une grande incertitude sur l'évolution des rapports de force à l'intérieur du monde universitaire, celui-ci ait focalisé l'attention des fondateurs du SAEM :

> En 1968 je me suis situé dans les contre-révolutionnaires. Par coups de téléphone, par relations amicales s'est formé un petit groupe de « résistants », appelez ça comme vous voulez, un noyau décidé à réagir contre ce qui se passait. Nous avons formé un groupe par affinités amicales. Nous étions décidés à créer, à former *ex nihilo* un syndicat opposé au SNESUP – qui était un des moteurs principaux de Mai 68[17].

---

16. Entretien avec un professeur de biophysique à la faculté de médecine de Créteil, membre du bureau national du SNESUP à partir de 1965 puis secrétaire général de ce syndicat d'août 1968 à juillet 1969, 10 mars 2006. En 1970, les sections médecine du SNESUP comptaient 105 adhérents dans les facultés parisiennes et seulement 65 en province.

17. Entretien avec Paul Longin, 15 décembre 2004.

Néanmoins, si le SNESUP a focalisé l'attention des fondateurs du SAEM, notamment dans la perspective, à partir de l'automne 1968, des prochaines élections universitaires, les actions et les prises de position de ses membres n'ont constitué que des manifestations parmi d'autres de « ce qui se passait » en mai et juin 1968. Les facultés de médecine et les hôpitaux universitaires ont été en effet des endroits où ont eu lieu des scènes qui, vécues directement ou non, ont profondément choqué une partie du corps hospitalo-universitaire[18].

Mai 68 et le renversement de la table des valeurs

Les mois de mai et juin 1968 ont été vécus par une partie du corps hospitalo-universitaire comme une période d'inversion des rôles, de remise en cause des hiérarchies les plus fondamentales de l'institution. À Paris, la revendication d'un « pouvoir étudiant » s'est affirmée par l'investissement symbolique de certains lieux de pouvoir institutionnel avec l'occupation du bâtiment de la nouvelle faculté de médecine ou, de manière plus ponctuelle, par l'irruption d'une cinquantaine d'étudiants à une réunion plénière du Conseil de faculté le 16 mai et par l'occupation du siège du Conseil national de l'Ordre des médecins durant la nuit du 22 au 23 mai[19]. Elle s'exprime aussi dans toute une série

18. Pour une présentation du mouvement de mai 68 parmi les étudiants en médecine, voir J.-P. Aubert, *Contribution à l'étude du mouvement de mai 68 dans les facultés de médecine parisiennes*, thèse de doctorat en médecine, Université Paris Descartes, 1983. Sur les mouvements de contestation dans les hôpitaux, voir C. Chevandier, *L'hôpital dans la France du xxe siècle*, op. cit., p. 316-321.

19. La faculté de médecine de Paris n'a pas été la seule à avoir été confrontée à des mobilisations étudiantes. Les facultés de province ont pratiquement toutes été, à des titres divers, touchées par le mouvement. Dans plusieurs d'entre elles, des commissions composées à parts égales d'enseignants et d'étudiants ont été constituées,

de scènes déroutantes qui, davantage sans doute que la production au mois de juin d'un *Livre blanc des étudiants en médecine*, ont suscité l'indignation – mais aussi, sans doute *l'effroi* – des agents les plus attachés et les plus intéressés à la conservation de l'ordre universitaire. Dans ses mémoires, Paul Longin note ainsi :

> Les Hôpitaux ne sont pas épargnés, et dans notre petit Saint-Vincent-de-Paul cela se passe comme à Cochin ou à la Salpêtrière. Les patrons assurent avec leurs chefs de clinique, leurs internes et quelques externes (encore des « vrais » nommés au concours – au mérite !) la « continuité des soins ». Mais ils ne peuvent donner de cours, et sont conviés, sinon « convoqués » aux assemblées générales qui prendront parfois des allures de tribunal populaire. C'est ce que les révolutionnaires de mai appellent le « pouvoir étudiant ». [...] J'ai vu après de telles séances, les meilleurs des patrons sinon techniquement, mais des hommes de cœur, dévoués et jusque-là estimés de tous, s'interroger *avec angoisse* sur le bien-fondé des reproches qu'on leur jetait à la figure et sur la qualité de leur comportement. Plus d'un, et toujours parmi les meilleurs, *a failli craquer* et j'ai compris *pendant ce mois horrible* ce que pouvait être la « Révolution culturelle » et les gardes rouges, exemples pour nos étudiants devenus « Maoïstes[20] ».

---

comme à Strasbourg, Lille, Rennes, Nantes, Limoges, Poitiers ou Besançon. Cependant, la position prééminente qu'occupaient la faculté de médecine de Paris et les hôpitaux parisiens dans le milieu hospitalo-universitaire français en faisait des emblèmes reconnus du « pouvoir médical », dont la contestation était à même de susciter l'hostilité la plus forte parmi les enseignants les plus attachés à l'ordre institutionnel et l'attention la plus grande parmi les journalistes et les hommes politiques, à la recherche, dans une situation politique à l'évolution incertaine, de signes plus ou moins fiables attestant de la force ou de la faiblesse du mouvement.

20. Mémoires non publiées de Paul Longin (souligné par nous).

De telles scènes, qui prenaient parfois une tournure carnavalesque en renversant symboliquement les hiérarchies du pouvoir universitaire, remettaient ainsi en cause l'évidence naturelle de l'ordre institutionnel. Jean-Pierre Aubert évoque ainsi l'occupation de la salle du Conseil de la faculté de médecine de Paris, le 16 mai :

> Attendant de parler au nom du Comité d'Action, [un étudiant] vient au premier rang, demandant à un redoutable vieux professeur de chaire très décoré de se pousser pour lui laisser un peu de place. Comme celui-ci refuse, l'étudiant s'assied tout simplement sur ses genoux. Le professeur, grassouillet, est petit, et on ne le voit plus. Cela va durer jusqu'à ce que le doyen donne la parole à l'étudiant après avoir déclaré close la séance ordinaire, d'autant plus vite que les portes gémissent sous les coups redoublés de la masse des étudiants restés dehors[21].

« L'affaire Soulié », qui vit notamment un professeur de cardiologie réputé faire l'objet, en sa présence, d'un « procès » à l'issue duquel il fut destitué de sa chaire par des étudiants, en est un autre exemple[22]. L'interniste Pierre Godeau, médecin à l'hôpital Cochin en 1968, relate également cet épisode dans ses mémoires, bien qu'il n'y ait pas assisté directement[23]. La circulation des témoignages directs ou indirects rapportant de telles scènes durant la crise de mai 1968 n'a certainement pas peu contribué à la force de la contre-mobilisation des enseignants en médecine à partir de juin 1968.

---

21. J.-P. AUBERT, *Contribution à l'étude du mouvement de mai 68 dans les facultés de médecine parisiennes, op. cit.*, p. 79.

22. *Ibid.*, p. 111-121.

23. P. GODEAU, *Les héritiers d'Hippocrate. Mémoires d'un médecin du siècle*, Paris, Flammarion, 2000, p. 230-231.

L'« abolition » du concours de l'externat

La crise de 1968 a suscité une émotion profonde chez les médecins hospitalo-universitaires non seulement par son déroulement proprement dit, mais aussi par ses effets politiques. Elle conduit en effet les pouvoirs publics à engager plusieurs réformes, dont certaines visent directement l'enseignement médical. L'année préparatoire aux études médicales (le CPEM) est, conformément à une revendication défendue par les étudiants, de nouveau confiée aux facultés de médecine. Elle devient la première année du premier cycle des études médicales (PCEM1). Mais, surtout, le concours de l'externat est supprimé. Ce ne sont plus seulement les externes ayant réussi un concours, mais *l'ensemble des étudiants* qui devront avoir des fonctions hospitalières à partir de la quatrième année d'études. Confirmée par les ministres Edgar Faure et Maurice Schumann, chargés respectivement de l'Éducation nationale et des Affaires sociales, lors d'une réunion qui a lieu le 30 août 1968 à l'amphithéâtre Charcot de l'hôpital de la Salpêtrière en présence d'un public composé d'étudiants, d'enseignants et de divers représentants du corps médical, cette mesure suscite l'indignation d'une partie du corps hospitalo-universitaire :

> Depuis les premières grenades lacrymogènes boulevard Saint-Michel, l'agitation avait gagné toutes les facultés, y compris la faculté de Médecine dont je pensais au début du mouvement qu'elle se tiendrait à l'écart, les étudiants en médecine, de par leurs contacts hospitaliers avec les malades, étant plus matures que les autres. Quelle erreur ! Ils furent parmi les plus furieux et les premiers à abattre des pans entiers de l'édifice universitaire et à scier l'une des branches hospitalières essentielle à leur formation initiale, je veux parler du concours de l'externat. Je me souviens de la mémorable réunion au grand amphithéâtre de la Pitié-Salpêtrière, où Edgar Faure et Maurice Schumann vinrent annoncer [...] leur grande réforme : l'abolition du concours de l'externat – premier degré, jusqu'à ce jour, de la hiérarchie hospitalière. Désormais c'est

« l'externat pour tous ». Hurlements de joie, trépignements de pieds : c'était la première mesure égalitaire gagnée grâce à la contestation. Ce fut [...] notre première « nuit du 4 août », le premier des « privilèges » aboli. Mais ce que personne n'osa dire, ou ne put dire alors, c'est que ce « privilège » était celui des meilleurs. [...] *Vive l'externat pour tous*, c'est-à-dire pour personne[24].

Cette réaction est partagée par plusieurs représentants institutionnels du champ médical, comme l'Ordre des médecins, la Fédération hospitalière de France ou la Conférence des présidents de commissions médicales consultatives de CHU, également hostiles à la suppression du concours de l'externat. Cependant, les pouvoirs publics ne reviendront pas sur cette mesure. En effet, la mobilisation étudiante de mai 1968 a suscité, dans la presse d'information générale, un certain nombre d'articles sur la détérioration de la formation pratique des étudiants en médecine, reconnaissant le bien-fondé de certaines de leurs revendications. L'article du Dr Escoffier-Lambiotte, qui a tenu la rubrique médicale du *Monde* de 1956 à 1988, est probablement celui qui a eu le plus grand retentissement[25]. Dans un article s'étalant sur quatre colonnes dans *Le Monde* daté du 27 juin 1968, intitulé « Des structures, des moyens et des mœurs », elle écrit que

sur cent jeunes médecins français, quarante-six n'avaient jusqu'à présent jamais assuré la moindre responsabilité

---

24. Mémoires de P. Longin. Souligné dans le texte original.

25. Médecin et mariée à un chirurgien réputé, le Dr Escoffier-Lambiotte signait ses articles du titre de docteur et « avait une conception de l'information médicale qui supposait un haut degré d'information et d'analyse » (P. CHAMPAGNE, « Les transformations du journalisme scientifique et médical », dans M. MATHIEN [dir.], *Médias santé politique*, Paris, L'Harmattan, 1999, p. 59). Ses articles faisaient autorité et donnaient le ton de l'information médicale publiée dans la presse d'information générale.

hospitalière… Ou, comme le montre une étude récente, […] plus de la moitié des stagiaires parisiens de cinquième année n'ont jamais eu l'occasion de pratiquer les gestes médicaux élémentaires (prise de la tension artérielle, piqûre intramusculaire ou intraveineuse) !

Cité spontanément près de quarante années après par certains médecins que nous avons interviewés, cet article, comme ceux qui paraissent dans d'autres journaux au même moment, témoigne du fait que l'existence parallèle de deux circuits de formation des étudiants, dont l'un était critiqué comme laissant très peu de place à la formation pratique, est devenue très difficile à justifier une fois portée à la connaissance d'un public élargi par les journalistes. Très vite, les médecins opposés à la suppression du concours de l'externat ont compris qu'il leur serait impossible de faire revenir les pouvoirs publics sur une telle mesure. D'où leur revendication, au nom précisément de la nécessité d'assurer une bonne formation pratique aux étudiants, d'instituer un *numerus clausus* en début d'études médicales.

UN MÉTIER D'ÉLUS

En novembre 1968, les dirigeants parisiens du SAEM sont les premiers à affirmer publiquement, dans les colonnes du *Figaro*, que les étudiants en médecine sont trop nombreux. Le Conseil national de l'Ordre des médecins, composé également de médecins issus des fractions dominantes du champ médical, lui emboîte le pas, en publiant deux communiqués de presse en décembre 1968 et janvier 1969. Les événements de mai 1968 conduisent les dirigeants de ces deux organisations à voir dans le trop grand nombre d'étudiants en médecine un danger pour la préservation de l'ordre social. Plutôt que de mentionner les problèmes pratiques posés par la formation d'un nombre croissant d'étudiants, l'article du *Figaro* insiste sur le fait que l'institution d'un concours à l'entrée des facultés de médecine doit permettre d'« éviter de former des aigris » :

> Il y a dix ans, environ 60 % des étudiants commençant leurs études médicales arrivaient à la thèse. L'an dernier, il n'y en avait plus que 40 %. Donc la sélection a été de plus en plus sévère. En maintenant cette procédure [c'est-à-dire une sélection progressive par les examens] et cette proportion de 40 %, il faudrait admettre de 7 500 à 10 000 étudiants par an dont 60 % devraient abandonner ou être exclus… L'inconvénient est évident : on « sort » des chômeurs intellectuels chaque année[26].

L'ordre social serait fragilisé par l'absence de sélection à l'entrée des facultés, dans la mesure où elle favoriserait l'apparition de « chômeurs intellectuels » prédisposés à le contester. En outre, l'absence de concours d'entrée aux études médicales serait préjudiciable au prestige de la profession médicale elle-même, dans la mesure où l'accès à d'autres études présentées comme ayant une moindre importance pour la société est déjà subordonné au passage d'un concours :

> L'accès aux facultés de médecine est ouvert à tous les bacheliers, ce qui n'est pas le cas d'autres formations voisines comme les études vétérinaires auxquelles on accède par concours. Il est paradoxal qu'on soit plus exigeant sur les qualités de départ du médecin des animaux que sur celles du médecin des hommes[27].

Étant donné le fort accroissement du nombre de candidats au métier de médecin, il apparaît donc que l'institution d'un concours à l'entrée des facultés de médecine est seule à même de garantir la position qu'occupent les médecins dans le monde social par rapport à d'autres groupes professionnels.

---

26. *Le Figaro*, 5 novembre 1968.
27. *Ibid.*

L'Ordre l'affirme de manière encore plus explicite : pour le président d'un groupe de travail de l'Ordre sur les études médicales, ancien professeur de chirurgie à la faculté de médecine de Paris et membre de l'Académie nationale de médecine, la sélection est essentielle à « la sauvegarde de l'avenir et de la grandeur de la médecine française, à laquelle l'Ordre est très attaché[28] ». Pour le président de l'Ordre lui-même, l'institution d'un concours permettrait de rapprocher « le mode de recrutement de la faculté de médecine de celui des grandes écoles : Polytechnique ou Centrale[29] ». La « sélection » est considérée comme étant le seul moyen d'éviter la formation, redoutée, d'« une armée de médecins aux pieds nus[30] ». Paupérisés, ces médecins seraient en effet enclins à accepter une « étatisation de la médecine[31] », ce qui signifierait la fin de la médecine libérale à laquelle les dirigeants du SAEM et de l'Ordre sont profondément attachés[32].

Toutefois, l'argument selon lequel la formation d'un trop grand nombre de médecins pourrait à la fois fragiliser l'ordre social et déclasser la profession médicale est rapidement

---

28. *Bulletin de l'Ordre des médecins*, n° 3, septembre 1969.

29. Archives du ministère de l'Éducation nationale, CAC 19800491/17.

30. SAEM, *Médecine, enseignement, recherche : positions et propositions*, mai 1969, p. 56.

31. *Ibid.*, p. 17.

32. Cet attachement à la médecine libérale peut surprendre de la part de médecins hospitalo-universitaires, qui ont un statut de fonctionnaires. Rappelons que nombre d'entre eux n'ont abandonné qu'à contrecœur leur statut de praticien libéral pour le « temps plein » hospitalo-universitaire institué par la réforme Debré en 1958, et que cette dernière a maintenu la possibilité, pour ces médecins, de conserver une activité libérale restreinte en milieu hospitalier. Supprimé par le gouvernement socialiste de Pierre Mauroy en 1982, le « secteur privé » hospitalier a été restauré en 1986 à la faveur d'un changement de majorité et sous la pression du milieu hospitalo-universitaire, malgré les réticences du ministre chargé de la Santé à l'époque.

abandonné par les dirigeants du SAEM. L'abandon rapide de ce motif s'explique d'abord par le fait qu'il apparaît comme une justification politique et corporatiste, et non pas technique, à la « sélection ». Il est mobilisé au service d'arguments d'ordre général, *non spécifiques à la médecine*. Il rend par conséquent la « sélection » plus difficile à défendre politiquement, car la logique de l'argument voudrait qu'elle soit appliquée à d'autres filières universitaires, ce qui paraît alors irréalisable sur le plan politique. Or, ce qui importe aux dirigeants du SAEM, c'est avant tout que l'accès aux études médicales, et non à l'ensemble des disciplines universitaires, soit contingenté.

Les dirigeants du SAEM vont donc recourir à des arguments soulignant avant tout la spécificité de leur profession. Ils ne cessent de le souligner : « Nous avons un devoir : permettre aux Français d'être soignés et bien soignés. Nous sommes dépositaires de cette responsabilité pour l'avenir[33]. » La question de la « sélection » en début d'études médicales n'est pas qu'une question d'ordre universitaire : ce sont, à court terme, la tranquillité des malades hospitalisés et la qualité des soins hospitaliers qui sont en jeu et, à plus long terme, la santé de l'ensemble des Français qui est menacée. En effet, les études médicales consistent en « un enseignement professionnel », comprenant une part essentielle d'apprentissage pratique à l'hôpital. Cela justifie que, d'un point de vue « technique », les effectifs d'étudiants que peuvent accueillir les facultés de médecine soient proportionnés aux capacités de formation des hôpitaux. Dans la mesure où ces capacités d'accueil sont déjà « saturées », les effectifs d'étudiants en médecine doivent être limités :

> Le trop grand nombre des étudiants influence fâcheusement la qualité de l'enseignement. Il y a là un problème propre à la médecine, parce qu'une partie de son enseignement ne peut

---

33. Cité par *Le Figaro*, 5 novembre 1968.

être qu'une expérience vécue. [Or] le nombre des étudiants est devenu disproportionné par rapport à celui des malades hospitalisés. C'est là un facteur technique qui oblige à limiter d'urgence le nombre des étudiants, sous peine de voir se dégrader sans recours la base irremplaçable de l'enseignement de la médecine pratique[34].

Cependant, quand bien même tous les étudiants inscrits dans les facultés de médecine bénéficieraient de conditions de formation satisfaisantes, rien ne garantit, aux yeux des dirigeants du SAEM, qu'ils seront de « bons » médecins s'ils n'ont pas été sévèrement sélectionnés au début de leurs études. En effet, comme ils le soulignent dans leur opuscule de mai 1969, la médecine est « un métier aux exigences exceptionnelles[35] ». Il exige tout d'abord des qualités intellectuelles particulières :

> On ne saurait trop insister sur le fait qu'*un élément primordial de la vocation médicale doit être le désir et la capacité de l'assimilation* du maximum de connaissances utiles à l'exercice de la médecine, et ceci avant toute considération sentimentale ou métaphysique[36].

L'exercice de la médecine suppose également de grandes qualités morales, en raison « des responsabilités exceptionnelles » qui pèsent sur les praticiens[37]. Or, comme le souligne un autre membre du SAEM, élu doyen de la faculté de Cochin en février 1969, de telles qualités intellectuelles et morales seraient peu répandues :

---

34. B. Antoine, « Pourquoi la sélection des étudiants en médecine », *Le Figaro*, 30 juin 1971.

35. SAEM, *Médecine, enseignement, recherche : positions et propositions, op. cit.*, p. 4.

36. B. Antoine, « Quantité ou qualité médicale ? », *La Nation*, 14-15 novembre 1969. Souligné dans le texte original.

37. G. Milhaud (chef de service à l'hôpital Saint-Antoine, membre du noyau fondateur du SAEM), « Jusqu'où cette grève ira-t-elle ? », *La Nation*, 7-8 novembre 1969.

Voyez-vous, je reçois beaucoup d'étudiants, je bavarde avec eux. Chaque fois, je me pose la question : est-ce que je me laisserais soigner par eux ? Une fois sur trois peut-être, je peux répondre oui. La vérité, c'est que les qualités pour faire un médecin sont rares[38].

Autrement dit, très peu de postulants à l'exercice de la médecine auraient les qualités initiales requises pour devenir de bons médecins. Le SAEM ne défend donc pas un modèle éducatif conforme à l'idéal-type wébérien de l'éducation spécialisée, selon lequel *n'importe quel individu* peut, « même si c'est à des degrés différents[39] », être formé à l'exercice de telle ou telle tâche. Il ne défend pas non plus exclusivement un modèle d'éducation consistant à « éveiller » et à mettre à l'épreuve des capacités considérées comme préexistantes, comme des « dons[40] ». Dans la continuité de l'idéologie professionnelle construite par les médecins cliniciens à partir du milieu du xixe siècle[41], les dirigeants du SAEM défendent un modèle intermédiaire consistant bien en un apprentissage spécialisé par la prise graduelle de responsabilités hospitalières, mais dont seul un petit nombre d'« élus » possédant les qualités initiales requises saura tirer pleinement profit. Cela suppose donc que les futurs médecins soient soumis à des épreuves supposées attester de leurs hautes dispositions intellectuelles et morales et les distinguer du « troupeau », du « flot » ou de la « masse » des postulants, comme les concours de l'externat et de l'internat depuis le début du xixe siècle.

---

38. Propos cités par *L'Express*, 10-16 novembre 1968.
39. M. Weber, *Confucianisme et taoïsme*, Paris, Gallimard, 2000, p. 178.
40. *Ibid.*, p. 177.
41. H. Jamous, B. Peloille, « Professions or self-perpetuating systems ? Changes in the French university-hospital system », dans J. A. Jackson (dir.), *Professions and Professionalization*, Cambridge, Cambridge University Press, 1970, p. 109-152.

La conception de l'enseignement médical que défendent les dirigeants du SAEM présente ainsi trois conséquences importantes du point de vue du nombre d'étudiants pouvant être accueillis par les facultés de médecine. Tout d'abord, ceux-ci doivent être sélectionnés par concours au début de leurs études. Cette sélection doit ensuite être sévère, la « qualité » des futurs médecins étant inversement proportionnelle à leur « quantité ». Enfin, si la qualité des médecins dépend de la sévérité avec laquelle ils ont été sélectionnés, il s'ensuit qu'il n'y a pas de relation de cause à effet entre la densité médicale d'un pays et la santé de ses habitants. L'un des adhérents parisiens du SAEM écrit ainsi dans *Le Figaro* que « la qualité des médecins est un facteur de santé publique beaucoup plus important que leur nombre[42] ».

Néanmoins, si ces considérations justifient aux yeux des dirigeants du SAEM le principe d'un concours en début d'études, et même d'un concours très sélectif, elles ne permettent pas de dire à quel niveau précis il faut placer la barre. En outre, les médecins sont supposés être formés en vue de satisfaire les « besoins » de la population. Le problème est donc de parvenir à concilier ces différentes exigences. Demander à former moins de médecins que nécessaire, ce serait donner prise aux accusations de « corporatisme » ou de « malthusianisme ». En vue de les écarter, les dirigeants du SAEM recourent à des comparaisons internationales. Résumant l'exposé des porte-parole du SAEM prononcé à l'occasion d'une conférence de presse, un journaliste du quotidien *Combat* explique ainsi :

> D'après les calculs du SAEM, si l'on se base sur le taux de succès à Paris en 1968, plus de 15 000 étudiants [en médecine] sortiront diplômés en 1975 et 20 000 en 1977, contre 2 970 en 1969. Or, selon les chiffres de l'OMS [Organisation mondiale

---

42. B. Antoine, « Quantité ou qualité médicale ? », art. cité.

de la santé], les besoins prospectifs jusqu'en 1990 devraient être de 4 000 médecins nouveaux par an[43].

De même, voulant illustrer l'idée selon laquelle la santé de la population d'un pays ne dépend pas nécessairement de sa densité médicale, un membre du SAEM explique en juin 1971 :

> En cherchant des exemples dans d'autres pays, on constate que la densité médicale y est très diversifiée : celle de la Finlande, par exemple, atteint à peine le tiers de celle de l'URSS ; qui prétendrait, pourtant, que les Finlandais soient moins bien soignés que les Russes, alors que leur taux de mortalité infantile est un des plus bas du monde[44] ?

S'appuyant sur les données produites par l'OMS et mettant en avant des pays réputés pour le bon état de santé de leur population malgré (ou selon eux, grâce à) une faible densité médicale, les dirigeants du SAEM rejettent toute accusation de « malthusianisme ». Le nombre de médecins qu'ils estiment nécessaire de former (environ 4 000 par an, alors que 15 000 étudiants sont inscrits en deuxième année de médecine en 1968-1969) reste supérieur au nombre de docteurs sortant annuellement des facultés de médecine à la fin des années 1960. Affirmant leur volonté d'inscrire leurs revendications dans l'esprit de la réforme Debré, ils vont jusqu'à prendre leur parti de la suppression du concours de l'externat, qui devient leur meilleur argument en faveur de la « sélection » :

> SI RIEN N'EST DÉCIDÉ, L'ENSEIGNEMENT SERA IMPOSSIBLE ET LES FONCTIONS HOSPITALIÈRES POUR TOUS DEVIENDRONT DES FONCTIONS HOSPITALIÈRES POUR PERSONNE.

---

43. *Combat*, 11 juillet 1969.
44. B. ANTOINE, « Pourquoi la sélection des étudiants en médecine », art. cité.

Les responsables de l'Éducation nationale et des Affaires sociales veulent-ils que Réforme devienne synonyme de Régression ? Nous attendons la réponse[45].

Les revendications du SAEM en faveur d'un concours à l'entrée des facultés de médecine ont été soutenues non seulement par l'Ordre des médecins, comme nous l'avons vu, mais également par des organisations représentant le milieu hospitalier. La Fédération hospitalière de France (FHF), qui représente les directeurs et les administrateurs des hôpitaux publics[46], et le Syndicat national des médecins, chirurgiens et spécialistes des hôpitaux publics[47] redoutent en effet que la présence d'un trop grand nombre d'étudiants dans leurs établissements ne vienne gêner les malades et ne fasse fuir une partie de leur clientèle au profit de l'hospitalisation privée. Le président de la FHF conclut ainsi une allocution prononcée lors du congrès de l'Union hospitalière de la région parisienne, en octobre 1968 :

> Ne retournons pas [...] à l'hôpital du pauvre, à travers précisément cette notion d'enseignement généralisé.
> Je dis : « à l'hôpital du pauvre » parce que la finalité de l'hôpital, ce n'est pas l'enseignement, ce sont les soins et c'est le malade. Il est évident que si les hôpitaux sont envahis par les étudiants, seuls viendront à l'hôpital les malades qui ne pourront pas faire autrement, et nous recréerons, je le répète, l'hôpital du pauvre. (*Applaudissements*[48].)

---

45. SAEM, *Médecine, enseignement, recherche : positions et propositions*, *op. cit.*, p. 21. Souligné et en majuscules dans le texte original.

46. Fondée en 1924, la FHF est une organisation puissante, tant par les ressources matérielles dont elle dispose, que par le fait qu'elle compte, parmi ses administrateurs, des hommes politiques de premier plan, au niveau local ou national.

47. Créé en 1937, ce syndicat revendiquait 4 000 adhérents à jour de leur cotisation en 1966, soit environ 80 % des médecins hospitaliers (*La médecine hospitalière*, n° 6, mars 1966).

48. *La revue hospitalière de France*, n° 216, décembre 1968.

Ainsi, moins préoccupée par la question de la formation des étudiants que par la concurrence des cliniques privées et les risques de *déclassement* des hôpitaux publics, la FHF demande que les pouvoirs publics prennent des mesures permettant de limiter les effectifs des étudiants.

Cette crainte du déclassement se retrouve parmi les dirigeants anticonventionnistes de la FMF, qui prennent également fait et cause pour une « sélection éclairée » afin de « sauver la médecine libérale » et de permettre aux médecins de conserver leur statut[49]. Dans un article paru dans le bulletin de la FMF (Fédération des médecins de France), un chirurgien, également président du Conseil départemental de l'Ordre du Loir-et-Cher, écrit ainsi :

> En 1976, le nombre actuel des médecins aura doublé. En 1985, il aura triplé. [...] Il y a longtemps que le médecin n'est plus un seigneur. [...] De nos jours il est encore pour le public un personnage respecté. Il faut que demain, il devienne un commis, qui prendra place entre le dépanneur de télévision et le plombier. Il est normal que le nombre d'entrées à Polytechnique, à l'ENA et à l'École vétérinaire d'Alfort soit limité, car il s'agit de soigner des machines, des contribuables et des bestiaux. Mais pour soigner des hommes, des femmes et des enfants, cela a beaucoup moins d'importance[50].

La position défendue par la FMF est particulièrement intéressante : en effet, à cette époque, ses dirigeants et ses adhérents font partie des médecins libéraux qui, tant par leurs titres que par leur clientèle, disposent des meilleures situations. Le soutien que la FMF apporte au SAEM et à l'Ordre des médecins témoigne bien du fait que la revendication de la « sélection » est avant tout le fait de médecins occupant des positions élevées dans le champ médical. À l'inverse, les organisations professionnelles qui

---

49. D'après un éditorial du président de la FMF, *La médecine humaine et sociale*, n° 4, janvier 1972.

50. *Ibid.*, n° 2, février 1970.

représentent des médecins qui occupent des positions plus basses prennent plutôt parti contre le *numerus clausus*. Le SNESUP, qui regroupe des enseignants occupant des positions dominées dans les facultés de médecine, et la CSMF, pro-conventionniste, y sont tous deux défavorables. Examinant le rapport rédigé par un groupe de travail ministériel sur les études médicales, les membres de la « commission de formation professionnelle » de la CSMF réagissent, en 1969, de la manière suivante :

> Les Conseillers confédéraux ont trouvé choquant que la réforme puisse se teinter de malthusianisme, alors que les études démographiques et sociologiques démontrent la pénurie des médecins et la surcharge des heures de travail des praticiens. Certes, les capacités d'accueil des étudiants sont actuellement débordées par l'afflux des jeunes issus de l'enseignement secondaire en 1967-1968. Ceci est principalement dû à l'insuffisance des structures hospitalo-universitaires et au « bourrelet inflammatoire » correspondant à la poussée démographique des années d'après guerre. L'université n'a pas à sanctionner cette situation par une sélection arbitraire[51].

La CSMF va même jusqu'à soutenir publiquement certaines revendications des étudiants mobilisés en mai 1968. Dans un communiqué diffusé le 21 mai 1968, elle demande ainsi « une réforme de l'enseignement universitaire et post-universitaire qui crée enfin et maintienne des rapports confraternels constants entre Étudiants, Praticiens et Enseignants[52] ». En effet, contrairement à la FMF et à l'Ordre – qu'elle accuse de défendre uniquement les intérêts des élites de la profession et non ceux des simples praticiens –, elle dénonce depuis plusieurs années la « pénurie médicale », présentée comme la cause d'une détérioration des conditions de travail des médecins libéraux. Autrement dit, arguant d'un contexte

---

51. *Le médecin de France*, n° 278, juin-juillet 1969.
52. *Ibid.*, n° 269, novembre 1968.

économique favorable, les dirigeants de la CSMF affirment qu'au lieu de favoriser une disparition de la médecine libérale, comme le soutiennent l'Ordre et la FMF, l'accroissement démographique du corps médical est la condition de sa survie, puisqu'il doit permettre, par une diminution de la charge de travail, de la rendre plus attractive. Mais en défendant l'idée que, comme les cadres, les médecins doivent pouvoir se reposer les week-ends et avoir « le droit de vivre pour eux et leur famille[53] », ils tendent, en remettant en cause le modèle de la vocation et du dévouement sur lequel repose en partie le prestige de la profession médicale, à *banaliser* les qualités morales requises pour l'exercer, ce que n'acceptent pas les dirigeants de la FMF, de l'Ordre et du SAEM, soucieux au contraire de défendre la *spécificité* de l'exercice de la médecine, qui nécessiterait des qualités intellectuelles et morales particulières. Les dirigeants de la CSMF sont néanmoins divisés sur cette question, ce qui explique sans doute pourquoi ils se bornent à se démarquer des prises de position tenues par l'Ordre, la FMF ou le SAEM, sans chercher à agir davantage auprès des pouvoirs publics.

*

On peut douter, à la suite des travaux de Louis Gruel et de Boris Gobille, que la hantise du déclassement social ait été l'un des principaux moteurs du mouvement de mai-juin 1968 parmi les étudiants et les enseignants contestataires[54]. Dans les facultés de médecine, les étudiants mobilisés ne s'inquiétaient sans doute guère au sujet de leur avenir professionnel, dans un contexte où l'on soulignait, depuis

---

53. *Ibid*, n° 278, juin-juillet 1969.
54. L. Gruel, *La rébellion de 68. Une relecture sociologique*, Rennes, Presses universitaires de Rennes, 2004 ; B. Gobille, « Mai-juin 68 : crise du consentement et ruptures d'allégeances », dans D. Damamme *et al.* (dir.), *Mai-juin 68*, Paris, Les Éditions de l'Atelier/Éditions ouvrières, 2008 p. 15-31.

plusieurs années, le manque de praticiens et la surcharge de travail des médecins libéraux. Tout comme les dirigeants de la CSMF, ils n'avaient aucune raison de penser que l'assurance maladie ne pourrait pas continuer à financer l'expansion du système de santé.

En revanche, le motif du déclassement a été au cœur de la mobilisation engagée par le SAEM et ses alliés pour que soit institué un *numerus clausus* au début des études de médecine. Pour ceux-ci, les événements de mai 68 ont constitué une démonstration *in vivo* du danger que les déclassés, les « aigris » font peser sur l'ordre social. En outre, le fort accroissement du nombre d'étudiants inscrits dans les facultés de médecine faisait peser, à moyen terme, le risque d'un déclassement durable de la profession médicale : faute de réussir à s'installer dans le secteur libéral à l'issue de leurs études, ces futurs médecins pourraient être amenés à contester le principe même du libéralisme médical, et ainsi précipiter la médecine tout entière dans la voie de la « fonctionnarisation ».

Les mobiles économiques n'ont donc pas été, loin s'en faut, au cœur des préoccupations des acteurs qui se sont mobilisés pour que soit institué un concours à l'entrée des facultés de médecine. Pour eux, le *numerus clausus* devait avant tout contribuer à restaurer l'ordre au sein des facultés de médecine et à maintenir intact le prestige de la profession médicale. Ce prestige reposait notamment sur la réputation de difficulté des études médicales, que seuls pouvaient suivre un petit nombre d'« élus », et sur le caractère principalement libéral de l'exercice de la médecine. Permettre à un trop grand nombre d'étudiants de faire des études médicales, c'était risquer que la pratique de la médecine ne finisse par se banaliser et cesse d'être un métier réservé à des « élus ».

CHAPITRE 3

L'INSTITUTION

DU *NUMERUS CLAUSUS* DE MÉDECINE

« Un visiteur médical, 35 ans environ, m'est adressé par le ministre. Ses activités l'avaient conduit d'abord à l'étranger, puis il avait exercé plusieurs métiers en France avant de devenir vers 32 ans visiteur médical, profession qu'il exerçait brillamment. "Je viens, me dit-il, faire établir une réglementation de la profession." Puis il me sortit tout un schéma d'organisation avec série d'examens, monopole d'exercice, etc. Après l'avoir écouté, je lui dis gentiment : "En somme, vous venez me demander d'établir une réglementation qui vous aurait empêché de rentrer dans cette profession si elle avait été publiée quelques années plus tôt. Qu'auriez-vous pensé alors ? Pourquoi voulez-vous que soit opposée à d'autres une réglementation à laquelle vous ne vous êtes pas heurté vous-même ?" L'homme n'a pas insisté[1]. »

Dans les mois et les années qui suivent immédiatement la crise de mai-juin 1968, les « questions universitaires » constituent des questions extrêmement sensibles pour les

---

1. D'après P. CHARBONNEAU (membre du cabinet du ministre chargé de la Santé de 1969 à 1970, puis directeur général de la santé de 1970 à 1977), *Combat pour la santé. Une politique vécue*, Paris, Éditions médicales et universitaires, 1976, p. 71.

gouvernants. Ils craignent que toute maladresse dans ce domaine ne provoque un nouveau « Mai 68 ». Or, de toutes les mesures qui pourraient alimenter « l'agitation » dans les universités, ce sont celles qui viseraient à restreindre l'accès des bacheliers à l'enseignement supérieur qui sont les plus redoutées.

En lançant le débat sur la « sélection » dans les facultés de médecine quelques mois à peine après les événements de mai-juin 1968, les partisans d'un *numerus clausus* en début d'études médicales suscitent des prises de position contrastées au niveau de la sphère politico-administrative. Certains dirigeants politiques et départements ministériels y sont hostiles, ou cherchent du moins à temporiser. D'autres, au contraire, vont défendre ardemment une telle mesure, en faisant valoir des considérations touchant à la fois à la santé des Français et à la maîtrise des dépenses publiques.

Un peu plus de trois ans après les événements de mai-juin 1968, ces luttes au sein même de l'État aboutissent à l'institution d'un *numerus clausus* en fin de première année d'études de médecine. Cela constitue, incontestablement, un succès important pour le Syndicat autonome des enseignants de médecine et pour tous ceux qui se sont mobilisés dans ce but. Néanmoins, ce *numerus clausus* qui ne dit pas encore son nom ne correspond pas exactement à ce qu'ils espéraient. Ce sont plus de 9 000 étudiants qui sont admis en deuxième année de médecine en 1972 et les années suivantes, alors que les partisans du *numerus clausus* estimaient qu'il ne fallait en accueillir que 4 000 par an, voire moins encore.

Le *numerus clausus* de médecine tel qu'il a été institué par la loi du 12 juillet 1971 a donc constitué une solution de compromis entre des forces contradictoires. La forme qu'a revêtue ce compromis a sans doute fortement contribué à limiter les oppositions que ne pouvait pas manquer de susciter une telle mesure. Mais elle a eu également des effets majeurs sur l'évolution démographique du corps médical, dont les effectifs vont doubler entre le milieu des années 1970 et le début des années 1990.

RÉFORMER LES ÉTUDES MÉDICALES

Dès le mois de juillet 1968, les dirigeants du SAEM ont tenté de convaincre les pouvoirs publics d'instituer un *numerus clausus* en début d'études médicales. Mais le gouvernement cherche avant tout à ramener l'ordre dans les universités, et toute mesure susceptible de nourrir des contestations étudiantes est exclue. Appelé au gouvernement en juillet 1968 pour mener à bien cette mission, Edgar Faure s'est ostensiblement opposé à l'institution de toute forme de « sélection » à l'entrée des universités lors des discussions autour de la loi d'orientation de l'enseignement supérieur, qu'il réussit à faire adopter en novembre 1968. Satisfaisant certaines revendications des étudiants et enseignants mobilisés en mai et juin 1968, cette loi maintient le droit pour tout bachelier de s'inscrire dans un établissement universitaire.

Pour le gouvernement, la question de la sélection en médecine n'est donc pas à l'ordre du jour – même si certaines administrations commencent à militer en ce sens, comme la Direction du Budget, qui estime que l'octroi de fonctions hospitalières *rémunérées* à l'ensemble des étudiants en médecine à partir de leur quatrième année d'études, décidé en décembre 1968, implique nécessairement un « système de sélection[2] ». La question est reposée dans le cadre d'une réflexion plus large sur les études médicales, engagée au même moment.

---

2. Compte rendu d'une réunion interministérielle sur les fonctions hospitalières des étudiants, 4 décembre 1968 (CAC 19880003/41).

Les projets de directives européennes

Dès août 1968, les pouvoirs publics ont annoncé, nous l'avons vu, deux importantes réformes touchant l'organisation des études médicales : la médicalisation du certificat préparatoire aux études médicales (CPEM), qui devient la première année du premier cycle des études médicales (PCEM1), et la suppression du concours de l'externat. De ces deux réformes, c'est la seconde qui est porteuse des bouleversements les plus importants, puisque sa mise en œuvre suppose de pouvoir garantir des fonctions hospitalières à l'ensemble des étudiants en médecine à partir de leur troisième année d'études. Avant mai 1968, certaines facultés de médecine rencontraient déjà d'importantes difficultés pour organiser les stages hospitaliers des étudiants non externes dans des conditions convenables. L'attribution de fonctions hospitalières en principe similaires à celles des anciens externes sélectionnés par concours à tous les étudiants en médecine à partir de la troisième année d'études pose donc des difficultés encore plus grandes, d'autant plus que le nombre de bacheliers s'engageant dans des études médicales continue à progresser.

En outre, la suppression du concours de l'externat appelle également une réforme de l'internat des CHU. En effet, jusqu'en mai 1968, seuls les externes pouvaient passer les concours d'internat des CHU. Avec la disparition de l'externat, ce sont désormais tous les étudiants en médecine qui, à partir d'un certain niveau d'études, pourront se présenter à ces concours. Cette évolution va rendre plus difficile l'organisation matérielle des concours, qui comportent des oraux. Mais elle conduit également à questionner la place de l'internat des CHU dans la sélection des futures élites médicales, celui-ci devenant le premier palier – et non plus le second – de ce processus de sélection. À titre provisoire, les non-externes sont autorisés à se présenter, sous certaines conditions, aux concours d'internat des CHU à partir de 1969.

Par ailleurs, depuis le début des années 1960, des discussions se sont engagées au niveau de la Communauté économique européenne (CEE) sur l'harmonisation des formations dispensées aux médecins en Europe, de manière à ce qu'ils puissent exercer dans n'importe quel État membre, comme le prévoit le traité de Rome signé en 1957. Créé en 1959, le Comité permanent des médecins de la CEE, à l'intérieur duquel les médecins français sont représentés par la CSMF et l'Ordre des médecins, entreprend de préparer les directives permettant une reconnaissance mutuelle des diplômes médicaux en concertation étroite avec la Commission européenne. En 1967, un premier projet de directive, qui visait à réglementer en détail les cursus suivis par les étudiants en médecine, est abandonné. La Commission européenne et le Comité permanent des médecins de la CEE s'accordent pour que l'harmonisation des diplômes se fasse sur la base de normes minimales, compte tenu de la similitude des formations dispensées dans les États membres. Ces discussions conduisent le Conseil de la CEE à proposer de nouveaux projets de directives en mars 1969. Ces textes contiennent des dispositions relatives à la formation des spécialistes qui mettent directement en cause l'internat des CHU et le système des certificats d'études spéciales (CES) – qui, nous l'avons vu dans le premier chapitre, constituent en France deux voies distinctes pour accéder au titre de spécialiste. En effet, d'après les projets de directives, les formations conduisant au titre de spécialiste doivent satisfaire à quatre conditions : (1) comporter un enseignement à la fois théorique et pratique, (2) être effectuées à temps plein, (3) dans des services d'hôpitaux universitaires, et (4) avec des responsabilités médicales effectives[3]. Or, ni l'internat des CHU ni les formations dispensées aux étudiants de CES ne satisfont *l'ensemble* de ces conditions. En outre, en affirmant que tous

---

3. *Journal officiel des Communautés européennes*, n° C54, 28 avril 1969.

les futurs spécialistes doivent bénéficier de responsabilités hospitalières semblables à celles des internes de CHU en France, les projets de directives européennes soulèvent la question du contingentement de l'accès aux spécialités, puisque le nombre de spécialistes pouvant être ainsi formés dans les hôpitaux est conditionné par la structure existante des services hospitaliers.

Bien que ces projets de directives ne soient adoptés par le Conseil européen qu'en mars 1969, leurs grandes lignes étaient déjà fixées depuis plusieurs mois. À l'automne 1968, le contenu des avant-projets de directives est parfaitement connu des administrations françaises et des principales organisations professionnelles du corps médical. Même si des incertitudes subsistent sur le moment où ces directives seront promulguées, leur adoption à moyenne échéance ne fait l'objet d'aucun doute.

Or, bien avant les événements de mai 1968 et la mise en circulation des nouveaux projets de directives européennes, les concours d'internat et le système des CES étaient l'objet de multiples insatisfactions. Plusieurs tentatives visant à réformer les concours d'internat ont échoué dans les années 1960. Les critiques adressées à l'internat des CHU sont de quatre ordres. Elles portent, en premier lieu, sur l'organisation et le contenu des épreuves. Les concours d'internat, organisés par les CHU, sélectionnent les lauréats sur la base d'épreuves dont le contenu est totalement disjoint des enseignements universitaires, ce qui incite les candidats à déserter les bancs des facultés et à leur préférer des préparations privées. En outre, les concours comprennent des oraux, accusés de favoriser les compétences rhétoriques des candidats au détriment de leurs compétences proprement techniques, et de laisser trop de place à la subjectivité des membres des jurys. Dans un contexte marqué par une évolution rapide des connaissances, la formation théorique des internes apparaît d'autant plus insuffisante qu'ils sont souvent dispensés de passer les examens de CES grâce à l'obtention d'équivalences. En second lieu, les choix de spécialisation des internes sont faiblement régulés. La majorité des internes des CHU choisissent la chirurgie générale, au détriment d'autres disciplines cliniques (comme l'anesthésie ou l'obstétrique, pour lesquelles les hôpitaux peinent à recruter) et, surtout, des disciplines biologiques. En troisième lieu, l'existence de plusieurs types d'internat (principalement l'internat des CHU et celui des hôpitaux de seconde catégorie, rebaptisé « internat des régions sanitaires » dans les années 1960) est source de confusion sur la valeur du titre d'ancien interne auprès de la clientèle. Enfin, un dernier ensemble de critiques porte sur la fonction de l'internat des CHU. Sa vocation initiale était de sélectionner les futurs médecins hospitaliers. Or, avec la progression du nombre de postes ouverts aux concours d'internat des CHU, passé de 313 à 681 entre 1955 et 1968, la proportion d'internes accédant à une carrière hospitalière, et plus encore hospitalo-universitaire, tend à se réduire. Par ailleurs, de plus en plus d'internes choisissent de se former à une spécialité et demandent des équivalences de CES. Dès lors, l'internat sert toujours davantage à former des spécialistes qui exerceront en ville, où ils subissent la concurrence des spécialistes passés par la filière des CES. À l'exception de quelques CES, qui comportent des examens probatoires en fin de première année, l'accès à ces formations est faiblement contingenté.

Ce dernier point est crucial. En effet, le nombre de médecins se formant à une spécialité par les CES, sans passer par l'internat des CHU, a fortement augmenté dans les années 1960. Entre 1965 et 1971, le nombre de CES délivrés par les facultés de médecine (hors équivalences) est passé de 1 009 à 1 560 pour les disciplines cliniques (hors psychiatrie) et de 382 à 1 025 pour les disciplines biologiques. Cette évolution s'accompagne d'une valorisation croissante de la spécialisation à l'intérieur et à l'extérieur du corps médical, au point qu'elle constitue un principe de plus en plus puissant de structuration et de hiérarchisation de la profession, au détriment des titres hospitaliers. Cette évolution permet de comprendre que des associations d'internes ou d'anciens internes et des médecins hospitalo-universitaires expriment alors le sentiment d'une dévalorisation de l'internat des CHU. En décembre 1968, le président du Syndicat autonome des internes en exercice constate ainsi :

> Depuis des années, dans l'indifférence, on crée sans passer par l'Internat des spécialistes que l'on considère comme des médecins au-dessus de la moyenne et celui qui avait pris la voie difficile de l'internat se retrouve strictement à égalité dans le privé, avec un spécialiste formé à la va-vite. Or, il y a actuellement vingt-six certificats d'études spéciales à la Faculté et neuf attestations, certificats ou diplômes et il n'y a aucune raison que cette progression s'arrête[4].

Le succès des CES alimente plusieurs critiques à leur égard : la formation pratique des étudiants serait très inégale d'une faculté ou d'un CES à l'autre ; les étudiants plébisciteraient certaines spécialités et en délaisseraient d'autres, pour lesquelles les « besoins » en praticiens seraient plus importants ; enfin, plus globalement, trop d'étudiants chercheraient à se spécialiser. Cette évolution menacerait non seulement la position des anciens internes, mais également celle des médecins généralistes (dont certains sont d'anciens internes de CHU), qui verraient leur territoire se réduire, et leur métier se dévaloriser.

Les insatisfactions multiples que suscitent les concours d'internat et le système des CES conduisent ainsi les partisans d'une réforme à se saisir des bouleversements induits par la crise de mai-juin 1968 dans les facultés de médecine et des projets de directives communautaires pour proposer une refonte complète des études médicales en France.

---

4. *L'Internat de Paris*, n° 121, 1968.

Le travail des commissions

En décembre 1968, les ministres des Affaires sociales et de l'Éducation nationale confient à Maurice Tubiana et Marcel Legrain, tous deux membres du cabinet d'Edgar Faure et professeurs de médecine à Paris, le soin de constituer quatre groupes de travail portant respectivement sur le premier cycle des études médicales, le second cycle, le troisième cycle (internat et spécialités) et les carrières hospitalo-universitaires. Composés presque exclusivement de médecins hospitalo-universitaires, majoritairement issus des facultés de médecine parisiennes et des grandes facultés de province, ces groupes de travail se réunissent entre janvier et mars 1969.

Très dense, le rapport remis par Maurice Tubiana et Marcel Legrain ne porte pas seulement sur le contenu des études médicales et sur les carrières hospitalo-universitaires[5]. Il aborde également la question de la régulation démographique des étudiants en médecine. La limitation du nombre des étudiants en médecine est présentée comme une nécessité évidente : « Le nombre de malades étant limité dans les hôpitaux, il est impossible d'y éduquer de façon satisfaisante un nombre illimité d'étudiants[6]. » Cette question a fait l'objet d'un « consensus général[7] » au sein du groupe de travail sur le premier cycle. Toute la question est de savoir comment procéder à une telle limitation. Sur ce point, les membres du groupe formulent un principe important :

---

5. Le rapport n'a pas été publié officiellement. Son contenu a en revanche été intégralement reproduit en quatre volets par l'hebdomadaire *Le Concours médical* en octobre 1969, auquel nous renvoyons pour les citations qui suivent.

6. « Rapport du groupe de travail "Éducation nationale-Affaires sociales" sur la réforme des études médicales », *Le Concours médical*, vol. 91, n° 40, octobre 1969, p. 7007.

7. Compte rendu manuscrit d'une réunion du groupe de travail sur le premier cycle, février 1969, CAC 19780556/1.

Nous n'envisagerons dans cette note que cette question [celle de la qualité de la formation] et ne considérerons pas une limitation du nombre des étudiants ayant pour but de proportionner le nombre de thèses avec les besoins du pays en médecins. Cet autre problème n'est pas spécifique des études médicales, il se pose également dans d'autres disciplines et ne peut se résoudre que dans le cadre d'un réexamen du rôle et de la place de l'enseignement supérieur et des moyens propres à en démocratiser l'accès[8].

Le groupe de travail envisage donc un concours justifié uniquement *par des raisons pédagogiques, spécifiques à la médecine*. Une sélection ayant lieu immédiatement après le baccalauréat est politiquement exclue. La majorité du groupe penche pour un concours qui aurait lieu en fin de première année d'études, certains préférant toutefois qu'il soit organisé en fin de deuxième année, afin de préserver la cohérence du premier cycle. Le concours proposé ne viserait pas à sélectionner davantage les étudiants qu'ils ne le sont déjà au cours des deux premières années d'études (70 % d'entre eux étant déjà éliminés par les examens avant d'arriver en troisième année). Il viserait simplement à concentrer la sélection en fin de première année, de manière à ce que l'enseignement médical puisse être assuré dans de bonnes conditions dès la deuxième année. Au total, ce sont des promotions de 6 000 étudiants qui pourraient être accueillies chaque année dans les CHU. Les membres du groupe ne proposent donc pas de réduire drastiquement le nombre d'étudiants autorisés à poursuivre des études, contrairement à ce que demandent l'Ordre des médecins et le SAEM ; prenant davantage en compte les difficultés politiques que poserait la mise en place d'un tel concours, ils préconisent de stabiliser le nombre d'étudiants inscrits

---

8. « Rapport du groupe de travail "Éducation nationale-Affaires sociales"… », art. cité, p. 7007.

au-delà de la deuxième année d'études médicales, sans chercher à le réduire.

Concernant l'internat et les spécialités, le groupe de travail propose de faire de l'internat la « voie unique » de recrutement des spécialistes. Ce dernier se ferait en deux étapes : une admissibilité sur la base d'une épreuve obligatoire nationale organisée en fin de deuxième cycle afin de favoriser l'assiduité des étudiants aux enseignements universitaires ; puis une admission suite à des concours organisés au niveau interrégional par « section ». Ces sections seraient au nombre de trois : médecine, biologie et psychiatrie. Il s'agirait donc simplement d'accoler à l'internat des CHU et à l'internat de psychiatrie un nouvel internat, celui de biologie. Cependant, le groupe de travail exprime sa préférence pour un dispositif où la section « médecine » de l'internat comprendrait plusieurs « options », comme la chirurgie, la pédiatrie, la radiologie, l'anesthésie, la réanimation, l'oto-rhino-laryngologie (ORL), l'ophtalmologie et la stomatologie. Les candidats admissibles auraient la possibilité de présenter deux options différentes. Cela signifierait donc qu'il n'y aurait pas, au niveau de chaque interrégion, un seul et même concours d'internat avec un classement unique, mais plusieurs concours (avec des épreuves communes) avec un classement pour chaque option. Pour le groupe de travail, « cette formule a le mérite [...] d'assurer en partie la sélection par le volontariat, de préférence au rang de concours[9] », et donc d'éviter au maximum les choix de spécialisation par dépit.

Par ailleurs, la réforme proposée prévoit que les futurs internes suivront un enseignement théorique durant les deux premières années de l'internat, et qu'ils devront être soumis à un contrôle des connaissances, comme le prévoient les projets de directives européennes.

---

9. « Rapport du groupe de travail "Éducation nationale-Affaires sociales"... », *Le Concours médical*, vol. 91, n° 42, p. 7500.

Une telle réforme de l'internat aurait trois conséquences importantes. Elle conduirait tout d'abord à faire disparaître les CES comme voie parallèle permettant de se spécialiser, puisque seuls les internes pourraient se former à une spécialité. Elle aboutirait ensuite à une disparition de l'internat des régions sanitaires, puisque les internes seraient principalement formés dans les CHU. Pour compenser la disparition des internes des régions sanitaires dans les hôpitaux non universitaires, il est prévu que les futurs internes y fassent un ou deux semestres de stage, et que les futurs généralistes y fassent leur formation pratique, la durée du stage interné de fin d'études devant passer d'un an à deux ans. Enfin et surtout, cette réforme impliquerait un contingentement strict de l'accès aux spécialités correspondant à une « section » ou à une « option ». Elle conduirait donc les pouvoirs publics à définir *des quotas pour les formations spécialisées*.

Examinant la faisabilité technique d'une telle réforme, le groupe de travail part de l'hypothèse que sur des promotions annuelles de 6 000 étudiants, seuls 30 % devraient pouvoir se former à une spécialité – pourcentage qui correspond à la part que représentent alors les spécialistes à l'intérieur du corps médical. Il s'agit donc bien, pour les membres du groupe, de freiner l'expansion démographique de la médecine spécialisée en stabilisant son poids à l'intérieur de la profession médicale.

Les ministères de l'Éducation nationale et des Affaires sociales ont adressé des copies du rapport des groupes de travail à l'ensemble des doyens des facultés de médecine et à diverses organisations professionnelles. Parmi les réponses conservées dans les archives des ministères, aucune ne conteste le principe d'une limitation du nombre d'étudiants en médecine en début d'études. Les débats se concentrent sur la réforme de l'internat, porteuse d'importants bouleversements quant à la structuration interne du corps médical.

Malgré sa prudence sur la question de la sélection en début d'études médicales, le rapport reste lettre morte. Le ministre de l'Éducation nationale, Edgar Faure, est hostile à toute mesure allant à l'encontre de la démocratisation de l'accès à l'enseignement supérieur, qu'il appelle de ses vœux, et n'éprouve guère de sympathie pour les revendications conduisant à réserver l'accès au savoir à une petite élite[10]. Lors des débats relatifs à la loi d'orientation de l'enseignement supérieur, il s'est en outre publiquement engagé à ne pas prendre de mesure restreignant l'accès des bacheliers aux études universitaires. Tout au plus accepte-t-il de signer, en février 1969, un décret autorisant les facultés de médecine manquant de places de stage à ne pas attribuer de fonctions hospitalières aux étudiants de troisième année. Cette mesure permet de réduire temporairement la pression pesant sur les responsables hospitalo-universitaires. Mais il faudra attendre la formation d'un nouveau gouvernement, en juin 1969, pour que des mesures soient élaborées pour limiter formellement le nombre d'étudiants en médecine.

UNE QUESTION SENSIBLE

Le contexte politique évolue dans un sens favorable aux partisans de la sélection en médecine avec l'élection de Georges Pompidou à la présidence de la République le 15 juin 1969 et la formation du gouvernement de Jacques Chaban-Delmas le 20 juin. Edgar Faure, qui s'était engagé publiquement à ne pas instituer de « sélection » dans les universités, quitte le ministère de l'Education nationale. Il est remplacé par Olivier Guichard, qui n'a jamais pris un tel engagement. En outre, contrairement au gouvernement précédent, dont aucun membre n'était chargé nommément de la santé, celui de Jacques Chaban-Delmas comprend un ministre de la Santé publique et de la Sécurité sociale.

---

10. Voir E. FAURE, *Ce que je crois*, Paris, Grasset, 1971, p. 95-96.

Ce poste échoit à un homme doté d'un capital politique important : Robert Boulin, ministre de l'Agriculture sous le gouvernement précédent, et membre de tous les gouvernements depuis 1961. Avec sa nomination comme ministre de la Santé, les partisans d'un *numerus clausus* en médecine peuvent espérer bénéficier d'un puissant relais au sein du gouvernement.

Le SAEM, qui a remporté une importante victoire aux élections universitaires de février 1969, s'efforce de tirer parti très vite de cette nouvelle configuration politique. Ses dirigeants se mobilisent pour faire entrer un des leurs au cabinet de Robert Boulin – ce qu'ils réussissent à faire en jouant des liens personnels de l'un d'entre eux avec le directeur de cabinet du ministre. Jean-Claude Job, présenté dans les mémoires de Paul Longin comme l'un des principaux auteurs de l'opuscule *Médecine, enseignement, recherche : positions et propositions* du SAEM, entre ainsi au cabinet du ministre de la Santé. C'est lui qui y sera chargé du dossier des études médicales, et donc de la question de la sélection.

Par ailleurs, les dirigeants du SAEM disposent d'autres liens avec le milieu politique sur lesquels ils vont s'appuyer pour faire avancer leur cause. Plusieurs d'entre eux entretiennent des relations personnelles avec de hauts dirigeants politiques. Paul Longin rapporte dans ses mémoires qu'un des membres fondateurs du SAEM était un ami de longue date du président de la République. Il possédait comme ce dernier une maison de campagne à Cajarc, dans le Lot, et le fils adoptif des Pompidou, étudiant en médecine, était alors en stage dans son service, à l'hôpital Saint-Vincent-de-Paul. Les liens qu'il entretenait avec Georges Pompidou l'avaient également conduit à faire la connaissance d'autres hommes politiques, comme Jacques Chirac, alors secrétaire d'État à l'Économie et aux Finances[11]. Paul Longin raconte :

---

11. Il devient ministre délégué chargé des relations avec le Parlement en janvier 1971.

B* [membre du noyau fondateur du SAEM] me parlait souvent des dîners avec Jacques et Bernadette [Chirac]. À ces dîners, comme à ceux, sans protocole, chez les Pompidou, on pouvait parler librement de tout ou de rien... ou de la médecine, et pourquoi pas, de la sélection ? C'est un sujet que F* [autre membre du noyau fondateur du SAEM] abordait aussi souvent avec Chirac à qui le liait une réelle et réciproque amitié. Sans doute en parlait-il aussi avec certains des hommes politiques qu'il avait souvent l'occasion de rencontrer.

L'interpénétration des élites hospitalo-universitaires parisiennes avec les élites d'autres univers sociaux (comme la haute fonction publique et le milieu politique) permet ainsi d'expliquer que les dirigeants du SAEM bénéficient d'accès directs à certains dirigeants politiques importants de l'époque et puissent tenter, par ce moyen, de les sensibiliser à leur cause. De même, la Fédération hospitalière de France, également mobilisée en faveur de la sélection, compte dans ses rangs de nombreux élus – dont des maires de grandes villes et des parlementaires – présidant les conseils d'administration des hôpitaux. Les responsables hospitaliers se sont sans doute également appuyés sur ces élus pour faire avancer la cause de la sélection auprès du gouvernement et du Parlement.

Néanmoins, malgré cette proximité entre les fractions dominantes du champ médical et les élites politiques, la cause de la sélection en médecine n'était pas gagnée d'avance. Plus de deux années vont s'écouler avant que la loi n'institue, en juillet 1971, une « limitation » formelle du nombre d'étudiants pouvant être admis en deuxième année de médecine, suivant des modalités qui ne satisferont ni l'Ordre des médecins, ni le SAEM.

Sélectionner par les examens : l'arrêté « Guichard-Boulin »

Avant même la formation du nouveau gouvernement, les ministères de l'Éducation nationale et de la Santé organisent, le 17 juin 1969, une réunion en vue de préparer la rentrée dans les facultés de médecine avec des représentants du milieu hospitalo-universitaire – principalement des doyens. L'objet de la réunion porte principalement sur les mesures à prendre pour assurer des fonctions hospitalières à tous les étudiants à partir de la troisième année d'études. Une enquête lancée en avril a dénombré 22 272 postes disponibles, alors qu'il en faudrait 25 000. Maurice Tubiana, qui préside la réunion, considère que l'écart est faible, et qu'il doit être possible de trouver des solutions au cas par cas. Cependant, le nombre d'étudiants en médecine devant continuer à augmenter, le doyen de la faculté de médecine de Bichat à Paris fait remarquer que la situation va devenir « catastrophique[12] », ce dont convient Maurice Tubiana, qui estime que des mesures pour limiter l'accès des étudiants en deuxième cycle doivent être prises. Le doyen de Clermont-Ferrand, président du SAEM, « insiste[13] » également en ce sens.

Lors d'une seconde réunion qui se tient en juillet 1969, après la formation du nouveau gouvernement, la question de la sélection est inscrite officiellement à l'ordre du jour. Cette fois-ci, c'est le doyen de la faculté de Necker qui lance la discussion :

> L'ensemble des doyens avait convenu, unanimement, qu'il fallait faire une sélection précoce des étudiants. Elle se placerait après la 1re année du 1er cycle des études médicales et elle serait sévère.
> Une autre sélection plus limitée se ferait ensuite à l'entrée des études comportant des fonctions hospitalières.
> La première mesure qui lui paraît devoir être étudiée est la prise d'un texte réglementaire qui fixerait en fonction des besoins nationaux et des possibilités locales la capacité d'accueil de chaque faculté.

---

12. Compte rendu de la réunion, 17 juin 1969, CAC 19780556/2.
13. *Ibid.*

Ce sont les capacités hospitalières qui permettent de fixer ce chiffre. L'effectif des étudiants entrant dans la 2e année du 2e cycle se situerait entre 4 et 6 mille.

À l'entrée de la 2e année du 1er cycle le nombre des admissions ne devrait pas être supérieur à 12 % de ceux qui seront admis dans la 2e année du 2e cycle[14].

Les discussions qui suivent ne portent pas sur l'opportunité d'instituer ou non une sélection en médecine – le principe n'en est pas discuté – mais sur la manière de le faire. La question est principalement de savoir s'il est possible d'instituer une sélection sans passer par la loi.

Une troisième et dernière réunion est organisée le 25 août. Le ministre de l'Éducation nationale a consulté des juristes, qui estiment qu'une limitation formelle du nombre des étudiants en médecine ne pourrait se faire que par la voie législative, ce « qui sera obligatoirement assez long[15] ». Faisant valoir l'urgence du problème, les représentants des doyens demandent aux ministres de la Santé et de l'Éducation nationale de prendre une circulaire pouvant s'appliquer dès la prochaine rentrée universitaire :

> Pour la prochaine rentrée un certain nombre de barrages sont envisagés pour résoudre les problèmes pendant la période intermédiaire. Il s'agit essentiellement de rendre les examens plus difficiles :
> - en adoptant la note éliminatoire,
> - en gardant le contrôle continu des connaissances, mais obligatoirement écrit et anonyme,
> - en ne lui accordant qu'un coefficient faible par rapport à l'examen terminal[16].

---

14. Compte rendu de la réunion du 30 juillet 1969, CAC 19780556/2.
15. Compte rendu de la réunion du 25 août 1969, CAC 19780556/2.
16. *Ibid.*

LA HANTISE DU NOMBRE

Le 26 septembre 1969, les ministres Olivier Guichard et Robert Boulin signent un arrêté qui reprend l'intégralité des propositions des doyens. Durcissant considérablement les conditions de passage de première année en deuxième année de médecine, cet arrêté suscite, à partir de la fin du mois d'octobre, de nombreuses mobilisations étudiantes. Le mouvement s'étend rapidement à toutes les facultés de médecine de Paris et à certaines facultés de province. Il est difficile de déterminer quelle a été son audience précise parmi les étudiants de première année de médecine, mais elle a sans aucun doute été forte, l'arrêté dit « Guichard-Boulin » compromettant fortement leurs chances de poursuivre des études médicales au-delà de la première année. Les étudiants mobilisés, qui reçoivent l'appui de certains universitaires – dont de grands « patrons » de la médecine – et de nombreuses organisations syndicales, défendent l'idée selon laquelle cet arrêté instituerait sans le dire un *numerus clausus* en fin de première année de médecine, et serait donc contraire aux engagements pris par le gouvernement lors de l'adoption de la loi d'orientation de l'enseignement supérieur de novembre 1968. Avec le SNESUP et diverses autres organisations, ils saisissent le Conseil d'État en lui demandant de se prononcer sur la conformité de l'arrêté avec la loi Faure.

Les mobilisations des étudiants et les débats sur la sélection en médecine suscitent un vif intérêt parmi les journalistes. Le nombre d'articles qu'y consacre la presse écrite nationale entre octobre et décembre 1969 est considérable. Malgré les multiples prises de position publiques des partisans de la sélection en médecine, comme le SAEM qui multiplie les communiqués et les conférences de presse, la grande majorité des journaux se montre favorable aux revendications des étudiants. Les quotidiens les plus étiquetés à « gauche », comme *Combat* et *L'Humanité* ou des hebdomadaires comme *L'Express* ou *Le Nouvel Observateur*, décrivent les dirigeants de l'Ordre des médecins et du SAEM comme des médecins réactionnaires jaloux de leurs privilèges. *Le Monde*, qui adopte une posture plus distanciée dans la relation des événements, n'en écrit pas moins, dans le chapeau d'une page tout entière consacrée à « l'agitation dans les facultés de médecine » :

> [Les jurys avaient] en 1969, exercé pleinement [leur] responsabilité et, sur les trente-quatre facultés de médecine françaises, deux ou trois seulement paraissent avoir manifesté une indulgence ou une laxité excessives au moment des examens.
>
> La nécessité de rappeler à l'ordre quelques enseignants minoritaires justifiait-elle qu'une année d'étude de toute une promotion de futurs médecins soit compromise[17] ?

En raison du fort soutien que rencontrent les étudiants dans les médias, et sans doute aussi des risques juridiques encourus par le gouvernement, ce dernier finit par publier, le 24 novembre, une circulaire assouplissant les conditions d'application de l'arrêté du 26 septembre. Bien que l'arrêté ne soit pas abrogé, cette circulaire est aussitôt interprétée comme une renonciation du gouvernement à le faire appliquer.

Le 30 janvier 1970, le Conseil d'État annule les dispositions litigieuses de l'arrêté, jugées contraires à l'esprit de la loi Faure. Un arrêté rectificatif est publié deux semaines plus tard, réinstaurant des règles moins drastiques en matière d'examens. De fait, le taux de réussite aux examens de première année de médecine sera de 45 % en 1970, soit un taux similaire à ceux des années précédentes.

L'échec de la voie réglementaire

Le 5 décembre 1969, deux semaines à peine après le recul du gouvernement sur l'organisation des examens de

---

17. *Le Monde*, 22 novembre 1969.

première année de médecine, une réunion interministérielle réunissant les principaux membres du gouvernement concernés est organisée sur les études médicales. Le ministre de la Santé et le secrétaire d'État à l'Économie et aux Finances, Jacques Chirac, y défendent avec vigueur la nécessité d'instituer un *numerus clausus* en début d'études, pour des raisons sanitaires et budgétaires. Une note produite par la Direction du Budget en vue de la réunion expose ainsi le « problème » :

> Le problème posé par l'afflux des étudiants en médecine est celui de l'adaptation des effectifs à celui des postes de médecins nécessaires à l'encadrement sanitaire de notre population. Tant que ce problème n'aura pas été résolu de manière objective et autant que possible accepté par les intéressés, nos études médicales soulèveront donc des difficultés renouvelées et le risque qui pèsera sur les finances publiques serait considérable.
>
> Il s'agit en premier lieu, les besoins en médecins étant définis, d'évaluer le coût de cette formation : nombre de professeurs, dépenses de fonctionnement, capacité d'accueil des unités d'enseignement médical.
>
> D'autre part les médecins et leurs auxiliaires détiennent un pouvoir de fait dans l'engagement des dépenses de santé.
>
> Il ne saurait être question de vouloir, par une limitation de leurs effectifs, commander l'évolution de ces dépenses dans un sens restrictif. Mais il serait irrationnel et, à mon sens, intolérable que l'addition de vocations individuelles pour l'exercice de la médecine commande aux autorités responsables, de manière indirecte mais irréversible, la place qui devra, pendant de longues années, être assignée aux dépenses de santé parmi les autres dépenses de la Nation[18].

La Direction du Budget souligne un point qui résulte directement de la généralisation de l'assurance maladie obligatoire depuis 1945. La position particulière qu'occupent

---

18. CAEF, 1A-128, art. 1.

les médecins dans le système de soins en fait le groupe professionnel dont les effectifs et l'activité ont l'impact le plus déterminant sur les dépenses publiques de santé. Non seulement tout praticien inscrit à l'Ordre des médecins peut demander à être conventionné auprès des caisses d'assurance maladie – cette demande ne pouvant être refusée –, mais, en outre, les médecins prétendent à des revenus élevés et leur pouvoir de prescription est peu encadré[19]. Contenir l'accroissement des dépenses de santé implique donc de limiter l'augmentation du nombre de médecins – sauf à plafonner leurs revenus, à moins bien rembourser leurs honoraires ou à réduire leur pouvoir de prescription, ce qui paraît peu réaliste voire inenvisageable.

Toutefois, malgré l'urgence invoquée par le ministre de la Santé et le secrétaire d'État à l'Économie et aux Finances, le gouvernement refuse de préparer immédiatement une mesure instituant un *numerus clausus* en début d'études médicales. Compte tenu des controverses auxquelles a donné lieu l'arrêté Guichard-Boulin, il paraît plus prudent de temporiser. Aussi le gouvernement demande-t-il au Comité interministériel de l'enseignement médical, toujours présidé par Robert Debré, de mettre sur pied quatre groupes de travail en vue de produire un « livre blanc » sur les études médicales, destiné à être rendu public. Trois portent sur les études médicales proprement dites, le quatrième étant consacré à la démographie médicale. Ce dernier groupe a été « le plus difficile à former[20] » :

> Tous ceux qui avaient exprimé publiquement une opinion voulaient en faire partie ; mais sagement le gouvernement opta pour un groupe restreint présidé par un démographe, Monsieur Pressat. Il comprenait quatre médecins dont les positions étaient très divergentes au départ. Les discussions

---

19. Les premières tentatives en ce sens, suivies de peu d'effets, datent de la fin des années 1970.
20. D'après P. CHARBONNEAU, *Combat pour la santé, op. cit.*, p. 163.

furent vives, les débats passionnés au sein du groupe qui faillit éclater à plusieurs reprises[21].

Le groupe comprend ainsi cinq membres : un démographe, un médecin de santé publique et des représentants du SAEM, de l'Ordre des médecins et de la CSMF.

Les rapports produits par les groupes de travail sont rendus publics en mai 1970[22]. Les préconisations relatives aux études médicales reprennent, sur le fond, celles des groupes de travail dirigés un an plus tôt par Maurice Tubiana et Marcel Legrain. La contribution la plus originale est celle du groupe sur la démographie médicale. Ce dernier s'est vu assigner pour mission de proposer une estimation « du nombre de médecins nécessaires à notre système de santé pour les vingt ans à venir[23] » et d'en déduire le nombre de médecins qu'il faudrait former chaque année pour y parvenir. La formation de ce groupe est donc inspirée par l'idée selon laquelle le nombre d'étudiants pouvant être accueillis dans les facultés de médecine devra être fixé à la fois selon les capacités de formation des hôpitaux *et* suivant les besoins en médecins de la population. La prise en compte de ce dernier critère permettra en effet de justifier que les capacités de formation des hôpitaux ne soient pas toutes utilisées, *et donc que l'on forme moins de médecins qu'on ne pourrait le faire*.

Cependant, les membres du groupe ne réussissent pas à s'accorder sur le nombre de médecins à former. Le rapport en conclut qu'il est « extrêmement difficile de déterminer les besoins du fait que cette notion est assez imprécise et ne se prête pas à une analyse scientifique[24] ». Il propose de former 1 600, 4 200 ou 6 300 diplômés par an suivant la

---

21. *Ibid.*
22. *Rapport sur l'organisation des études médicales*, Paris, La Documentation française, 1970.
23. *Ibid.*, p. 9.
24. *Ibid.*, p. 59.

densité médicale considérée comme souhaitable à l'horizon de 1990. Si les deux premiers nombres correspondent aux positions de l'Ordre et du SAEM, le troisième exprime celle de la CSMF, qui n'est pas partisane d'un *numerus clausus* trop restrictif.

Suite à la remise des rapports des groupes de travail, les ministères de la Santé et de l'Éducation nationale organisent, à partir de mai 1970, trois réunions communes afin de préparer l'arbitrage gouvernemental qui doit être effectué en vue de la rentrée universitaire d'octobre 1970. Les propositions de réformes touchant l'internat et les spécialités sont remises à plus tard. Afin d'éviter toute accusation de remise en cause de la loi d'orientation sur l'enseignement supérieur, les deux ministères s'accordent pour utiliser la voie réglementaire. Ils s'appuient notamment sur l'article 3 de l'ordonnance du 30 décembre 1958, qui prévoit que le régime des études médicales est fixé par voie réglementaire, et sur certaines dispositions de la loi Faure.

Les discussions entre les deux ministères portent principalement sur le moment où organiser le concours, la Santé souhaitant qu'il ait lieu en fin de première année de médecine, et l'Éducation nationale en fin de deuxième année. Pour cette dernière, un concours en fin de deuxième année présenterait trois avantages principaux : ne pas briser l'unité du premier cycle, qui vient tout juste d'être mis en place ; ne pas trop affirmer la singularité des études médicales, qui seraient organisées en trois cycles comme les autres filières universitaires ; étaler la sélection sur deux ans et procéder à la sélection définitive au moment où les étudiants vont à l'hôpital, ce qui la rendrait plus facile à justifier.

L'arbitrage pris par le gouvernement le 19 juin constitue un succès pour le ministère de l'Éducation nationale, qui obtient que la sélection soit étalée sur deux ans. Sur cette base, il prépare des textes réglementaires, qui sont transmis pour avis au Conseil d'État le 22 juin. Ce dernier commence à examiner les textes dès le lendemain. Les discussions portent principalement sur le projet de *numerus clausus*. Les conseillers d'État estiment que l'esprit de la loi Faure, tel qu'il ressort du texte de la loi et des déclarations du gouvernement au moment de son adoption, exclut toute « sélection quantitative », et que l'ordonnance du 30 décembre 1958 sur les études médicales, au domaine d'application plus restreint, ne saurait lui être opposée. Un conseiller d'État insiste également sur le fait que contourner la voie législative pour imposer une sélection en début d'études médicales pourrait conduire à une « résurgence [de] mai 68[25] ». Le Conseil d'État en conclut qu'une telle sélection ne peut être instituée que par la loi.

Un concours qui ne dit pas son nom

« Une solution qui minimise les risques politiques »

En juillet 1970, prenant acte de l'avis rendu par le Conseil d'État, les ministères de l'Éducation nationale et de la Santé s'accordent pour préparer un projet de loi instituant une « sélection quantitative » en médecine et pour engager la réforme de l'internat. Le ministère de la Santé tente de tirer avantage de l'échec essuyé par le ministère de l'Éducation nationale devant le Conseil d'État. Dès le mois de septembre 1970, il adresse au ministère de l'Éducation nationale et à la présidence de la République un avant-projet de loi qui comprend deux dispositions principales. Il prévoit, en premier lieu, l'institution d'un *numerus clausus* à l'entrée des études médicales fixé en fonction des capacités de formation des hôpitaux *et des besoins du pays en médecins*. Le concours aurait lieu *à l'issue d'une année préparatoire d'un an* organisée par les facultés de médecine. Les candidats pourraient se présenter dans trois facultés différentes. Les

---

25. D'après un compte rendu manuscrit des réunions au Conseil d'État, AI DGS/96/050/2.

études médicales proprement dites, d'une durée de six ans, commenceraient après le concours.

L'avant-projet du ministère de la Santé revient à reconstituer le CPEM d'avant mai 1968, à la seule différence près qu'il ne serait plus organisé par les facultés de sciences. Pour le cabinet du ministre de la Santé, instituer une sélection en fin de première année d'études présenterait l'avantage financier de ne pas avoir à multiplier le nombre d'enseignants en sciences fondamentales et d'avoir à leur attribuer des fonctions hospitalières purement formelles. En second lieu, l'avant-projet de loi du ministère de la Santé prévoit la possibilité d'instituer une sélection des futurs spécialistes par concours. Il considère toutefois ce point comme moins urgent que le premier, d'autant plus que le projet de réforme de l'internat et des certificats d'études spéciales est très controversé à l'intérieur du corps médical.

Au final, le dispositif proposé par le ministère de la Santé est très proche de celui réclamé par le SAEM, qui souhaite que la sélection soit opérée le plus tôt possible (au plus tard un an après le baccalauréat) et en tenant compte des besoins du pays en médecins. Cela n'a pas échappé à certains observateurs, comme ce conseiller du Premier ministre, qui note en janvier 1971 :

> Dès septembre dernier, M. Boulin a proposé au Ministre de l'Éducation Nationale un projet de loi directement inspiré des thèses des médecins autonomes les plus sélectionnistes : sélection un an après le baccalauréat par un concours, séparation accentuée des études médicales des autres études universitaires. C'est la reconstitution de l'école de médecine. M. Boulin demande avec beaucoup d'énergie que ce projet soit déposé au cours de la présente session[26].

---

26. Note à destination du Premier ministre, 12 janvier 1971, CAC 19880003/41.

Le conseiller technique chargé des études médicales au ministère de la Santé, Jean-Claude Job, venu du SAEM, a très probablement fortement concouru à la rédaction de l'avant-projet de loi. Néanmoins, la volonté du ministre de la Santé d'aboutir à une mise en place rapide du *numerus clausus* ne signifie pas nécessairement qu'il se serait converti aux vues du SAEM – un syndicat dont la radicalité devait lui inspirer une prudente distance. Le ministre redoute que l'impossibilité d'attribuer des fonctions hospitalières à tous les étudiants en médecine ne suscite des mobilisations d'étudiants en médecine et n'alimente des critiques à son encontre. En effet, le nombre d'étudiants inscrits en second cycle d'études médicales continue à augmenter : il passe de 25 800 en 1968-1969 à 38 800 en 1970-1971. En octobre 1970, un an et demi après le décret ayant autorisé les facultés de médecine manquant de terrains de stage à ne pas attribuer de fonctions hospitalières aux étudiants de troisième année, un nouveau décret pose que les étudiants auront des fonctions hospitalières seulement à partir de leur quatrième année d'études, et non plus de la troisième. Mais si cette mesure allège la pression qui pèse sur le ministère de la Santé, elle ne suffit pas à régler le problème. Malgré ce décret, le nombre d'étudiants devant avoir des fonctions hospitalières en 1970-1971 reste équivalent à celui de 1968-1969, et est appelé à augmenter dans les années ultérieures. Une réduction supplémentaire de la durée des fonctions hospitalières des étudiants en médecine n'est jugée souhaitable ni par le ministère, ni par les médecins hospitalo-universitaires. En l'absence de mesures formelles de sélection, de nombreux étudiants en médecine risquent donc de ne pas avoir de place de stage à l'hôpital. Cela pourrait provoquer des mécontentements parmi eux, comme l'indique une note du directeur général de la santé adressée au ministre en mars 1971 :

> Je regrette, pour ma part, que la loi de sélection n'ait pas été déposée dès octobre au Parlement. Je pense qu'elle serait

passée à ce moment-là, et j'ai, personnellement, quelques craintes concernant les réactions dans certains milieux actuellement.

Mais il faut bien savoir que sans sélection, nous aurons également des réactions parce que nous sommes dans l'incapacité de donner des places à tous les étudiants, non seulement au niveau de la 3e, 4e et 5e année du 2e cycle, mais également aux stagiaires internés. [...]

Prenant mes responsabilités, je me permets d'insister pour l'établissement d'une sélection car dans les deux hypothèses nous aurons un mécontentement[27].

Autrement dit, comme l'expliquait un conseiller du ministre de la Santé lors des réunions qui se sont tenues au Conseil d'État en juin 1970, Robert Boulin ne veut pas qu'on lui reproche de « ne pas construire assez de CHU[28] ». C'est donc bien pour des raisons spécifiquement politiques que le ministre de la Santé défend, avec vigueur, l'institution d'un concours d'entrée en médecine.

Face à la pression exercée par le ministère de la Santé pour qu'un concours en début d'études médicales soit institué le plus rapidement possible, le ministère de l'Éducation nationale, qui serait placé en première ligne en cas de contestations dans les universités, cherche au contraire à gagner du temps. Contraint néanmoins de se saisir du dossier, il va s'efforcer de faire adopter « une solution qui minimise les risques politiques[29] » – ce en quoi il a le soutien du président de la République et de son entourage qui, même s'ils soutiennent l'institution d'un concours en début d'études médicales, craignent plus que tout un nouveau « Mai 68 ».

---

27. AI DGS/96/050/2.

28. *Ibid.*

29. Suivant une formule employée par le ministre de la Santé dans une lettre à son homologue de l'Éducation nationale, 30 avril 1971, AI DGS/96/050/1.

Ce n'est qu'en février 1971, après divers échanges entre les cabinets des deux ministres, que le ministère de l'Éducation nationale adresse au ministère de la Santé une nouvelle rédaction de l'avant-projet de loi. Il reprend le principe d'une sélection en fin de première année, désormais acquis au ministère de la Santé. En revanche, il diffère de l'avant-projet de loi du ministère de la Santé sur plusieurs points. Le point de divergence le plus important porte sur le mode de détermination du *numerus clausus*, le ministère de l'Éducation nationale souhaitant qu'il soit fixé *uniquement* en fonction des capacités de formation des hôpitaux, sans tenir compte des besoins de santé de la population. Pour le ministre et son entourage, la nécessité d'assurer une bonne formation aux futurs médecins constitue la seule justification publiquement défendable de la sélection. Par ailleurs, l'avant-projet de loi proposé par le ministère de l'Éducation nationale cherche à euphémiser sa portée, le terme de « concours » étant remplacé par celui d'« épreuves » permettant de classer les candidats.

Ces désaccords conduisent les deux ministères à organiser une réunion commune en mars 1971. Cette réunion se traduit par un succès pour le ministère de l'Éducation nationale, qui obtient que le critère des « besoins du pays en médecins » soit abandonné, au motif que ce critère serait flou et non spécifique à la médecine. Justifier la mise en place d'un *numerus clausus* en se référant à un tel critère pourrait faire craindre à certaines organisations d'étudiants et d'enseignants que la sélection ne puisse être étendue ensuite à d'autres filières universitaires, comme en lettres, où le nombre d'étudiants augmente plus vite qu'en médecine. Le ministère de l'Éducation nationale obtient également que l'adoption des dispositions législatives sur l'internat soit repoussée à plus tard, en raison des vifs débats suscités sur cette question à l'intérieur du corps médical. En revanche, il accepte qu'un *numerus clausus* soit aussi mis en place au début des études d'odontologie.

Sur cette base, le ministère de l'Éducation nationale élabore début avril un nouvel avant-projet de loi dont la rédaction vise à « laisser toute la responsabilité [de la sélection] aux universités[30] », le but étant d'éviter qu'en cas de contestations, les facultés de médecine ne se défaussent sur le ministère. Le nouveau texte prévoit donc que le nombre d'étudiants à admettre en deuxième année d'études médicales sera fixé par des « Comités de coordination hospitalo-universitaires » (CCHU) régionaux, « sous contrôle » des pouvoirs publics[31]. « Le cas échéant », si le nombre d'étudiants ayant réussi les examens de première année est supérieur au nombre de places disponibles dans les hôpitaux, les universités pourront organiser un « classement sur épreuves[32] ». Un tel dispositif vise donc non seulement à laisser aux médecins hospitalo-universitaires le soin de déterminer eux-mêmes le nombre d'étudiants pouvant être accueillis en deuxième année de médecine, mais également à leur laisser l'initiative d'organiser les concours. Par ailleurs, l'idée d'une année préparatoire aux études médicales est abandonnée : de manière à minimiser les risques de contestation, il faut que l'institution de ce dispositif de sélection modifie aussi peu que possible l'organisation du premier cycle des études médicales, tel qu'il a été institué après les événements de mai-juin 1968.

Les dernières luttes opposant les ministères de la Santé et de l'Éducation nationale vont désormais porter sur la place des responsables hospitalo-universitaires dans la mise en œuvre du *numerus clausus*. Corrigeant la nouvelle proposition du ministère de l'Éducation nationale, le ministère de la Santé indique qu'il revient aux ministres, *sur proposition* des CCHU, de fixer l'effectif des étudiants pouvant être accueillis dans les hôpitaux. Le ministère de l'Éducation

---

30. Note de cabinet du ministère de l'Éducation nationale, 14 avril 1971, AI DGS/96/050/1.
31. *Ibid.*
32. *Ibid.*

nationale rétorque en proposant le 21 avril une nouvelle rédaction de l'avant-projet de loi posant que sur la base de cet effectif fixé par les pouvoirs publics, « le nombre des étudiants admis à poursuivre des études médicales ou dentaires *peut être* limité » par les universités[33]. Cette dernière rédaction est vivement contestée par le ministère de la Santé, qui estime qu'elle rendrait possibles des dérogations qui videraient la loi de toute substance. Sollicité directement par le ministre de la Santé, le président de l'Assemblée des doyens, présidents et directeurs d'unités médicales écrit au ministre de l'Éducation nationale pour lui faire part de son sentiment sur cet avant-projet de loi :

> Je pense qu'une telle décision aboutirait en fait soit, rapidement à l'absence de toute limitation dans la plupart des établissements, soit, dans le cas contraire, à de telles différences selon les Universités, dans les modalités de recrutement et de formation des étudiants qu'un discrédit affectant nos diplômes et notre corps médical ne manquera pas de s'ensuivre[34].

Le ministère de l'Éducation nationale refusant de céder, Robert Boulin finit par solliciter l'arbitrage du Premier ministre. Avec l'appui du président de la République, dont le conseiller suivant ce dossier estime également que « le dernier texte [de l'Éducation nationale] avec le "peut être" [n'est] pas acceptable[35] », il obtient que le projet de loi prévoie explicitement *l'obligation* pour les facultés de médecine de limiter le nombre d'étudiants admis à poursuivre des études médicales en deuxième année.

L'avant-projet de loi sur la sélection en médecine et en odontologie est intégré à diverses dispositions amendant la loi Faure. Adoptées en Conseil des ministres en juin, puis

33. AI DGS/96/050/1.
34. Lettre datée du 26 avril 1971, AI DGS/96/050, art. 1.
35. Note manuscrite d'un membre du cabinet du ministre de la Santé, probablement datée du 30 avril 1971, AI DGS/96/050/1.

déposées auprès du Bureau de l'Assemblée nationale, elles sont votées en un temps record par le Parlement. Sans modifications majeures, les dispositions législatives relatives à la sélection en médecine et odontologie sont promulguées le 13 juillet 1971. Elles sont complétées par un arrêté signé le 8 octobre, qui précise que pour être admis en deuxième année d'études médicales, les candidats doivent satisfaire deux conditions : avoir eu la moyenne aux examens de première année et « figurer en rang utile » sur les listes de classement établies par les facultés de médecine.

La manière dont a été institué le *numerus clausus* de médecine apparaît donc largement comme un compromis entre le ministère de la Santé, soutenu par le secrétariat d'État à l'Économie et aux Finances, et le ministère de l'Éducation nationale. En échange d'un accord sur le principe d'un concours en début d'études médicales, ce dernier a obtenu qu'il soit institué et mis en œuvre de manière pragmatique, afin de limiter les oppositions qu'il risquait de susciter. Les termes de la loi ont été choisis avec soin : il n'est nulle part question de « sélection », et encore moins d'instituer un « concours » ou un « *numerus clausus* ». Il est parlé d'une simple « limitation » des étudiants admis en deuxième année de médecine en fonction du nombre de postes définis comme formateurs dans les services hospitaliers. Le refus initial des pouvoirs publics de reconnaître ouvertement les épreuves de fin de première année de médecine comme un concours va ainsi être à l'origine du mouvement des « reçus-collés », c'est-à-dire des étudiants ayant réussi les examens de fin de première année, mais non admis en deuxième année faute d'être classés « en rang utile ». Il faudra attendre octobre 1973, suite aux actions très médiatisées de ce mouvement, pour que le ministre de l'Éducation nationale reconnaisse officiellement que les épreuves de fin de première année de médecine « ont inévitablement valeur de concours[36] ». Un arrêté ministériel, visant à mettre fin au problème des reçus-collés en ne prenant

---

36. *Le Monde*, 27 octobre 1973.

plus en compte que le classement des étudiants et non plus, en sus, l'obtention de la moyenne aux épreuves, sera publié au même moment.

Par ailleurs, la loi prévoit la mise en place d'un diplôme universitaire de biologie (DUB), destiné prioritairement aux étudiants ayant échoué au concours. Bien qu'il ait été argué que la mise en place de ce diplôme devait aider à combler une pénurie de personnel paramédical qualifié en biologie, cette disposition, considérée avec scepticisme par les agents des ministères, présente surtout un intérêt politique. Peu après la promulgation du décret créant les DUB en octobre 1972, le ministre de l'Éducation nationale aura ainsi beau jeu de répondre à ceux qui dénoncent une « sélection-couperet » :

> Sans sous-estimer la déception de jeunes qui, après une année de travail, échouent non du fait de leur insuffisante capacité, mais parce qu'ils ont été primés par des camarades meilleurs qu'eux, il convient [...] de souligner qu'ils ne se trouvent nullement sans issue[37].

Enfin, l'architecture du nouveau dispositif prévoit qu'il ne reviendra ni au ministre de l'Éducation nationale, ni au ministre chargé de la Santé de fixer le nombre d'étudiants autorisés à s'inscrire en deuxième année d'études médicales. Le rôle des ministres se bornera à fixer par arrêté annuel le nombre d'étudiants de quatrième, cinquième et sixième année pouvant être accueillis, pour leur formation clinique, dans les services hospitaliers. Ils devront suivre l'avis des CCHU constitués dans chaque région sanitaire et principalement composés de médecins hospitalo-universitaires. Cependant,

---

37. Réponse, publiée le 1er décembre 1972, du ministre de l'Éducation nationale à la question orale d'un député, citée dans Le Concours médical, vol. 94, n° 51, 16 décembre 1972. De la même manière, un arrêté ministériel institue en janvier 1973 une équivalence entre la première année de médecine et la première année du DEUG de sciences.

aucun texte ne vient préciser en quoi doit consister un service hospitalier « formateur » pour un étudiant hospitalier. Bien que des circulaires du ministère de l'Éducation nationale viennent définir les critères pouvant être utilisés, les CCHU disposent d'une grande latitude dans leur interprétation. En outre, il revient aux seules facultés, d'après les termes de la loi, de « fixer en conséquence le nombre d'étudiants admis à poursuivre des études médicales [...] au-delà de la première année ».

Autrement dit, *le nombre de postes au concours n'est pas fixé directement par l'État, mais par les facultés de médecine.* C'est à elles qu'il revient de fixer le nombre d'étudiants qu'elles vont accueillir en deuxième année, de manière à ce qu'à partir de la quatrième année d'études, le nombre d'étudiants restants soit proportionné aux capacités de formation des hôpitaux. Bien entendu, le calcul du taux de déperdition des étudiants entre la deuxième année et la quatrième peut, là encore, faire l'objet d'une grande marge d'interprétation.

La loi instituant le *numerus clausus* dans les facultés de médecine se caractérise donc par son ambiguïté, tant par son objet – institue-t-elle un concours ou non ? – que par ses modalités d'application. Contrairement à d'autres types de décisions politiques, fortement mises en scène par les gouvernants, les pouvoirs publics se sont efforcés, autant que possible, de minimiser la portée de la loi du 12 juillet 1971. Et plutôt que de se prévaloir publiquement des succès rencontrés dans sa mise en œuvre, ils ont préféré, pendant plusieurs années, rester discrets sur ce sujet.

L'application graduelle de la règle

Le premier arrêté fixant « le nombre des étudiants susceptibles d'être accueillis pour leur formation clinique et pratique dans les services hospitaliers » est signé par les ministres de la Santé et de l'Éducation nationale le 21 octobre 1971 : ce nombre est fixé à 25 764 pour l'année 1974-1975. Cela signifie que les hôpitaux pourront accueillir des promotions d'environ 8 600 étudiants par an (puisque les étudiants de second cycle ont des fonctions hospitalières sur une durée de trois ans). Ce nombre est très largement supérieur à ce que proposaient l'Ordre des médecins et le SAEM, qui estimaient qu'il ne fallait pas former plus de 4 000 médecins par an, ou même le *Rapport sur l'organisation des études médicales* de mai 1970 (1 600 à 6 300 médecins par an suivant les scénarios retenus).

Les pouvoirs publics se sont conformés aux propositions des CCHU. Une circulaire leur demandant combien d'étudiants les hôpitaux de leur région seraient susceptibles d'accueillir en 1974-1975 leur a été adressée le 23 août 1971. En octobre, la Direction générale de la santé collige les propositions des CCHU : au total, ils estiment que 25 724 étudiants de deuxième, troisième et quatrième année de deuxième cycle pourraient être accueillis dans les établissements hospitaliers. Analysant ces propositions, le directeur général de la santé propose trois solutions :
- retenir sans modifications les chiffres proposés par les comités ;
- ne rectifier que les excès les plus importants, ce qui aboutirait à retenir 24 894 postes (soit des promotions annuelles de 8 300 étudiants) ;
- procéder à des corrections importantes, tenant compte « des prises en considérations abusives de nouveaux services », « des postes proposés dans des établissements trop éloignés du CHU » ou encore « des postes non formateurs en raison soit de la nature des services, soit du manque d'encadrement ». Une telle solution aboutirait à retenir 18 408 postes d'étudiants hospitaliers, ce qui aboutirait à former des promotions annuelles d'environ 6 100 étudiants[38].

Pour le directeur général de la santé, il ne fait pas de doute que la troisième solution « est la seule qui soit compatible

---

38. Note du directeur général de la santé, 18 octobre 1971 (AI DGS/96/050/1).

avec les impératifs de la Santé publique à savoir la nécessité de garantir aux futurs médecins une formation clinique et pratique de qualité[39] ». Ce n'est cependant pas celle qui est retenue par les ministres. Les propositions des CCHU présentent en effet l'avantage politique de permettre d'accueillir 8 600 étudiants à partir de la deuxième année du deuxième cycle, soit des chiffres proches de ceux des années immédiatement antérieures[40]. Cela permet donc au gouvernement de récuser toute accusation de « malthusianisme ». Saisi par de nombreuses demandes d'étudiants ou de collectifs d'étudiants s'estimant lésés par l'introduction des nouvelles mesures de sélection, demandes parfois soutenues par des parlementaires, le ministre de l'Éducation nationale leur répond invariablement la même chose. Il écrit ainsi à un député du Gard déplorant la sévère sélection dont les étudiants de Montpellier seraient victimes :

> Il ne m'apparaît [...] pas que les perspectives des étudiants en médecine de Montpellier aient été bouleversées par les mesures de limitation et que leurs chances de poursuivre les études qu'ils ont entamées ont été réduites par rapport aux années antérieures[41].

Pour les pouvoirs publics, l'essentiel est donc qu'à court terme, le principe du *numerus clausus* s'impose et que le nombre des étudiants en médecine, faute de pouvoir être diminué, soit au moins stabilisé. Jusqu'en 1977, ils n'ont pas réduit le nombre d'étudiants pouvant être accueillis dans

---

39. *Ibid*.

40. Du moins si l'on prend en compte *les premières inscriptions* en deuxième année : en 1971-1972, 9 200 étudiants se sont inscrits pour la première fois en PCEM2. Mais le nombre total d'étudiants accueillis en PCEM2 (redoublants inclus) était bien supérieur (12 800). Le gouvernement joue sur le fait que ces données statistiques ne sont pas disponibles à l'époque.

41. Lettre datée du 20 décembre 1972, CAC 19870207/2.

les hôpitaux pour leur formation, et l'ont même légèrement augmenté (voir tableau 3.1).

TABLEAU 3.1 – Arrêtés ministériels fixant le nombre d'étudiants pouvant être accueillis dans les hôpitaux pour leur formation clinique (1971-1978)

Année de publication de l'arrêté ministériel	Nombre d'étudiants pouvant être accueillis dans les hôpitaux	Nombre (théorique) d'étudiants pouvant être admis en deuxième année
1971	25 764	8 588
1972	25 712	8 571
1973	25 691	8 564
1974	25 823	8 608
1975	25 967	8 656
1976	25 983	8 661
1977	25 008	8 336
1978	23 735	7 912

Source : *Journal officiel de la République française.*

Les autorités ministérielles ont non seulement fixé ces quotas à un niveau élevé, mais elles se sont également montrées assez indulgentes durant les premières années de leur application. En effet, il était tacitement entendu que les facultés devaient admettre en deuxième année de médecine un nombre d'étudiants égal à un tiers maximum du nombre de postes hospitaliers jugés formateurs en second cycle. Autrement dit, les facultés de médecine n'auraient pas dû inscrire plus de 8 588 étudiants en deuxième année à la rentrée de 1972, *redoublants inclus*. Or, le nombre d'étudiants effectivement inscrits en seconde année est beaucoup plus élevé : on en compte environ 11 200 en 1972-1973 et en 1973-1974. Ces dépassements ne s'expliquent pas seulement par la prise en compte des redoublants. En effet, le nombre de postes offerts par les facultés au concours de fin de première année est très largement supérieur à ce qu'attendaient les pouvoirs publics : d'après un tableau établi par les services du ministère de l'Éducation nationale, il a été de 9 620 en 1973, soit un chiffre supérieur de 12,2 % au nombre d'étudiants pouvant être inscrits, en principe, en deuxième année de médecine[42]. La crainte qu'une application trop stricte du *numerus clausus* ne suscite des mobilisations étudiantes explique peut-être en partie ces dépassements dans certaines facultés. Cependant, ils semblent avoir été principalement le résultat des logiques propres au milieu hospitalo-universitaire. En 1973, une note du directeur général de l'enseignement supérieur présente ainsi le problème :

> En général, les comités [les CCHU] n'ont pas cherché à réduire le nombre des postes existants, dont pourtant presque tout le monde s'accordait auparavant à dire qu'ils n'avaient pas de valeur formatrice, et qu'ils n'avaient été créés que par nécessité, pour répondre au nombre grandissant des étudiants en cours d'études. Cette attitude n'est compréhensible que dans la mesure où ces comités sont inévitablement sensibles aux besoins locaux en équipements, et qu'un nombre important d'étudiants viendra justifier des demandes en équipements nouveaux, et en personnel enseignant[43].

Cette analyse est confirmée par les nombreuses doléances qu'ont reçues les pouvoirs publics de la part de doyens contestant les quotas d'étudiants pouvant être accueillis

---

42. Note de cabinet du ministère de l'Éducation nationale, CAC 19870193/12.
43. CAC 19780556/2.

par les hôpitaux rattachés à leur faculté. Souvent bien moins dotées que les facultés de médecine parisiennes[44] en personnel hospitalo-universitaire, de nombreuses facultés de province craignent que la mise en œuvre des quotas n'entrave leur développement, comme l'expose le doyen de la faculté d'Angers dans une lettre adressée aux ministères de la Santé et de l'Éducation nationale en octobre 1973 :

Le nombre retenu pour Angers est, proportionnellement aux possibilités de formation, l'un des plus faibles, et cela n'est pas sans conséquences, en ce qui concerne l'attribution des moyens de développement.

L'hôpital d'Angers et celui de Tours ont un nombre de lits actifs à peu près équivalent. L'hôpital d'Amiens n'a que les deux tiers environ de celui d'Angers. Le nombre des étudiants hospitaliers est respectivement de 385 (Angers), 560 (Tours), 433 (Amiens).

Cette constatation amène à faire les remarques suivantes : 1/ La répartition des étudiants en médecine, sur le plan national, ne se fait pas en fonction des possibilités de formation clinique offertes par les CHU. 2/ Les créations de postes de maîtres de conférences agrégés se faisant uniquement d'après le nombre des étudiants en médecine, à l'exclusion de tout autre critère semble-t-il, certains CHU seront ainsi privilégiés au détriment des autres. 3/ Le personnel CHU doit faire face non seulement aux tâches d'enseignement, mais également à des activités hospitalières. Si deux CHR [centres hospitaliers régionaux], de même importance et d'activité hospitalière comparable, reçoivent un contingent de postes CHU très différent, en raison de la disparité du nombre autorisé d'étudiants hospitaliers, les charges hospitalières seront beaucoup plus lourdes dans l'un que dans l'autre[45].

---

44. En novembre 1968, la faculté de médecine de Paris a été dissoute pour donner naissance à dix facultés (ou « unités d'enseignement et de recherche ») distinctes. En 1969, une onzième faculté à caractère « expérimental » a également été créée à Bobigny.

45. Lettre datée du 30 octobre 1973, CAC 19800491/19. Souligné dans le document d'origine.

Si les facultés de médecine les mieux dotées en personnel hospitalo-universitaire et en équipements hospitaliers, comme celles de Paris, ont intérêt au *statu quo* et se conforment assez strictement aux quotas, ce n'est pas le cas des autres, qui pratiquent davantage de dépassements. Ainsi, en 1973, la moyenne des dépassements observés est de 13 % en province, et de 6 % à Paris[46]. Sur les quatorze facultés pratiquant des dépassements supérieurs à 15 % en 1973, douze sont des facultés de province[47].

Par ailleurs, les capacités d'accueil des hôpitaux sont déterminées en fonction d'une appréciation du caractère formateur de leurs services. Réduire le nombre d'étudiants pouvant être accueillis par un hôpital donné suppose donc de déclasser certains services, en ne leur reconnaissant plus leur caractère formateur. Il est probable que peu de responsables hospitalo-universitaires aient osé le faire, sauf peut-être pour les hôpitaux généraux les plus éloignés des facultés.

Ces logiques expliquent que la grande majorité des CCHU affirment pouvoir former un nombre d'étudiants bien supérieur à ce que la Direction générale de la santé attendait, et que certaines facultés dépassent délibérément les quotas fixés par le gouvernement.

Face à ces pratiques, les pouvoirs publics optent initialement pour une *stratégie de tolérance collective*. En octobre 1973, une circulaire ministérielle autorise provisoirement les facultés de médecine à dépasser le quota de 5 % pour tenir compte des étudiants abandonnant leurs études au-delà de la première année. En septembre 1974, une autre circulaire autorise les facultés à ne pas inclure un certain nombre d'étudiants étrangers dans les quotas fixés par le ministère : chaque faculté peut admettre *en*

---

46. La faculté de Bobigny, dont les enseignants contestent ouvertement le principe du *numerus clausus*, n'est pas incluse parmi les facultés parisiennes. En 1973, elle a dépassé son quota de 49 %.
47. D'après une note datée du 30 janvier 1974, CAC 19870193/12.

surnombre un effectif d'étudiants étrangers ne dépassant pas les 5 % du nombre d'étudiants admis en deuxième année dans le cadre du quota, à condition qu'ils aient obtenu un classement égal ou supérieur à celui du dernier étudiant français admis. Ainsi, trois ans après la loi votée en 1971, les autorités ministérielles tolèrent que le *numerus clausus* puisse être dépassé d'environ 10 % par les facultés de médecine. À cette date, seules cinq facultés pratiquent encore des dépassements jugés excessifs, contre treize l'année précédente. Le ministère de l'Éducation nationale se borne à leur adresser « une note très ferme, appelant leur attention sur ce dépassement et indiquant qu'aucune dérogation ne leur sera accordée ultérieurement[48] ». Il faut attendre 1975 pour que le ministère annule les décisions de deux conseils de faculté ayant accepté trop d'étudiants en deuxième année, des dérogations étant accordées à deux autres. En 1976 enfin, une nouvelle circulaire vient interdire tout dépassement du *numerus clausus*, sauf pour les étudiants étrangers. De même, la circulaire demande aux doyens de ne plus autoriser les étudiants à tripler leur première année de médecine « que dans les cas de force majeure[49] », alors que trois ans auparavant, une autre circulaire demandait aux doyens de considérer de telles demandes « avec bienveillance[50] ». Ainsi, en 1976, seul un conseil de faculté voit sa décision annulée, tandis qu'un autre continue à bénéficier d'une exemption (qui sera normalisée l'année suivante). Toutes les autres facultés se conforment alors strictement à la règle.

Ainsi, la mise en œuvre du *numerus clausus* apparaît progressive. Entre 1972 et 1974, les dépassements pratiqués par les facultés sont encore nombreux et largement tolérés.

---

48. Note de cabinet du ministère de l'Éducation nationale, 11 décembre 1974, CAC 19800491/19.

49. Circulaire n° 1260/DESUP10 – DGS/1025/SDPS1 du 21 décembre 1976.

50. Circulaire n° 1451/DGESUP6 du 13 novembre 1973.

En effet, durant cette période, les craintes de contestations étudiantes sont encore fortes et il apparaît politiquement risqué d'annuler des décisions prises par les conseils de faculté. Dans une note rédigée en janvier 1974, le directeur général de l'enseignement supérieur explique ainsi qu'il serait préférable de tolérer les dépassements pratiqués par les facultés, car « les chiffres fixés par les UER sont maintenant certainement connus des étudiants, ce qui laisse craindre une relance de l'agitation dans le cas où des annulations seraient prononcées[51] ». Ce qui importe, c'est qu'« aucune publicité ne [soit] faite sur les dépassements ». Les entorses à l'universalité de la nouvelle règle doivent rester discrètes, faute de quoi la crédibilité du gouvernement pourrait être mise en question.

Ce qui importe d'abord et avant tout, c'est donc bien de faire accepter *publiquement* la nouvelle règle du jeu, au prix d'une certaine latitude dans son application. En bref, de faire valoir le nouveau principe plutôt que de chercher à l'imposer de force. Les revendications des reçus-collés et de leurs familles sont ainsi systématiquement rejetées, d'autant plus qu'elles sont exprimées bruyamment dans les médias et qu'il faut faire passer le message selon lequel les règles du jeu ont changé.

Ce mélange de prudence et de fermeté explique pour partie que les mobilisations étudiantes contre la mise en œuvre du *numerus clausus* de médecine aient été bien moindres en automne 1972 qu'en automne 1969. Les contestations étudiantes se font encore plus rares l'année suivante et disparaissent ensuite presque totalement. La fixation du *numerus clausus* à un niveau élevé et la tolérance initialement de mise vis-à-vis des dépassements pratiqués par certaines facultés ont permis de décourager les revendications en termes de malthusianisme ou d'injustice, centrales lors du mouvement de contestation de l'arrêté « Guichard-Boulin » de 1969. Mais cette prudence a eu

---

51. CAC 19870193/12.

un coût : jusqu'à la fin des années 1970, les facultés de médecine ont continué à accueillir en deuxième année de très importantes promotions d'étudiants en médecine, très largement supérieures à ce que souhaitaient les fractions du corps mobilisées en faveur de la « sélection ».

*

Pour les gouvernants, la question de la sélection en médecine constituait une question politiquement très sensible au tournant des années 1960-1970. Ils s'en sont saisis néanmoins. Certains ont soutenu les revendications des partisans d'un concours au nom de la santé publique, d'autres pour ne pas être accusés « de ne pas construire assez de CHU », d'autres enfin pour éviter une explosion des dépenses de santé. La position centrale qu'occupent les médecins dans le système de santé et le fait que ce dernier soit financé principalement par des prélèvements obligatoires expliquent ainsi en grande partie que les gouvernants aient finalement institué un *numerus clausus* en fin de première année de médecine.

La nécessité de proportionner le nombre d'étudiants en médecine aux capacités de formation des hôpitaux a constitué la principale justification du *numerus clausus*. Pour les médecins mobilisés en faveur de la « sélection » comme pour les gouvernants, « l'externat pour tous » a donc constitué un argument très fort en faveur du concours. Pour se prémunir de toute accusation de « malthusianisme », les pouvoirs publics ont initialement fixé le *numerus clausus* à un niveau assez élevé, en se conformant aux évaluations effectuées par les autorités hospitalo-universitaires sur les capacités de formation des hôpitaux, et ont toléré les dépassements pratiqués ici et là.

Cette politique prudente n'a pas empêché le concours de fin de première année de médecine de devenir, très vite, un concours très sélectif. En effet, malgré la mise en place du *numerus clausus*, le nombre d'étudiants inscrits en première année de médecine a continué à augmenter. Mécaniquement, le taux de passage entre la première année et la deuxième année de médecine a chuté : il est passé de 41,3 % en 1971, dernière année sans *numerus clausus*, à 26,5 % en 1974. L'accroissement rapide de la sélectivité du concours a sans doute été un facteur clé de sa légitimation, d'une part parce que ceux qui le présentaient, absorbés dans leur préparation, n'étaient guère prédisposés à se mobiliser pour le contester, et d'autre part parce que ceux qui l'avaient réussi en retiraient des profits symboliques d'autant plus grands qu'ils avaient été durement sélectionnés.

Les difficultés qu'ont rencontrées initialement les partisans d'un concours très sélectif en début d'études médicales à obtenir satisfaction auprès des pouvoirs publics constituent une bonne illustration de *l'autonomie relative du champ politico-administratif vis-à-vis des demandes qui lui sont adressées*. Il ne suffit pas, comme les dirigeants du SAEM et de l'Ordre des médecins en ont fait l'expérience, d'être soutenu par des administrations puissantes et d'être bien introduit dans le milieu politique pour voir ses revendications rapidement satisfaites. Quelle qu'ait été leur position sur ce sujet, les gouvernants qui se sont saisis de la question des études médicales l'ont fait suivant des logiques spécifiques. La mobilisation de *ce sens pratique proprement politique*, qui permet de mesurer ce qui est politiquement faisable ou non, explique entre autres que le *numerus clausus* ait été justifié exclusivement par des raisons pédagogiques et non par référence aux « besoins de santé » de la population. Elle permet également de comprendre que la réforme de l'internat, trop conflictuelle, ait été repoussée à plus tard. La loi du 12 juillet 1971 est donc loin d'avoir réglé les questions soulevées par les groupes de travail sur les études médicales en 1969 et 1970. C'est dire que la réforme des études médicales va continuer à alimenter de nombreux débats à l'intérieur du corps médical tout au long des années 1970.

CHAPITRE 4
LA MUE DE L'INTERNAT

« "La mort de l'internat ?" Cette expression résume
de manière frappante les critiques qu'un membre
de la commission – dont les préoccupations
étaient d'ailleurs partagées par plusieurs de
ses collègues – a formulées contre le projet de
formation des spécialistes qui vient d'être exposé.
Il est reproché à ce projet d'altérer profondément
l'internat actuel dont il emprunte le moule, et de le
menacer, à bref délai, de disparition. Le nouveau
système n'opérerait plus, en effet, la sélection
rigoureuse qui a fait la valeur et le prestige de
l'internat ; il attirerait essentiellement vers celui-ci
des candidats aux spécialités ; il transformerait
l'école de responsabilité qu'il est aujourd'hui en
une école de technicité, où les préoccupations de
formation l'emporteront sur les préoccupations
hospitalières. La médecine française se trouverait
ainsi amputée d'une institution ancienne à laquelle
elle doit beaucoup[1]. »

L'internat – et plus particulièrement l'internat des CHU –
constitue une institution hautement valorisée à l'intérieur
du champ médical, tant en raison des qualités formatrices

---

1. MINISTÈRE DE LA SANTÉ ET DE LA SÉCURITÉ SOCIALE, *La réforme des
études médicales*, Paris, La Documentation française, 1977, p. 38.

qui lui sont reconnues que pour son rôle dans la sélection des élites médicales. Il occupe également une place centrale dans l'organisation des services hospitaliers : au début des années 1970, les internes et faisant fonction d'interne (FFI) sont plus nombreux que les médecins à temps plein des hôpitaux[2]. Assurant, avec les chefs de clinique dans les CHU, la majeure partie des gardes et des urgences, ils effectuent des tâches pénibles que les médecins titulaires, plus âgés, ne veulent pas prendre en charge.

Le projet de réforme de l'internat suscite de vifs débats à l'intérieur du champ médical lorsque les premiers rapports ministériels sont rendus publics en 1969 et 1970. Ces débats se poursuivent sur plus d'une décennie, conduisant à l'adoption d'une première loi en 1979, suivie d'une seconde en 1982. Ces lois se traduisent notamment par une modification du mode de calcul du *numerus clausus* de médecine et par un contingentement de l'accès aux diplômes de spécialité.

Ce chapitre se propose de reconstituer l'histoire des luttes auxquelles la réforme de l'internat a donné lieu. Elles ont mobilisé l'ensemble du champ médical, des étudiants en médecine aux syndicats de médecins libéraux et aux représentants des CHU, tant cette réforme était porteuse de bouleversements profonds quant à la structuration interne du champ – qu'il s'agisse de la place respective des médecins généralistes et des médecins spécialistes dans le système de santé, de la division du travail entre médecine libérale et médecine hospitalière ou des rapports entre les CHU et les hôpitaux généraux.

---

2. On comptait, en 1971, 5 300 internes et FFI pour 4 400 médecins à temps plein. Il faut y ajouter environ 5 000 médecins à temps partiel, employés principalement dans les hôpitaux non universitaires.

Vers une nouvelle école des spécialités

Réformer l'internat

La réforme de l'internat conçue par les groupes de travail ministériels qui s'étaient penchés sur l'organisation des études médicales entre janvier 1969 et avril 1970 visait principalement à harmoniser la formation des futurs spécialistes pour la rendre conforme aux projets de directives européennes sur la libre circulation des médecins, à freiner le développement de la médecine spécialisée, à rééquilibrer la répartition des étudiants entre les spécialités, et enfin à revaloriser l'enseignement dispensé par les facultés de médecine, concurrencé par les préparations privées aux concours. Pour cela, la réforme proposée consiste à faire de l'internat la principale école de formation des futurs spécialistes. Désormais, les diplômes nationaux de spécialité – les certificats d'études spéciales (CES) – ne pourront être préparés que dans le cadre de l'internat. Le nombre de places mis au concours sera déterminé par les pouvoirs publics non plus en fonction des besoins des services hospitaliers en internes, mais en fonction d'une estimation des besoins de la population en spécialistes. Les concours ne seront plus organisés par les hôpitaux, mais par les pouvoirs publics au niveau national ou interrégional, de manière à permettre aux futurs internes de circuler entre plusieurs hôpitaux et d'acquérir la formation la plus diversifiée possible.

Pour les tenants de la réforme, l'accès à l'internat se fera en deux étapes : une phase de préadmissibilité visant à inciter les étudiants à suivre les enseignements universitaires ; une phase d'admission, consistant en un concours. De manière à limiter les choix de spécialisation par dépit, les candidats seront classés pour chacune des options de spécialisation choisies au concours. Il y aura donc un classement pour chaque option et non plus un classement unique pour l'ensemble des candidats.

En automne 1971, la Direction générale de la santé propose un projet de réforme de l'internat directement inspiré des rapports remis par les groupes de travail[3]. Ce projet et les rapports dont il est issu suscitent des réactions très contrastées au niveau du champ médical. Ses principaux soutiens se recrutent parmi les médecins et internes des CHU, notamment parisiens. Ceux-ci sont en effet les principaux bénéficiaires de la réforme. Les CHU acquerront en effet le quasi-monopole de la formation des spécialistes. Et pour les internes de CHU, la dépréciation relative du titre d'interne est compensée par le fait que la réforme protégera l'accès au titre de spécialiste et donc préservera leurs chances de carrière dans le secteur libéral, où ils s'installent en grande majorité. Mais si elles reconnaissent le bien-fondé de la réforme, les organisations d'internes des CHU demandent toutefois qu'elle fasse l'objet de certains aménagements. Ainsi, la Fédération des associations d'internes et anciens internes des hôpitaux de villes de faculté exige, au nom de l'unité du corps, qu'un seul classement soit produit à l'issue du concours, et non pas plusieurs classements suivant l'option choisie par les candidats. L'internat doit rester le « moule commun d'une élite médicale[4] ». La Fédération refuse en outre le principe de la préadmissibilité, l'accès au concours devant reposer exclusivement sur le « volontariat ». Enfin, elle rappelle que le concours doit demeurer très sélectif : l'exigence de former suffisamment de spécialistes pour satisfaire les « besoins » de la population ne doit conduire ni à une dégradation de la formation des internes ni à une dépréciation du titre d'interne.

Les opposants à la réforme se recrutent parmi des fractions numériquement importantes du champ médical, mais relativement dominées en son sein, comme les étudiants en médecine, les médecins libéraux et les médecins des hôpitaux non universitaires. Opposés au

---

3. AI DGS/96/050/2.
4. *Concours médical*, vol. 92, n° 27, 4 juillet 1970, p. 6100.

principe même de la réforme, ils se prononcent en faveur d'une adaptation à la marge du *statu quo* pour rendre la formation des spécialistes conforme aux futures directives européennes. Ces oppositions obéissent à des motifs divers. Défendant les intérêts des étudiants, candidats potentiels à des formations spécialisées, l'Association nationale des étudiants en médecine de France (ANEMF) et l'Association générale des étudiants en médecine de Paris (AGEMP) s'opposent à ce que l'accès à ces formations soit contingenté. La réforme suscite également l'opposition des spécialistes et des généralistes libéraux affiliés à la CSMF et à la FMF. Les représentants des spécialistes libéraux redoutent qu'en réduisant considérablement le nombre de spécialistes formés, la réforme n'aboutisse à cantonner les spécialistes à l'hôpital et ne préfigure la fin de l'exercice spécialisé en libéral. Quant aux représentants des généralistes, ils craignent que la réforme ne vienne accentuer la dévalorisation de la médecine générale par rapport à la médecine spécialisée, puisque les futurs spécialistes seront les seuls à bénéficier du passage prestigieux par l'internat : la médecine générale risque ainsi de devenir « le sous-produit de l'internat de la spécialité[5] », c'est-à-dire un mode d'exercice choisi par défaut par les étudiants ayant échoué au concours de l'internat ou n'ayant pas osé le présenter.

Enfin, les médecins des hôpitaux non universitaires, représentés principalement par le Syndicat national des médecins, chirurgiens et spécialistes des hôpitaux publics, appréhendent les conséquences qu'aurait la réforme sur le fonctionnement de leurs établissements, puisque les internes des régions sanitaires, qui y assurent avec les FFI la majeure partie des gardes et des astreintes, disparaîtraient. Les internes issus de la réforme feraient leurs stages principalement dans les CHU. À la différence des internes des régions sanitaires, qui font une grande partie de leur

---

5. *Ibid.*, vol. 94, n° 3, 15 janvier 1972, p. 470.

internat dans le même hôpital, les nouveaux internes ne feraient que des stages semestriels dans les hôpitaux non universitaires, et ne s'y rendraient qu'avec réticence, en raison du moindre encadrement médical et de l'éloignement géographique de ces hôpitaux par rapport aux CHU.

Face à ces critiques, la Direction générale de la santé élabore, avec la collaboration du doyen de la faculté parisienne de Lariboisière, un nouveau projet de réforme en mai 1972[6]. Elle propose un internat « à deux étages », comportant un internat régional de trois ans, qui aurait pour vocation de former l'ensemble des spécialistes, et un internat national de deux ans, très sélectif, qui aurait pour objectif de former les futurs cadres hospitalo-universitaires. Ce projet vise à satisfaire d'une part les représentants des médecins libéraux et des hôpitaux non universitaires, car il permettrait de former un nombre relativement important de spécialistes par le moyen de l'internat régional, qui se déroulerait à la fois dans les hôpitaux non universitaires et dans les CHU, et d'autre part les internes de CHU et les médecins hospitalo-universitaires attachés au maintien d'un concours très sélectif commandant l'accès aux carrières hospitalières et hospitalo-universitaires. Toutefois, ce projet est vigoureusement rejeté par les internes de CHU, pour qui il briserait l'unité du corps des internes.

En 1974, Simone Veil, nommée ministre de la Santé en juin, confie à Maurice Rapin, doyen de la faculté de médecine de Créteil, le soin d'élaborer un nouveau projet de réforme. Il le présente dans un entretien publié en mars 1975 dans *Le Concours médical*, une revue lue principalement par les médecins libéraux[7]. Il indique expressément que le nouvel internat, désormais appelé « internat qualifiant », restera un concours sélectif (2 000 postes par an, pour des promotions de 8 000 étudiants). Il propose, le premier, des

---

6. CAC 19840559/1.

7. *Le Concours médical*, vol. 97, n° 13, 29 mars 1975, p. 2207-2210.

solutions docimologiques (les « questions à thème restreint » ou « à réponse courte et ouverte ») permettant de réduire les biais liés à la subjectivité des correcteurs, d'assurer une correction rapide des épreuves et de départager les candidats. Pour répondre aux préoccupations des médecins des hôpitaux non universitaires, il annonce que les futurs internes devront, sur leurs huit stages semestriels, en faire deux hors CHU, en début et en fin d'internat. Enfin, une voie latérale d'accès à l'internat devra être mise en place pour les médecins généralistes installés depuis plus de cinq ans, de manière à ce qu'ils conservent la possibilité de se former à une spécialité en cours de carrière.

Les syndicats de médecins libéraux continuent à rester opposés à la réforme, tout comme les médecins des hôpitaux non universitaires, pour qui elle ne résout toujours pas le problème posé par la disparition de l'internat des régions sanitaires. Quant aux internes de CHU, ils sont désormais divisés à son sujet. L'Association des internes et anciens internes des hôpitaux de Paris la soutient, sans doute parce que le « projet Rapin » prévoit que les chefs de clinique seront recrutés par concours, et non plus par cooptation. Cela ouvrirait les postes de chefs de clinique de province aux internes parisiens, et donc augmenterait leurs chances de s'engager dans une carrière hospitalo-universitaire au détriment des internes de province. L'Intersyndicat national des internes des hôpitaux des villes de faculté (ISNIH), qui représente majoritairement des internes de province, s'oppose au contraire à la réforme. Avec le Syndicat national des médecins, chirurgiens et spécialistes des hôpitaux publics, il propose une adaptation minimale du *statu quo*. Les différents types d'internat (internat des régions sanitaires et internat des CHU) seraient maintenus. Les étudiants inscrits en CES qui n'auraient pas de poste d'interne pourraient se voir proposer des postes contractuels à temps plein créés par les hôpitaux en fonction de leurs besoins.

Le principal argument des tenants du *statu quo* consiste à mettre en avant la spécificité de l'exercice de la médecine en milieu hospitalier, pour lequel l'internat des CHU constitue à leurs yeux la meilleure préparation possible. La logique de l'argument conduit donc à revendiquer un accès plus sélectif au concours de l'internat des CHU, de manière à garantir aux internes de bonnes chances de carrières à l'hôpital. La formation pratique des étudiants inscrits en CES serait, quant à elle, améliorée, mais ils seraient voués exclusivement au secteur libéral.

Le projet de réforme de l'internat divise donc toujours profondément la profession médicale. Les débats opposent principalement les tenants d'une réforme visant à faire de l'internat une école des spécialités et les défenseurs d'une simple adaptation du *statu quo*. Cependant, les opposants à une réforme d'ampleur finissent par s'y rallier ou s'y résigner durant la deuxième moitié des années 1970.

Une question délaissée : la formation des médecins généralistes

La focalisation des médecins hospitalo-universitaires, à l'origine des projets de réforme discutés jusqu'à présent, sur la formation des spécialistes et leur faible intérêt pour celle des généralistes conduisent certains praticiens libéraux à se saisir, eux aussi, de la question des études médicales. En 1971, le Syndicat national des médecins omnipraticiens français (SNOMF), affilié à la CSMF, lance une large réflexion sur la formation des médecins généralistes, qui aboutit à l'élaboration d'un « livre blanc » en avril 1973[8]. Ses auteurs estiment que le territoire des médecins généralistes se réduit sous l'effet de la concurrence des spécialistes. Pire, à la différence des spécialités, la médecine générale n'est définie que par défaut, c'est-à-dire comme une absence d'exercice spécialisé. Pour y remédier, le SNOMF exige que

---

8. « Une formation spécialisée de médecine générale », *Le Concours médical*, 21 avril 1973, p. 2995-2998.

les futurs généralistes reçoivent une formation spécifique : le « troisième cycle de l'omnipraticien ». D'une durée de trois ans, cette formation comprendrait des stages hospitaliers et extrahospitaliers (dans des centres de la Protection maternelle et infantile ou dans des cabinets de médecins généralistes, par exemple) et donnerait lieu à l'obtention d'un CES, comme pour les spécialités. Elle devrait être assurée principalement par des pairs, ce qui nécessiterait que des chaires de médecine générale soient créées dans les facultés de médecine et que certains praticiens libéraux puissent être autorisés à accueillir des étudiants en stage dans leur cabinet. La médecine générale deviendrait donc une spécialité, au même titre que les spécialités déjà existantes.

Soutenues par la CSMF, ces revendications conduisent le ministère de la Santé à créer, en avril 1974, une commission chargée d'étudier « les problèmes de la formation et de la promotion du médecin généraliste[9] ». À la différence des groupes de travail précédents, les représentants des médecins libéraux sont largement représentés dans cette commission. Sur vingt-neuf membres, elle compte six représentants de la CSMF et cinq de la FMF, auxquels se joignent des universitaires, des médecins hospitaliers, des responsables de l'Ordre et des agents des ministères de la Santé et de l'Enseignement supérieur. Rapidement dénommée « commission Fougère », du nom de son président, elle remet son rapport en avril 1975. Dans la lignée du livre blanc du SNOMF, la commission défend l'institution d'une formation spécifique pour les médecins généralistes à l'issue du deuxième cycle. L'amélioration des conditions d'exercice des médecins généralistes supposerait également qu'ils soient formés en plus grand nombre et mieux répartis sur le territoire. Pour cela, une « redistribution des étudiants dans les UER en fonction des

---

9. Ministère de la Santé et de la Sécurité sociale, *La réforme des études médicales, op. cit.*

besoins médicaux des régions[10] » pourrait être envisagée. Enfin, l'exercice de la médecine en groupe, qui permet aux médecins de travailler dans des conditions plus attractives, devrait être facilité.

Les membres de la commission Fougère souscrivent à certains aspects du projet d'internat qualifiant porté par Maurice Rapin, puisqu'il conduirait à former une plus grande proportion de médecins généralistes et à leur octroyer une place plus importante dans le système de santé en en faisant des médecins de « première ligne ». Les spécialistes seraient cantonnés, autant que possible, à un rôle de *consultants* – ce qui signifie qu'ils recevraient principalement des patients adressés à eux par leurs confrères. Néanmoins, les membres de la commission Fougère estiment qu'en réservant l'internat aux futurs spécialistes, la réforme proposée par Maurice Rapin sapera toute tentative de revalorisation de la médecine générale :

> La formation de tous les spécialistes, ou du moins de la majorité d'entre eux, par la voie de l'internat qualifiant, les fera bénéficier d'un avantage supplémentaire : le crédit traditionnellement attaché au titre d'interne, et la situation des omnipraticiens s'en trouvera relativement diminuée[11].

En outre, en réservant le rôle de consultants aux spécialistes, le projet d'internat qualifiant ôterait aux futurs médecins généralistes toute possibilité de promotion en cours de carrière, sauf à renoncer à l'exercice de la médecine générale et à se former à une spécialité. Enfin, la mise en œuvre de l'internat qualifiant conduirait à réserver de nombreux stages en CHU aux futurs spécialistes. Les futurs généralistes devraient se contenter de prendre les stages restants, au risque qu'ils ne soient pas suffisamment nombreux ou « intéressants » :

---

10. Cité dans *Le Quotidien du médecin*, 17 juin 1975.
11. *Ibid.*

[Il est à craindre] que les postes hospitaliers les plus intéressants soient occupés par des internes, futurs spécialistes ; il serait donc nécessaire qu'un nombre suffisant de postes hospitaliers intéressants soient réservés aux étudiants du troisième cycle du généraliste[12].

Or, le ministère de la Santé souhaite que la réforme des études médicales fasse l'objet d'un consensus aussi large que possible à l'intérieur du corps médical, et notamment d'un accord entre médecins libéraux et médecins hospitalo-universitaires. L'originalité de la composition de la commission Fougère, dans la mesure où elle rassemble à la fois des représentants des médecins libéraux, des médecins hospitaliers et des universitaires, conduit le ministère à prolonger ses travaux. En juin 1975, le mandat de la commission est élargi au premier et au deuxième cycle des études médicales puis, en décembre, à l'ensemble des études médicales. La commission s'ouvre également à de nouveaux membres, de manière à inclure des représentants des spécialistes libéraux. Elle remet un nouveau rapport en 1977, publié par *La Documentation française*[13]. Il reprend l'essentiel des propositions de Maurice Rapin de 1975, en leur adjoignant des propositions visant à revaloriser la médecine générale. La mise en place de « l'internat qualifiant » devra ainsi s'accompagner de l'institution d'un troisième cycle de médecine générale d'une durée de deux ans. Durant cette formation effectuée à temps plein, principalement dans les hôpitaux non universitaires, les futurs généralistes devront percevoir la même rémunération que les internes. La mise en œuvre d'une telle réforme supposera que le *numerus clausus* soit fortement diminué, faute de quoi les hôpitaux ne pourront pas accueillir tous les futurs généralistes et leur offrir une formation spécifique de deux ans. Les membres

---

12. *Ibid*.
13. Ministère de la Santé et de la Sécurité sociale, *La réforme des études médicales, op. cit.*

de la commission demandent donc que le *numerus clausus* de médecine soit ramené à 6 000, de manière à former environ 2 000 spécialistes et 4 000 généralistes par an. Pour éviter une trop grande disproportion entre le nombre de places en deuxième année de médecine et le nombre d'étudiants inscrits en première année, ils proposent que les candidats aux études médicales fassent l'objet d'une présélection à l'issue du baccalauréat.

Le ralliement des syndicats de médecins libéraux à la réforme

Le rapport de la commission Fougère de 1977 marque le ralliement des syndicats de médecins libéraux à la réforme de l'internat, à laquelle ils étaient hostiles jusqu'alors. Cette évolution peut être expliquée par deux raisons principales. En premier lieu, la commission Fougère, en proposant la mise en place d'une formation spécifique en médecine générale en troisième cycle, satisfait une revendication importante des syndicats de médecins généralistes. Même si cette formation est de deux ans et non pas de trois comme le demandait initialement le SNOMF, et même si l'internat reste réservé aux futurs spécialistes, cette réforme est considérée comme une avancée pour la médecine générale. Le ralliement des syndicats de médecins libéraux à la réforme de l'internat peut donc d'abord être interprété comme une contrepartie aux mesures proposées pour améliorer la formation des généralistes. La mise en place d'un examen classant obligatoire en fin de second cycle doit d'ailleurs permettre aux futurs généralistes de choisir leurs terrains de stage en fonction de leur classement et de ne pas avoir à se contenter des stages non pourvus par les internes. En second lieu, la réforme permet de justifier à la fois un contingentement de l'accès aux formations spécialisées et une forte diminution du *numerus clausus*. Or, les années 1975-1977 sont marquées par un retournement des prises de position de la CSMF et des syndicats de spécialistes en matière de démographie médicale. Jusqu'ici, ces organisations défendaient l'idée que les besoins de la population en médecins généralistes et en spécialistes étaient loin d'être satisfaits, et qu'il fallait continuer à en former un grand nombre. L'augmentation du nombre de diplômés sortant des facultés de médecine, qui passe de 3 000 en 1968 à 7 500 en 1975, n'était pas considérée comme un problème en soi, certaines spécialités et certaines zones du territoire manquant toujours de médecins. Si les pouvoirs publics prenaient des mesures visant à favoriser l'installation des jeunes diplômés dans ces zones, le secteur libéral pourrait absorber ces nouveaux entrants sans baisse d'activité des praticiens.

En novembre 1975, la CSMF obtient que le ministère du Travail et de la Sécurité sociale mette en place une commission devant examiner les mesures à prendre pour favoriser « une répartition optimale des entreprises médicales[14] ». Composée d'une part de représentants de la CSMF, de la FMF et de l'Ordre des médecins, et d'autre part d'agents de l'État et des caisses d'assurance maladie, cette commission se réunit à sept reprises entre novembre 1975 et juin 1976. Les représentants de la CSMF proposent que soient créées des « commissions d'urbanisme médical » qui seraient chargées de faire l'inventaire des possibilités locales d'implantation, notamment dans les quartiers de banlieue des grandes villes et dans les zones rurales, et de distribuer des aides financières. En allant dans le sens d'une meilleure répartition géographique des médecins, ces mesures devraient éviter une intensification de la concurrence intraprofessionnelle dans les zones les plus médicalisées.

---

14. Lettre du président de la CSMF au directeur du cabinet du ministre du Travail et de la Sécurité sociale, 4 septembre 1975, CAC 19890404/9.

Néanmoins, non seulement les représentants de l'Ordre des médecins et le président de la FMF s'opposent à un tel dispositif, « qui [conduirait] inévitablement à la coercition[15] », mais la CNAMTS le rejette en raison de son coût. Elle défend l'idée que le simple jeu du marché conduira les nouveaux diplômés à aller s'installer dans les zones les moins médicalisées. Seules des mesures visant à fournir aux jeunes diplômés des informations pouvant les aider à choisir leur lieu d'installation sont retenues. Plusieurs « cellules d'information », installées dans les locaux des directions régionales des affaires sanitaires et sociales, sont ainsi créées à partir de 1977.

Le refus de la CNAMTS, soutenue par l'Ordre et par la FMF, de prendre des mesures visant à inciter les nouveaux diplômés à s'installer dans les zones les moins médicalisées se traduit par une radicalisation rapide des prises de position des dirigeants de la CSMF en matière de démographie médicale. En effet, à partir du milieu des années 1970, l'accroissement du nombre de médecins n'est plus suivi par une augmentation similaire de leur activité. En outre, la CNAMTS est de plus en plus réticente à satisfaire les revendications des médecins libéraux en matière de revalorisations d'honoraires. Incontestablement, l'accroissement du nombre de médecins – dont on s'attend à ce qu'il double en l'espace d'une décennie – affaiblit le pouvoir de négociation des syndicats de médecins libéraux dans ce domaine. À partir de 1975, les tarifs de consultation des médecins généralistes, jusqu'ici favorisés par l'assurance maladie, ne suivent plus l'évolution générale des prix (voir tableau 4.1). En raison de la moindre progression de leur activité, les revenus des médecins libéraux, généralistes comme spécialistes, stagnent voire régressent (tableau 4.2).

La dévalorisation des honoraires médicaux, au moment où d'importantes promotions de docteurs en médecine

15. Compte rendu de la réunion du 15 avril 1976, CAC 19890404/9.

cherchent à s'installer dans le secteur libéral, y compris dans les zones les plus denses en praticiens, fait donc craindre aux syndicats de médecins libéraux une intensification de la concurrence intraprofessionnelle, une dégradation des conditions de travail des médecins et une forte baisse de leurs revenus. En outre, l'expansion des CHU encourage un nombre croissant d'étudiants à se former à une spécialité. La mise en place et le développement de nouveaux services hospitaliers conduisent les responsables hospitaliers à créer de nouveaux postes d'internes : le nombre de postes mis au concours de l'internat des CHU, qui avait doublé dans les années 1960, double à nouveau dans les années 1970. Dans le même temps, l'ouverture de nouveaux services spécialisés dans les hôpitaux permet de diversifier les formations proposées aux étudiants, ce qui se traduit par une hausse du nombre d'étudiants préparant des CES. Le nombre de candidats se présentant aux examens terminaux de CES dans les disciplines cliniques passe de 1 900 à 4 300 entre 1971 et 1976. Au total, la moitié des étudiants en médecine se destinent alors à un exercice spécialisé exclusif, alors que les spécialistes ne représentent encore qu'un tiers des praticiens.

TABLEAU 4.1 – Évolution des tarifs des honoraires des
médecins libéraux, 1971-1980

Année	1971	1975	1980
C (consultation de médecine générale)	100	109	97
CS (consultation de spécialiste)	100	102	93
K chirurgie	100	87	75
Z radiologie/gastroentérologie	100	84	71
Z pneumologie/rhumatologie	100	85	70
Z autres praticiens	100	82	68

Nota : Les tarifs des honoraires sont donnés en prix relatifs,
c'est-à-dire déflatés de l'indice général des prix. Indice 100 en 1971.

Source : CNAMTS, « Le régime général de 1969 à 1988 », Carnets
statistiques, n° 51, 1989, p. 157-158. Les valeurs des lettres K et
Z correspondent aux tarifs des actes techniques pratiqués par les
médecins spécialistes, qui représentent la majorité des revenus de
certains d'entre eux.

TABLEAU 4.2 – Évolution des revenus nets moyens avant
impôt de l'activité libérale, 1970-1979

Année	Généralistes	Spécialistes	Ensemble
1970	100	100	100
1971	104,6	99,9	102,6
1972	107,5	95,6	102,0
1973	123,7	101,7	113,2
1974	112,9	89,5	101,6
1975	123,5	97,6	111,1
1976	118,6	100,2	110,1
1977	106,9	93,2	100,6
1978	111,7	98,0	105,1
1979	100,9	93,1	97,3

Nota : Les tarifs des honoraires sont donnés en prix relatifs,
c'est-à-dire déflatés de l'indice général des prix. Indice 100 en 1970.

Source : CREDOC, Démographie, activité et rémunération des
médecins en France, Paris, CREDOC, 1981.

Les logiques mêmes de la médecine hospitalo-universitaire poussant à la formation d'un nombre croissant de spécialistes, il apparaît indispensable, pour les syndicats de médecins libéraux, que l'accès aux formations spécialisées soit désormais contingenté par des quotas fixés au niveau national. Leur souhait d'une régulation plus stricte de l'accès à la profession médicale et aux spécialités constitue donc une raison essentielle de leur ralliement à la réforme des études médicales au milieu des années 1970.

Démographie médicale et maîtrise des dépenses de santé

Les prises de position des syndicats de médecins libéraux en matière de démographie médicale sont convergentes avec certaines préoccupations des pouvoirs publics. En effet, plus que jamais, la « maîtrise des dépenses de santé » est à l'ordre du jour du gouvernement. En 1977, les attributions de Simone Veil sont élargies : de simple ministre de la Santé, elle devient ministre de la Santé et de la Sécurité sociale. La forte dégradation des comptes de l'assurance maladie, dans un contexte économique difficile, conduit le gouvernement et les dirigeants des caisses d'assurance maladie à prendre des mesures d'économie (relèvement des cotisations, moindre prise en charge de certaines prestations pour les assurés, revalorisations d'honoraires moindres que prévues pour les praticiens libéraux[16]). Ils préconisent également des réformes touchant à l'organisation même du système de santé, dont les défauts engendreraient des dépenses superflues. En particulier, le développement de la médecine spécialisée est pointé du doigt. Qu'elle soit exercée dans le secteur libéral ou à l'hôpital, elle est coûteuse. Les honoraires des médecins spécialistes libéraux sont sensiblement plus élevés que ceux des médecins généralistes. Quant à la

---

16. B. PALIER, *Gouverner la Sécurité sociale. Les réformes du système de protection sociale depuis 1945*, Paris, PUF, 2002.

médecine hospitalière, elle nécessite un personnel important, des bâtiments et des équipements toujours plus onéreux. Elle représente une part croissante des dépenses de santé : 50,9 % en 1976, contre 43,6 % en 1970 et 41,2 % en 1960. L'expansion des hôpitaux, fortement soutenue par les pouvoirs publics jusqu'à présent, est mise en cause, et le système de financement des hôpitaux, dit du prix à la journée, est critiqué pour son caractère inflationniste.

Pour le ministère de la Santé, la réforme des études médicales doit donc s'inscrire dans une politique plus vaste visant à réduire la place de la médecine hospitalière – et plus largement de la médecine spécialisée – dans le système de soins, au profit de la médecine générale. Les médecins généralistes libéraux doivent prendre en charge une plus grande partie de la demande de soins. Or, préserver et renforcer la place des médecins généralistes dans le système de santé suppose non seulement que leur formation soit améliorée, mais aussi et surtout que l'accès aux formations spécialisées soit contingenté.

Le ministère de la Santé considère que l'adoption de la réforme est d'autant plus urgente que les directives relatives à la libre circulation des médecins dans l'espace communautaire ont fini par être adoptées, en juin 1975, et doivent entrer en vigueur dans les États membres à partir du 20 décembre 1976. Comme les premiers projets de directives qui avaient circulé à partir de 1968, elles prévoient que les candidats à un exercice spécialisé doivent avoir suivi une formation spécifique à temps plein, principalement dans les hôpitaux universitaires, et assortie de responsabilités hospitalières effectives. Par ailleurs, le ministère de la Santé souhaite réduire fortement le nombre d'étudiants admis en deuxième année de médecine. Fort du soutien des syndicats de médecins libéraux à partir de 1976, le gouvernement a commencé à réduire le nombre de postes hospitaliers offerts aux étudiants de second cycle en se montrant plus rigoureux dans l'appréciation du caractère formateur des postes proposés par les comités de coordination hospitalo-universitaires (CCHU). De 25 983 en 1976, le nombre de postes hospitaliers formateurs passe à 25 008 en 1977 et à 23 735 en 1978. En l'espace de deux ans, le nombre d'étudiants pouvant être admis en deuxième année d'études médicales passe donc de 8 661 à 7 912.

Cependant, l'usage du cadre législatif existant présente des limites, dans la mesure où il apparaît difficile de justifier une diminution importante du nombre de postes hospitaliers formateurs, alors même que les CHU se développent et que le nombre de médecins hospitalo-universitaires s'accroît. Il apparaît en outre difficile à l'État de déjuger les évaluations des CCHU, sauf lorsqu'elles sont manifestement tronquées. Seule une réforme du mode de calcul du *numerus clausus* de médecine, qui devrait être fixé non seulement en fonction des capacités de formation hospitalières, *mais également en fonction des besoins de la population*, comme l'avait défendu le ministère de la Santé entre 1969 et 1971, permettrait aux pouvoirs publics d'acquérir de plus grandes marges de manœuvre. Or, une telle réforme du *numerus clausus* supposerait de modifier la loi du 12 juillet 1971, et donc de faire voter une nouvelle loi.

En 1978, Simone Veil confie à Claude Got, alors maître de conférences agrégé de médecine et chef de service à l'hôpital Raymond-Poincaré de Garches, le soin de préparer la réforme des études médicales. Ce dernier raconte comment il s'est vu confier cette charge :

> Simone Veil n'avait pas de très bons rapports avec les médecins hospitalo-universitaires. Elle n'était pas médecin. Elle défendait un nouveau statut pour les médecins hospitaliers, commun aux CHU et aux hôpitaux non universitaires. Elle voulait également revaloriser la médecine générale par rapport aux spécialités. Enfin, elle avait été en conflit avec l'Ordre des médecins [notamment au sujet de la légalisation de l'interruption volontaire de grossesse]. Elle a donc pris un « jeune », un hospitalo-universitaire non professeur titulaire de chaire, donc pas un mandarin, mais quelqu'un qui lui serait loyal, dévoué et fidèle, qui n'irait pas jouer son milieu contre la volonté du

ministre. Je l'avais rencontrée sur les problèmes d'alcoolisme au sujet desquels j'avais commencé à militer à l'époque[17].

Claude Got ne cherche pas à innover : il considère que les grands principes de la réforme sont acquis. Il s'appuie principalement sur le rapport de la commission Fougère, qui capitalise des années de débats et a reçu l'adhésion de larges fractions du corps médical, même si certaines lui restent hostiles, comme les internes de CHU et les médecins des hôpitaux non universitaires. Son travail consiste donc principalement à rassembler des « renseignements de base », notamment statistiques, pour s'assurer de la faisabilité de la réforme, et à recevoir de très nombreux représentants du corps médical pour recueillir leurs avis et prévenir d'éventuels points de blocage.

En février 1979, les ministères de la Santé et des Universités rendent public un avant-projet de loi, qui comprend quatre dispositions principales. En premier lieu, il prévoit que désormais, les pouvoirs publics fixeront *directement* le nombre d'étudiants pouvant être admis en deuxième année d'études médicales (et non plus indirectement, à travers la détermination du nombre de postes hospitaliers formateurs en second cycle). Le *numerus clausus* sera fixé à la fois en fonction des capacités de formation des hôpitaux *et des besoins de santé de la population*. En second lieu, l'avant-projet de loi reprend les principales propositions de la commission Fougère sur la formation des généralistes et des spécialistes. Les futurs spécialistes seront formés dans le cadre de l'internat, dont la durée sera de trois à cinq ans suivant les spécialités préparées. Les futurs généralistes devront, quant à eux, effectuer un « résidanat » d'une durée de deux ans. Internes et résidents auront les mêmes fonctions et la même rémunération[18]. Les premiers seront

---

17. Entretien non enregistré avec Claude Got, 7 juillet 2006.
18. En revanche, les internes seront mieux payés au-delà de leur deuxième année.

formés dans les CHU, et les seconds principalement dans les hôpitaux « généraux », c'est-à-dire non universitaires. Tous, conformément aux directives européennes, devront subir un contrôle des connaissances à l'issue de leur formation.

En troisième lieu, les concours d'internat seront organisés dans le cadre de « régions d'internat » regroupant plusieurs CHU, de manière à permettre aux internes reçus aux concours de pouvoir se former dans toutes les spécialités et de bénéficier, pour chaque spécialité, d'une assez grande diversité de terrains de stages. La présentation au concours sera subordonnée à une préadmissibilité. Dans chaque faculté, les étudiants seront classés en fonction de leurs notes d'examen en deuxième cycle, et seuls les mieux classés pourront se présenter au concours d'internat de leur région. Ce point, particulièrement épineux, est celui qui suscitera le plus de contestations de la part des étudiants en médecine.

Enfin, en quatrième lieu, il est prévu que *des quotas soient définis pour chaque diplôme d'études spécialisées* (DES[19]). Au total, il s'agit de former, comme le proposait la commission Fougère, 6 000 médecins par an, dont 2 000 spécialistes. Au regard des capacités d'accueil des CHU et des hôpitaux non universitaires, ce chiffre de 6 000 est considéré par le ministère de la Santé comme « une condition de réussite technique de la réforme[20] ».

Aussitôt, l'Association nationale des étudiants en médecine de France (ANEMF) conteste le principe de la préadmissibilité au concours de l'internat, au motif qu'elle risquerait de faire apparaître les futurs médecins généralistes comme les étudiants les plus mal classés à l'issue de leur deuxième cycle, et donc de dévaloriser encore davantage la médecine générale. Le principe de la préadmissibilité

---

19. Les DES remplacent les certificats d'études spéciales (CES), appelés à disparaître progressivement dans les années 1980.

20. Interview de Claude Got pour *Le Quotidien du médecin*, 2 avril 1979.

signifie également que les étudiants ne pourront se présenter au concours de l'internat qu'à l'issue de leur deuxième cycle, à la fin de leur sixième année d'études, après avoir validé *tous* leurs certificats et effectué *tous* leurs stages hospitaliers. Or, ils étaient autorisés jusqu'à présent à candidater aux concours d'internat des CHU sans avoir validé tous les stages et certificats de deuxième cycle, ce qui leur permettait de mieux se consacrer à la préparation de ces concours. Ils pouvaient ainsi commencer leur internat avec des « ardoises » à valider ultérieurement. Le principe de la préadmissibilité revenait donc à allonger *de facto* la durée des études médicales pour tous les futurs internes et à remettre en cause le système des préparations privées aux concours d'internat des CHU, dont bénéficiaient avant tout les étudiants issus de familles aisées.

Les dirigeants de l'ANEMF en viennent donc à défendre le principe d'un « accès libre et volontaire » au concours de l'internat, c'est-à-dire sans préadmissibilité[21]. Elle reçoit le soutien de la CSMF, de la FMF et de l'Ordre. La Conférence des doyens des facultés de médecine et la Fédération nationale des omnipraticiens de France (FNOF)[22], quant à elles, s'y opposent. En effet, la préadmissibilité au concours de l'internat vise à la fois à revaloriser l'enseignement universitaire et à permettre aux futurs médecins généralistes de choisir leurs stages en fonction de leur classement, de manière à ne pas être systématiquement contraints de choisir les stages dont les internes n'auront pas voulu.

Début avril, une « Coordination nationale des étudiants de médecine » réussit à organiser une manifestation rassemblant, d'après *Le Quotidien du médecin*, près de 10 000 étudiants contre le projet de réforme. Ne souhaitant pas prendre le risque de faire capoter la réforme sur un

---

21. *Le Quotidien du médecin*, 4 avril 1979.

22. La FNOF, affiliée à la CSMF, est l'héritière du Syndicat national des médecins omnipraticiens de France, qui avait été à l'origine du livre blanc sur la formation des généralistes de 1973.

point jugé secondaire au regard de ses autres dispositions, le gouvernement renonce à lutter contre les préparations privées aux concours d'internat et abandonne le principe de la préadmissibilité.

Le projet de loi est déposé auprès du Bureau de l'Assemblée nationale en avril. La loi, promulguée le 6 juillet 1979, diffère peu du projet du gouvernement. Toutefois, les interventions de certains parlementaires ont permis de l'amender sur certains points, principalement en faveur des syndicats de médecins libéraux. Ces derniers obtiennent ainsi que le *numerus clausus* soit fixé non seulement en fonction des capacités de formation des hôpitaux et des besoins de santé de la population, mais également en fonction de « la nécessité de remédier aux inégalités géographiques ». Cet amendement, qui repose sur l'idée selon laquelle les jeunes docteurs en médecine s'installeront majoritairement dans la région où ils ont effectué leurs études, signifie que le *numerus clausus* pourra être davantage réduit pour les facultés situées dans les régions les plus denses en médecins.

L'article de la loi relatif au *numerus clausus* de médecine est immédiatement appliqué : en octobre 1979, il est ramené à 7 121 pour l'année universitaire 1979-1980, puis à 6 409 l'année suivante. L'organisation de l'internat et du résidanat est, quant à elle, précisée par plusieurs textes réglementaires parus entre août et décembre 1980. En particulier, les concours d'internat, organisés dans huit régions comprenant chacune un à quatre CHU, consistent désormais en des épreuves *exclusivement écrites et anonymes*. Les épreuves orales, que le Comité interministériel de l'enseignement médical avait échoué à supprimer en 1964, disparaissent.

Parmi les principales organisations du corps médical, rares sont celles qui contestent encore les principes mêmes de la réforme. L'ISNIH, qui craint qu'elle n'aboutisse à une dévalorisation de l'internat et estime que ce dernier devrait rester un « concours hospitalier, premier grade

d'une carrière hospitalière et hospitalo-universitaire[23] »,
est assez isolé. Les modalités d'application de la réforme
sont, en revanche, critiquées par des fractions plus larges
du champ médical. Comme au début des années 1970, ces
critiques émanent toujours des organisations représentant
les médecins généralistes et les hôpitaux non universitaires.
Les premières reprochent à la réforme d'entériner une
sélection par l'échec des futurs médecins généralistes et
donc d'aller à l'encontre d'un de ses objectifs affichés :
revaloriser la médecine générale. Elles plaident donc pour
la restauration d'un classement en fin de deuxième cycle,
qui permettrait aux résidents de choisir leurs stages dans
les mêmes conditions que les internes, en fonction de
leur classement. Quant aux représentants des hôpitaux,
ils redoutent l'impact de la réforme sur le fonctionnement
des services hospitaliers – et plus particulièrement sur ceux
des hôpitaux non universitaires. En effet, l'expansion des
hôpitaux dans les années 1960 et 1970 s'est faite en partie
grâce à l'appoint des internes et des étudiants en CES, dont
beaucoup étaient employés comme FFI. Or, avec la réforme,
les hôpitaux n'auront plus le pouvoir de créer eux-mêmes
des postes d'internes en fonction de leurs besoins. Ces
postes seront désormais créés par l'État en fonction d'autres
critères, comme « les besoins de santé de la population »,
dont rien ne dit a priori qu'ils correspondront aux besoins
hospitaliers. De plus, les futurs internes ne seront plus
répartis de la même manière entre les hôpitaux. Avec la
disparition de l'internat des régions sanitaires, les futurs
spécialistes seront formés principalement dans les CHU (la loi
ne les oblige à faire qu'un seul stage hors CHU). Les hôpitaux
non universitaires, au contraire, ne formeront pratiquement
plus de spécialistes, et accueilleront principalement de
futurs généralistes. Or, les « résidents » ne pourront pas
effectuer le travail qu'effectuaient les internes des régions

---

23. Communiqué reproduit dans Le Quotidien du médecin,
14 février 1979.

sanitaires dans certaines spécialités, comme en chirurgie. Enfin, les futurs internes et résidents ne seront pas, selon certains représentants du monde hospitalier, l'équivalent des internes de CHU, voire des internes des régions sanitaires. À la différence de leurs prédécesseurs, les internes nouveau régime devront être considérés comme des étudiants et suivre davantage d'enseignements théoriques. Comme l'expose l'auteur d'un rapport diffusé par la Fédération hospitalière de France, cela induira « un *véritable changement de mentalité* chez l'interne, qui se sentira de moins en moins responsable de la marche d'un service, et se situera plus comme un étudiant désirant apprendre que comme un membre efficient de l'équipe soignante[24] ». Le problème se posera de manière particulièrement aiguë pour les hôpitaux non universitaires : à la différence des internes des régions sanitaires, les internes nouveau régime y feront des stages de courte durée, qu'ils risquent de surcroît de mépriser par rapport à leurs stages en CHU. Quant aux résidents, sélectionnés par défaut, ils seront « avant tout le[s] recalé[s] de l'internat[25] » et n'auront pas la même motivation que les internes des régions sanitaires.

Pour compenser les effets de la réforme sur le fonctionnement des services, les responsables hospitaliers demandent donc que les pouvoirs publics créent des postes temporaires destinés à de jeunes diplômés qui pourraient continuer à assurer « les fonctions les plus spécifiques des internes » : les gardes et l'accueil des urgences[26]. Ils demandent non seulement que les CHU bénéficient d'un plus grand nombre de postes d'assistants et de chefs de clinique, mais aussi et surtout que les hôpitaux non universitaires

---

24. FHF, Union du Sud-Est, *La réforme des études médicales et le fonctionnement hospitalier*, rapport présenté par André Maurin, Congrès de Marseille, 19-21 juin 1981. AI DGS/96/050/1.

25. *Ibid.*

26. Note de Claude Got pour le ministre de la Santé et de la Sécurité sociale, 6 mai 1980 (archives personnelles de C. Got).

puissent bénéficier de postes équivalents. Début 1981, le ministère de la Santé et de la Sécurité sociale prépare un projet de décret en ce sens. Toutefois, il n'est pas adopté avant le changement de gouvernement de juin 1981. Le problème de l'incidence de la réforme sur le fonctionnement des hôpitaux reste donc entier.

L'INTERNAT POUR TOUS

L'année 1981 est marquée par une importante alternance politique qui voit, pour la première fois depuis le début de la Vᵉ République, les forces politiques de gauche remporter l'élection présidentielle. Élu président de la République en mai 1981, François Mitterrand annonce aussitôt la dissolution de l'Assemblée nationale, puis nomme un gouvernement dirigé par Pierre Mauroy.

Les élections législatives, organisées en juin, constituent une importante victoire pour les forces de gauche. Le Parti socialiste détient à lui seul la majorité absolue à l'Assemblée nationale. En raison de son soutien au Parti socialiste entre les deux tours des élections législatives, le Parti communiste obtient de voir quatre de ses dirigeants entrer au gouvernement. L'un d'entre eux, Jack Ralite, est nommé à la tête de ce qui est considéré comme un « petit » ministère au sein du gouvernement : le ministère de la Santé. Le ministère de l'Éducation nationale, considéré comme plus stratégique, échoit à un important dirigeant du Parti socialiste, Alain Savary.

L'élection de François Mitterrand s'est faite sur la base d'un programme annonçant de vastes changements dans de nombreux secteurs de la société française. Une fois constituées, les équipes entourant les nouveaux membres du gouvernement font l'inventaire des mesures et des réformes prises par leurs prédécesseurs. Or, la réforme des études médicales, adoptée en 1979, attend encore d'être appliquée : les ministères de la Santé et de l'Éducation nationale vont s'en saisir pour faire valoir à la fois une conception moins élitiste des études médicales et encourager davantage d'étudiants en médecine à s'orienter vers des carrières dans le domaine de la recherche médicale et de la santé publique.

La fin de l'élitisme ?

Très peu de temps après sa nomination, le ministre de la Santé confie à un membre de son cabinet, Jacques Roux, le soin de préparer un rapport sur la réforme des études médicales. En août, il annonce également le gel de la baisse du *numerus clausus* de médecine programmée pour l'année 1981-1982. Il reste fixé à 6 409 places, en attendant qu'une étude plus précise des « besoins de santé » de la population soit menée.

Membre du Comité central du Parti communiste, Jacques Roux est également un fondamentaliste réputé, titulaire de la chaire de microbiologie à la faculté de médecine de Montpellier et chef de service au CHU de cette même ville. Il remet son rapport définitif le 1er septembre 1981[27]. Il préconise l'élaboration d'une nouvelle loi, construite autour de deux grands mots d'ordre. Le premier serait *l'internat pour tous*. Tous les étudiants en médecine de troisième cycle auraient le titre d'interne, quelle que soit leur « filière » (médecine générale, spécialités chirurgicales, spécialités médicales, psychiatrie, etc.). Tous passeraient un examen classant en fin de deuxième cycle, en fonction duquel ils choisiraient leur filière. Il s'agit ainsi de revaloriser symboliquement la médecine générale en faisant en sorte que les futurs généralistes passent les mêmes épreuves que les futurs spécialistes et aient, comme ces derniers, le titre d'interne durant leur formation. Le second grand principe de la réforme serait la *régionalisation*. Les examens classants seraient organisés dans chacune des vingt et

27. AI DGS/96/050/1.

une régions de la France métropolitaine (la Corse étant rattachée à la région Provence-Alpes-Côte d'Azur), et non pas dans sept ou huit grandes régions d'internat, comme le prévoyait la réforme de 1979. Il s'agirait ainsi d'éviter, comme le craignent certains hospitalo-universitaires, que les « petits » CHU ne perdent leurs meilleurs étudiants et même une partie de leurs internes au profit des CHU les plus attractifs. Par ailleurs, la réforme proposée prévoit d'instituer deux nouvelles « filières » d'internat, l'une de santé publique et l'autre de recherche médicale

Ces premiers travaux conduisent le gouvernement à annoncer, fin septembre, un report d'un an de l'application de la réforme des études médicales. Le ministre de la Santé et le ministre de l'Éducation nationale confient à Maxime Seligmann, membre du cabinet de ce dernier depuis août, le soin de préparer un nouveau rapport sur les études médicales. Professeur d'immunologie à la faculté de médecine de Saint-Louis-Lariboisière, chef de service et directeur d'une unité de l'INSERM, Maxime Seligmann est, comme Jacques Roux, un fondamentaliste reconnu. Il forme un groupe de travail où les médecins issus des disciplines fondamentales et de la santé publique sont fortement représentés : ils représentent près de la moitié des médecins membres du groupe, auxquels s'ajoutent un spécialiste en sciences de l'éducation et des étudiants en médecine de deuxième cycle.

Le groupe remet son rapport en janvier 1982. Il propose pour commencer une profonde refonte des enseignements de première année de médecine, privilégiant notamment l'enseignement par petits groupes, ce qui présuppose l'institution d'une présélection à l'issue du baccalauréat. Mais ses principales propositions portent sur l'organisation du troisième cycle et ses modalités d'accès. Se prononçant contre une orientation élitiste des études médicales et pour une revalorisation des formations conduisant aux carrières dans la recherche et la santé publique, le groupe reprend plusieurs des propositions du rapport précédent de Jacques

Roux, comme la formule de « l'internat pour tous » et la mise en place des filières d'internat « santé publique » et « recherche ». Au total, l'internat comprendra quatre filières : la médecine générale, la santé publique, la recherche et la médecine spécialisée, cette dernière comportant quatre options (spécialités médicales, spécialités chirurgicales, psychiatrie et biologie). Le groupe de travail dirigé par Maxime Seligmann modifie cependant l'architecture de la réforme proposée par Jacques Roux, en faisant de l'examen classant permettant d'accéder au troisième cycle un examen *national*, et non plus régional, afin de créer une émulation entre les facultés et de permettre, comme l'avaient défendu les premières commissions à avoir travaillé sur la réforme de l'internat dans les années 1960, un « brassage » des futurs médecins. Enfin, le groupe de travail fait des propositions originales en matière de docimologie. Afin de limiter les risques d'orientation par dépit, il propose que des « coefficients de motivation » soient introduits : les étudiants bénéficieront d'une pondération plus élevée pour les épreuves correspondant aux filières et aux options pour lesquelles ils auront exprimé une préférence au moment de leur inscription à l'examen classant. Chaque étudiant se verra attribuer non pas un classement, mais *plusieurs classements*, pour chacune des filières ou options d'internat qu'il aura choisies.

L'ensemble de ces propositions soulève de vives réactions à l'intérieur du milieu médical, principalement parmi les fractions proches du pôle dominant du champ médical. La réforme de l'enseignement en premier cycle n'est soutenue ni par la Conférence des doyens des facultés de médecine, ni par les organisations d'étudiants de gauche et d'extrême gauche, qui refusent tout dispositif de présélection à l'issue du baccalauréat. Les organisations les plus attachées à la préservation de la valeur du titre d'interne, comme la Fédération des internes et anciens internes des CHU et l'Intersyndicat national des chefs de clinique-assistants des hôpitaux des villes de faculté (INCCA), déplorent également la formule de « l'internat pour tous », qu'elles qualifient d'hypocrisie[28]. Le caractère national de l'examen classant est, quant à lui, critiqué par la Conférence des doyens et la Fédération hospitalière de France, qui redoutent que les régions les moins attractives ne se vident de leurs meilleurs étudiants, et n'accueillent principalement des étudiants les ayant choisies par défaut, dont la « motivation » laisserait à désirer[29].

Toutefois, la principale critique adressée au « rapport Seligmann » porte sur les modalités de sélection des futurs spécialistes. La Fédération des internes et anciens internes de CHU et l'INCCA exposent clairement le problème :

> Nous sommes contre un examen unique servant à la fois de sanction au deuxième cycle des études médicales et de concours (si l'on peut dire) pour les différentes filières médicales. Nous croyons fortement aux vertus du volontariat qui amènent certains à travailler spécifiquement un concours en vue d'un objectif déterminé. Et nous ne pensons pas que cette vocation sera remplacée avantageusement par un choix obligatoire obtenu après une épreuve de classement, où chacun choisira chirurgie, médecine générale, épidémiologie ou psychiatrie en fonction des places restantes[30].

Les représentants des internes de CHU et des chefs de clinique défendent donc le maintien d'un concours qui permettrait, seul, d'accéder aux formations spécialisées. Ils estiment que seul un tel concours permettrait de sélectionner les futurs spécialistes en fonction de leur motivation et donc d'éviter une dévalorisation complète de l'internat.

---

28. Communiqué de presse reproduit dans *Le Quotidien du médecin*, 17 février 1982.

29. Lettre du délégué général de la FHF au ministre de l'Éducation nationale, 19 février 1982, reproduite dans la *Revue hospitalière de France*, n° 349, mars 1982.

30. Communiqué de presse reproduit dans *Le Quotidien du médecin*, 17 février 1982.

Dans le même esprit, la Conférence des doyens, suivie par l'Académie nationale de médecine, propose que l'examen national classant soit remplacé par des concours organisés pour chaque filière de troisième cycle, auxquels seuls pourraient se présenter les étudiants ayant réussi un examen récapitulatif (mais non classant) en fin de deuxième cycle[31].

En raison de ces oppositions et des divergences existant entre les ministères de la Santé et de l'Éducation nationale (notamment sur la question de la régionalisation de l'internat), le projet de réforme des études médicales fait l'objet d'un arbitrage du Premier ministre. Le principe de l'internat pour tous est maintenu. En revanche, les dispositions relatives au premier cycle sont reportées à plus tard et les modalités d'accès au troisième cycle sont modifiées dans un sens favorable aux revendications exprimées par les représentants des internes, des chefs de clinique et des médecins hospitalo-universitaires. Le projet d'un examen national classant permettant de sélectionner directement les internes pour l'ensemble des filières est abandonné. Les étudiants devront toujours passer un examen classant récapitulant les enseignements de deuxième cycle. Mais s'ils souhaitent se former *à une spécialité*, ils devront passer *de surcroît* un concours commun aux filières spécialisées organisé au niveau interrégional. Le système des coefficients de motivation est abandonné au profit d'un classement unique.

Le maintien d'un examen récapitulatif en fin de second cycle doit permettre, comme les doyens de facultés de médecine le réclament depuis longtemps, de revaloriser les enseignements de second cycle en évitant que les étudiants ne les délaissent au profit de la préparation de l'internat. De manière à mettre fin au système des « ardoises », la Conférence des doyens insiste même auprès de Maxime Seligmann pour que la future loi oblige les étudiants à

---

31. *Le Quotidien du médecin*, 31 mars 1982 et 6 mai 1982.

valider tous leurs examens de second cycle pour pouvoir se présenter à l'examen classant[32].

Mais l'essentiel est, pour les opposants aux propositions initiales du rapport Seligmann, que *les futurs spécialistes seront sélectionnés par un concours spécifique*. Le SAEM, pourtant résolument hostile au nouveau gouvernement, se réjouit que « l'internat paraisse sauvé[33] ». Autrement dit, ayant choisi de maintenir un concours spécifique pour l'accès aux spécialités pour apaiser les représentants des internes de CHU, des chefs de clinique et des médecins hospitalo-universitaires, le gouvernement institue de fait *deux catégories d'internes* : les « vrais » internes, sélectionnés par concours et se destinant à un exercice spécialisé, et les autres, considérés par certains comme des usurpateurs, se destinant à la médecine générale.

La nouvelle loi remplaçant la réforme des études médicales de 1979 est promulguée le 23 décembre 1982. Au final, l'architecture de la réforme de 1982 est très proche de celle de 1979. Tout comme celle de 1982, la loi de 1979 prévoyait la mise en place d'un troisième cycle de médecine générale et une harmonisation de la formation des spécialistes dans le cadre de l'internat. De la même manière, elle prévoyait également que l'accès aux formations spécialisées serait contingenté et que des quotas seraient définis par spécialité. Les principales innovations de la réforme de 1982 ont donc consisté à accorder le titre d'interne aux futurs généralistes, à revaloriser la recherche médicale et la santé publique en en faisant des filières d'internat à part entière et, surtout, à instituer un examen classant validant en fin de deuxième cycle. Le gouvernement précédent avait envisagé un dispositif semblable, mais y avait renoncé sous la pression des étudiants en médecine.

---

32. Archives de la Conférence des doyens, compte rendu de la réunion du 12 mai 1982.

33. *Le Quotidien du médecin*, 12 mai 1982.

C'est ce projet d'examen classant validant qui va constituer le point de départ d'une nouvelle mobilisation des étudiants.

La « grande grève »

En février 1983, des étudiants en médecine du CHU de Saint-Antoine, principalement inscrits en quatrième et en cinquième année, entrent en grève. Ils refusent de poursuivre leurs stages hospitaliers, obligatoires à partir de la quatrième année d'études. Le mouvement s'étend rapidement aux autres CHU parisiens, puis en province. Le 20 février, plusieurs milliers d'étudiants manifestent à Paris. Peu après, un Comité national inter-CHU (CICN) est constitué par les étudiants pour structurer cette mobilisation et désigner des représentants auprès des pouvoirs publics.

Le mouvement s'organise à partir de deux revendications principales. La première porte sur la mise en place de l'examen classant validant (ECV). Les étudiants mobilisés font valoir le fait que certains candidats pourraient être collés à plusieurs sessions consécutives de cet examen et se retrouver dans l'incapacité de poursuivre leur formation après six années d'études. Rien n'interdirait aux conseils de faculté de placer très haut la barre de cet examen. Les grévistes demandent donc la suppression de l'ECV. La seconde revendication réside dans le slogan du « libre choix des spécialités ». En effet, les nouvelles modalités d'accès aux formations spécialisées ne permettraient plus aux étudiants de choisir leur future spécialité sur le mode de la vocation. Devant choisir leur filière puis leur spécialité sur la base de leur rang au concours, certains étudiants seraient fatalement amenés à choisir leur spécialité par défaut, et non par attrait pour celle-ci.

Au vu de l'ampleur rapidement prise par le mouvement, le ministère de l'Éducation nationale publie, le 1er mars, un communiqué insistant sur le fait que l'ECV n'a rien d'une étape

éliminatoire, « et encore moins d'un *numerus clausus*[34] ».
Il insiste sur le fait que les internes auront la possibilité de
changer de filière ou de spécialité un an après le début de
leur internat. Une notice présentant les mesures transitoires
destinées aux étudiants déjà inscrits en deuxième cycle,
imprimée en 25 000 exemplaires, est également envoyée
aux facultés de médecine pour être distribuée aux étudiants.
Le lendemain, des conseillers des ministres de la Santé et
de l'Éducation nationale reçoivent une délégation du CICN.
Leurs revendications (suppression de l'ECV, remplacement
des concours d'internat communs aux filières spécialisées
par des concours par filière, et abandon de la régulation
des flux d'internes par spécialité) impliquent une remise
en cause de la loi votée en décembre 1982 et sont jugées
inacceptables par le ministère de l'Éducation nationale.

L'échec de cette première entrevue conduit le CICN
à préparer une nouvelle manifestation et à organiser un
référendum auprès des étudiants de deuxième à sixième
année de médecine pour amplifier leur mouvement. En
une dizaine de jours, 24 000 questionnaires sont recueillis
(sur une population de l'ordre de 35 000 étudiants). Ils
sont remis et analysés devant huissier avec un matériel
informatique prêté par le CHU de Necker. Une analyse des
19 000 premiers questionnaires recueillis montre que 94 %
des répondants sont opposés à l'ECV. Les résultats sont
moins tranchés concernant l'accès aux spécialités, mais
le CICN tire argument du référendum pour affirmer que
les étudiants souhaitent non seulement la suppression de
l'ECV, mais veulent également « préserver le libre choix de
leur discipline[35] ».

Les premiers résultats du référendum sont présentés à la
presse à la veille de la manifestation nationale du 15 mars
qui rassemble, d'après les médias, 15 à 20 000 personnes

---

34. CAC 19860540/11.
35. Communiqué de presse du CICN du 14 mars 1983. Source :
ibid.

– ce qui constitue un chiffre élevé au regard de la population totale des étudiants en médecine. Le mouvement suscite une grande attention de la part des journalistes, d'autant plus que les étudiants organisent, en dehors des manifestations proprement dites, de nombreuses actions à caractère spectaculaire (plâtrage de parcmètres ou de statues, dépavage d'une portion de la rue de Vaugirard, arrachage de panneaux de stationnement, blocage de péages d'autoroute, occupation de la tour Eiffel et de l'Arc de Triomphe, etc.). Menées par des collectifs d'étudiants très organisés, ces actions sont produites directement à l'attention des journalistes, parfois informés à l'avance, en vue de susciter leur intérêt et leur sympathie.

Le ministère de l'Éducation nationale continue à refuser toute concession aux étudiants. Toutefois, à la suite du mauvais score des partis de gauche aux élections municipales, la composition du gouvernement est remaniée le 24 mars. Jack Ralite quitte le gouvernement et est remplacé par le socialiste Edmond Hervé. Nommé secrétaire d'État à la Santé, Edmond Hervé n'est pas ministre de plein exercice comme son prédécesseur, et est placé sous la coupe d'un ministre des Affaires sociales aux attributions étendues : Pierre Bérégovoy. Le mouvement étudiant étant susceptible de compromettre la mise en œuvre d'une réforme considérée comme essentielle pour la régulation démographique du corps médical, *et donc pour la maîtrise à long terme des dépenses de santé*, le nouveau ministre des Affaires sociales se saisit directement du dossier. Le 29 mars, il reçoit en personne une délégation du CICN : il lui annonce que le gouvernement est prêt à négocier avec les étudiants, tout en excluant toute révision de la loi. Le lendemain, la délégation du CICN est également reçue par le ministre de l'Éducation nationale et par le secrétaire d'État à la Santé. À l'issue de cette réunion, les représentants des étudiants et du gouvernement dressent un inventaire contradictoire de leurs points d'accord et de désaccord.

Les délégués du CICN reconnaissent la « nécessité d'une régulation des flux définie comme plafond par spécialité », mais ils rejettent toujours l'ECV et l'organisation d'un concours commun à l'ensemble des filières spécialisées dans chaque interrégion. Ils demandent que des concours interrégionaux soient organisés pour chaque filière, voire pour chaque spécialité, ce que le gouvernement estime irréalisable. Néanmoins, lors d'une nouvelle entrevue en présence de Pierre Bérégovoy, d'Alain Savary et d'Edmond Hervé le 11 avril, le gouvernement finit par renoncer à l'ECV. Il sera remplacé par un simple « certificat de synthèse clinique et thérapeutique » (CSCT) non classant, comme certaines facultés en font déjà passer à leurs étudiants. Le CSCT consistera en un certificat analogue aux autres certificats de deuxième cycle, avec des enseignements constitués principalement de travaux dirigés. L'obtention de ce certificat sera indispensable pour se présenter au concours de l'internat, mais les étudiants conserveront la possibilité de s'y présenter sans avoir obtenu tous leurs autres certificats. Cette concession représente donc un recul manifeste du gouvernement. En revanche, il refuse toujours de céder sur le principe d'un concours unique pour accéder aux spécialités. Pour favoriser les choix de filière par vocation, il propose d'introduire un mécanisme déjà proposé par le rapport Seligmann en janvier 1982 : les coefficients de motivation.

Malgré ces concessions, les délégués du CICN échouent à convaincre les représentants des étudiants des CHU parisiens et provinciaux, réunis en assemblée générale au CHU de Necker les 21 et 22 avril. Plus de deux mois après le début du mouvement, les délégués du CICN et le gouvernement sont donc dans une impasse, aucun des deux ne parvenant à faire accepter par les représentants des étudiants des différents CHU un compromis acceptable par les deux parties.

L'embrasement du milieu hospitalier

La « grande grève » est restée gravée dans la mémoire des étudiants et des médecins de l'époque. Si le mouvement a si bien « pris » parmi les étudiants en médecine – et plus précisément, parmi les étudiants hospitaliers de quatrième et cinquième année – c'est, en premier lieu, en raison même du contenu de la réforme et des incertitudes touchant ses modalités d'application. La principale inquiétude avancée par les représentants des étudiants résidait en effet dans la crainte que l'ECV ne puisse se transformer, suivant le bon vouloir des conseils de faculté, en *numerus clausus* et que certains étudiants ne se retrouvent dans l'impossibilité d'obtenir leur diplôme. Une telle crainte n'avait rien d'infondé : le durcissement brutal des examens terminaux des certificats d'études spéciales constituait une illustration notoire du fait que les jurys d'examen pouvaient pratiquer des *numerus clausus* tacites pour les candidats à l'exercice de certaines spécialités, et notamment des spécialités exercées dans le secteur libéral. Les discours alarmistes tenus alors par les syndicats de médecins libéraux et par les médias sur la situation de la démographie médicale ne pouvaient que renforcer ces craintes. De surcroît, comme le classement en fin de deuxième cycle proposé par le gouvernement précédent en 1979, la mise en place de l'ECV remettait en question le système des ardoises, qui permettait aux étudiants de se présenter aux concours d'internat sans avoir validé tous leurs certificats de deuxième cycle. Pour une partie des étudiants, l'ECV revenait à allonger la durée des études médicales, sans parler du fait qu'il pouvait remettre en cause leurs stratégies de préparation à l'internat.

La réforme des modes d'accès aux spécialités soulevait tout autant d'inquiétudes, notamment en raison de la complexité des mesures transitoires, peu lisibles, prévues pour les étudiants engagés en deuxième cycle. Par ailleurs, la mécanique de « l'internat qualifiant » bouleversait les modalités suivant lesquelles les étudiants se spécialisaient jusque-là. Les représentants des étudiants dénonçaient la logique d'un système poussant à des choix de spécialisation *par défaut*. L'ancien internat des CHU et les CES rendaient possibles des choix de spécialisation plus positifs et progressifs même si, *in fine*, tous les internes ne réussissaient pas à obtenir les stages leur permettant de préparer la spécialité souhaitée et que de nombreux étudiants en CES échouaient aux examens terminaux. Autrement dit, en raison même du flou qu'ils maintenaient sur leurs espérances objectives d'obtenir un titre de spécialiste dans telle ou telle discipline, l'internat des CHU et les CES constituaient pour les étudiants un système *en apparence plus indéterminé et plus ouvert* que le nouvel internat, qui comportait des quotas par filière et par spécialité et obligeait les étudiants à choisir immédiatement leur spécialité en fonction de leur classement. De surcroît, l'architecture du nouvel internat offrait au gouvernement la possibilité d'offrir un plus grand nombre de places dans les spécialités les moins prisées – comme celles relevant de la « santé publique », qu'il entendait justement promouvoir – aux dépens des spécialités offrant les meilleurs débouchés dans les hôpitaux publics et dans le secteur libéral.

En deuxième lieu, la force et la durée du mouvement ont également tenu à la configuration politique de cette période, qui a vu un gouvernement de gauche – le premier depuis plus de vingt ans – tenter de réformer de vastes secteurs de la société. Dans le domaine de la santé, ces réformes ont été portées, jusqu'en mars 1983, par un ministre de la Santé d'obédience communiste, dont la formation politique était réputée hostile à la médecine libérale et, plus généralement, aux « nantis ». Cela explique sans doute que lors de la manifestation nationale des étudiants en médecine du 15 mars, Jack Ralite, et non Alain Savary, ait constitué la principale cible des slogans des étudiants, alors même que la réforme était davantage portée par le ministre de l'Éducation nationale que par celui de la Santé.

Surtout, d'autres réformes engagées par le nouveau gouvernement allaient directement à l'encontre de deux fractions puissantes du corps médical : les médecins hospitalo-universitaires d'un côté, et les internes de CHU et les chefs de clinique de l'autre. Les premiers ont tout d'abord été heurtés par l'extinction progressive du secteur privé à l'hôpital programmée par la loi du 28 octobre 1982[36]. Cette mesure constituait en outre le prélude d'une réforme plus profonde des carrières et des structures hospitalières. La réforme des carrières visait à harmoniser de nombreux statuts disparates et à créer un corps unique de praticiens hospitaliers mono-appartenants, pouvant travailler aussi bien dans les hôpitaux généraux que dans les CHU. Quant à la réforme des structures hospitalières, elle portait à la fois sur leur organisation et sur leur financement. D'une part, les services, dirigés par des chefs nommés sans limitation de durée en Conseil des ministres, devaient faire place à des « départements » à direction collégiale. D'autre part, dans le but de freiner la croissance des dépenses hospitalières, la tarification à la journée, qui permettait aux hôpitaux d'ajuster aisément leurs recettes à leurs dépenses, devait être remplacée par le système du « budget global », consistant à attribuer aux hôpitaux des dotations budgétaires calculées en fonction d'une estimation *a priori* de leurs besoins de fonctionnement.

Ces derniers projets de réforme étaient porteurs de bouleversements profonds pour le milieu hospitalier. Or, alors qu'ils n'étaient pas encore adoptés, le gouvernement rendit public son projet de loi sur l'enseignement supérieur en janvier 1983. Il prévoyait, entre autres, de mettre fin au statut d'exception des facultés de médecine au sein des universités, leurs moyens (postes d'enseignants et budgets

---

36. Rappelons que le secteur privé permettait aux chefs de service hospitaliers et, dans une moindre mesure, à leurs collaborateurs, d'augmenter leurs revenus en pratiquant une activité libérale dans l'enceinte des établissements hospitaliers.

de fonctionnement) leur étant attribués jusqu'à présent directement par l'État et non par les conseils d'administration des universités.

L'ensemble de ces réformes suscita une vive hostilité parmi les médecins hospitalo-universitaires – et même parmi les médecins hospitaliers. Elles furent perçues par une grande partie d'entre eux comme des tentatives systématiques de remettre en cause leur pouvoir et leur statut. Elles conduisirent leurs syndicats à organiser à plusieurs reprises des grèves administratives, voire des manifestations. Le projet de suppression du secteur privé à l'hôpital conduisit ainsi les chefs de service et leurs collaborateurs à descendre pour la première fois dans la rue. Au moment où les étudiants en médecine entrèrent en grève, les médecins hospitalo-universitaires et leurs organisations entretenaient donc des relations extrêmement conflictuelles avec le gouvernement en place et tentaient de s'opposer à certains aspects de ses réformes. Ces relations hostiles permettent de comprendre que les médecins hospitalo-universitaires aient soutenu à mots couverts la mobilisation des étudiants, alors même que ces derniers demandaient la suppression de l'ECV, qui répondait pourtant à une préoccupation ancienne des doyens. Comme l'ont rapporté divers conseillers ministériels ou hauts fonctionnaires de l'époque, il semble qu'ils n'aient pas cherché à rassurer les étudiants mobilisés en les informant du contenu de la réforme, et que certains enseignants aient même délibérément attisé leurs inquiétudes. Il est probable que plusieurs d'entre eux aient soutenu la mobilisation des étudiants par des dons financiers.

Le projet de réforme des carrières hospitalières a, enfin, suscité une forte mobilisation des internes de CHU et des chefs de clinique à partir de mars 1983[37]. Face à la crise des spécialités dans le secteur libéral, ils exigèrent du

---

37. Sur ce mouvement, voir B. F. Pierre, *La médecine hospitalière sous le feu des médias*, thèse de doctorat en médecine, Université Lyon 1, 1984.

gouvernement qu'il leur assure des chances de carrières proportionnées à ce que leurs titres, prestigieux, pouvaient leur faire espérer. Ils réclamèrent ainsi que les anciens internes de CHU puissent bénéficier d'avantages spécifiques dans le secteur libéral. Surtout, ils réclamèrent que des postes de médecins titulaires soient créés dans les CHU et dans les hôpitaux généraux les plus attractifs, et qu'ils puissent être prioritaires dans l'attribution de ces postes. Enfin, soutenant les responsables hospitalo-universitaires, ils demandèrent que le statut spécifique des facultés de médecine soit préservé par la future loi sur l'enseignement supérieur. Fort d'un premier succès obtenu l'année précédente à l'issue d'une grève suivie par plus de 80 % des internes de CHU et des chefs de clinique[38], l'ISNIH et l'INCCA appelèrent à une nouvelle grève à partir du 22 mars. Les internes et les chefs de clinique continuèrent à assurer les gardes et les urgences, mais pas les soins programmés. Vers la mi-avril, le mouvement se durcit, les internes de certains CHU allant jusqu'à refuser de participer aux gardes et aux urgences.

La grève des internes et des chefs de clinique bénéficia d'un très fort soutien de la part des médecins hospitalo-universitaires et, au-delà, des anciens internes et chefs de clinique exerçant dans le secteur libéral et dans les hôpitaux généraux. Les chefs de service ne dissuadèrent pas les internes de faire grève, bien au contraire, et leur apportèrent même leur concours financier. Début avril, l'Association des anciens internes des hôpitaux de Paris réussit à elle seule à collecter 400 000 francs, somme qui permit à l'ISNIH et l'INCCA de s'offrir les services d'un grand cabinet de communication. Avec son aide, ils élaborèrent une page de publicité publiée dans quatre grands quotidiens

---

38. Cette grève avait été déclenchée pour protester contre des mesures visant à permettre aux internes des régions sanitaires d'obtenir – comme les internes de CHU – des équivalences de CES et à permettre à certains médecins ayant échoué aux examens terminaux de CES d'accéder néanmoins au titre de spécialiste.

nationaux le 18 avril et un livre blanc diffusé auprès de 2 000 personnalités le 20 avril. Ils organisèrent également, pour le 29 avril, des assises sur l'esplanade du château de Vincennes, où plusieurs milliers de personnes étaient attendues.

Même si les médecins hospitalo-universitaires d'un côté, et les internes de CHU et les chefs de clinique de l'autre, n'ont pas nécessairement apporté un soutien direct aux étudiants en médecine mobilisés – les internes cherchant au contraire à s'en démarquer, les médias les confondant souvent avec les étudiants –, leur mobilisation a très probablement incité les étudiants en médecine et leurs porte-parole à poursuivre leur mouvement. Les étudiants pouvaient en effet espérer que la conjonction de ces mobilisations, inédite dans l'histoire de la profession médicale, conduirait le gouvernement à reculer. Loin d'avoir été simplement instrumentalisés par leurs « patrons », comme l'ont écrit certains journalistes de l'époque, les étudiants ont ainsi tenté de tirer profit d'une conjoncture politique inédite pour faire valoir leurs revendications.

Face à l'ampleur de la crise et à ses risques d'extension dans d'autres secteurs – les étudiants d'autres filières universitaires commençant à se mobiliser contre certaines dispositions du projet de loi sur l'enseignement supérieur –, le président de la République finit par proposer aux groupes mobilisés une solution institutionnelle. Le 24 avril, il annonce que le Premier ministre va nommer un « conseil de médiateurs » pour engager des discussions avec le monde médical, et d'abord et avant tout avec les étudiants, les internes et les chefs de clinique. Cinq personnalités sont nommées : deux conseillers d'État, deux grandes figures de la médecine (Jean Dausset, lauréat du prix Nobel de médecine en 1980, et Maurice Tubiana, directeur de l'Institut Gustave-Roussy à Villejuif) et le doyen de la faculté de médecine de Necker, Jean Rey, qui a suivi de près les activités et les travaux du CICN.

Le mouvement des internes et des chefs de clinique est le premier à prendre fin : lors des assises organisées par l'ISNIH et l'INCCA le 29 avril où plus de 4 000 participants sont présents, dont de nombreux porte-parole et figures de la profession médicale, ainsi que 200 journalistes, les médiateurs présentent aux dirigeants de l'ISNIH et de l'INCCA un « protocole d'accord » approuvé par le Premier ministre. Il satisfait l'essentiel de leurs revendications. Le 2 mai, l'ISNIH et l'INCCA suspendent leur grève.

Le mouvement des étudiants, quant à lui, ne prend fin que vers le 20 mai. Pour maintenir sa pression sur le gouvernement, le CICN organise une nouvelle manifestation nationale le 28 avril. L'ensemble des médias s'accorde sur un reflux du nombre de participants par rapport à la manifestation du 15 mars. Le 6 mai, les médiateurs font aux étudiants des propositions similaires à celles du gouvernement en avril. Ces propositions ayant été rejetées, ils font, le 11 mai, davantage de concessions : le programme du CSCT ne sera pas identique à celui des concours d'internat, de manière à ce qu'il ne puisse pas être aisément transformé en examen classant par un autre gouvernement ; le système des coefficients de motivation sera remplacé par un système d'épreuves optionnelles ; le nombre de postes offerts dans les filières « santé publique » et « recherche » sera faible ; aucun examen terminal ne sera institué pour valider le troisième cycle ; enfin, un groupe de travail sera mis en place sur les modalités de choix des spécialités.

L'adoption de ces propositions nécessitant une modification de la loi de 1982, les médiateurs en tirent argument pour adresser un ultimatum aux étudiants : ils devront donner leur accord à ces propositions d'ici le 18 mai, dernier jour possible pour déposer un amendement au projet de loi sur l'enseignement supérieur. À la suite d'un vote organisé parmi les étudiants, et non sans que s'expriment de fortes dissensions sur l'opportunité de poursuivre le mouvement, le CICN annonce, le 20 mai, la suspension de la grève et signe le protocole d'accord proposé par les médiateurs. Le 26 janvier 1984, la loi sur l'enseignement supérieur est promulguée. Elle entérine l'abandon de l'ECV et maintient le statut dérogatoire des facultés de médecine par rapport aux autres composantes des universités.

L'abandon des *numerus clausus* par spécialité

Entre septembre et novembre 1983, les ministères de l'Éducation nationale et des Affaires sociales organisent plusieurs réunions sur l'organisation du nouvel internat avec des représentants des étudiants en médecine et de la Conférence des doyens des facultés de médecine. Les discussions portent principalement sur les modalités de choix des spécialités. En effet, cette question n'est pas réglée par le protocole d'accord signé avec les étudiants le 20 mai, qui prévoit simplement qu'un groupe de travail soit formé à ce sujet.

Il est nécessaire, pour bien faire ressortir les enjeux de ces discussions pour les étudiants et les médecins hospitalo-universitaires, de rappeler comment se faisaient les choix de stages et de spécialisation des internes de CHU avant la réforme. Une fois nommés, les internes choisissaient leurs stages suivant leur ancienneté dans leurs fonctions et leur rang de classement au concours. À classement égal, c'était l'interne qui avait le plus d'ancienneté qui obtenait le stage le plus convoité. Les règles existant en matière de choix des stages obéissaient donc à une logique élitiste, puisque les internes les mieux classés avaient non seulement la garantie de pouvoir faire des stages dans les spécialités les plus courues, mais aussi de les accomplir dans les services les plus réputés. Les internes les moins bien classés devaient se contenter de choisir parmi les stages restants.

Par ailleurs, les internes de CHU étaient, comme nous l'avons exposé plus haut, généralement dispensés des examens de CES dans les disciplines cliniques, et pouvaient demander une ou plusieurs équivalences de CES en fin d'internat. Pour cela, ils devaient avoir effectué durant leur internat, qui comportait huit stages d'un semestre chacun, un nombre minimal de stages dans la spécialité du CES demandé (stages dits spécifiques). Par exemple, un interne qui voulait obtenir l'équivalence du CES de cardiologie devait avoir effectué trois stages dans cette spécialité, les cinq autres stages étant libres. Les responsables des CES n'exigeaient pas des internes qu'ils fassent ces stages dans un ordre déterminé. De ce fait, un interne pouvait choisir assez tardivement sa spécialisation définitive, puisqu'il pouvait faire plusieurs stages dans des spécialités différentes avant de se déterminer.

Toutefois, pour plusieurs spécialités, les internes devaient se décider très tôt. En effet, certaines spécialités comportaient un nombre important de stages spécifiques (comme la chirurgie générale, l'ophtalmologie ou la neurologie) et, pour pouvoir effectuer l'ensemble des stages requis avant la fin de leur internat, les internes, même les mieux classés, devaient les choisir le plus tôt possible. D'autres spécialités, comme la cardiologie, exigeaient peu de stages spécifiques, mais ne proposaient que peu de postes de stages au regard du nombre de candidats : là encore, les internes devraient suivre des stages dans ces spécialités le plus tôt possible pour avoir des chances d'effectuer l'ensemble des stages requis avant la fin de leur internat.

En résumé, les choix de spécialisation des internes de CHU se faisaient de manière à la fois élitiste et libérale. Élitiste, car seuls les mieux classés avaient la garantie de se former à la spécialité qui les intéressait. Libérale, car les internes n'étaient pas formellement contraints de choisir leur future spécialité dès le début de leur internat, et il n'existait pas de quotas définis *a priori* pour chaque spécialité. Un interne hésitant sur son choix de spécialisation pouvait accomplir la moitié de son internat avant de se décider. Les stages mis au choix des internes étant déterminés en fonction des besoins de fonctionnement des services, le nombre total de stages proposés était généralement très supérieur au nombre d'internes susceptibles de les choisir. De ce fait, de nombreux postes d'internes restaient non pourvus, principalement dans les spécialités ou les établissements les moins attractifs, et étaient généralement occupés par des étudiants en CES employés comme FFI[39].

Or, pour les pouvoirs publics, le maintien d'un tel système n'est plus acceptable, l'internat ayant désormais vocation à former *tous* les futurs spécialistes, et non plus seulement une partie d'entre eux. Si le gouvernement ne remet pas en cause le caractère élitiste de l'internat (les choix de stages se font toujours suivant l'ancienneté dans les fonctions et le rang au concours), il souhaite mettre fin à son caractère libéral. Les flux d'internes doivent être régulés par diplôme de spécialité (les DES, qui se substituent aux CES), en fonction des besoins de santé de la population dans telle ou telle spécialité. En outre, les internes doivent choisir leur DES dès le début de leur internat. Il s'agit en effet de faciliter la planification des postes de stages offerts aux internes, de sorte que le nombre de stages proposés dans chaque spécialité soit à peu près en adéquation avec le nombre d'internes susceptibles de les choisir. Il s'agit ainsi d'assurer aux services hospitaliers un flux stable d'internes et d'éviter que certains services moins attractifs ne puissent se retrouver sans internes d'un semestre sur l'autre.

Cependant, l'institution d'une telle régulation des flux d'internes – qualifiée alors de *régulation fine des flux* – soulève des oppositions aussi bien de la part des étudiants que de la Conférence des doyens des facultés de médecine, instance qui devient alors le principal interlocuteur des pouvoirs publics sur les questions hospitalo-universitaires. Dans le cadre du groupe de travail constitué avec les médiateurs à l'issue de la grève, les représentants des étudiants défendent en effet le principe d'un choix aussi tardif que possible de la spécialité. Cela conduit les médiateurs, dans le rapport qu'ils

39. En 1978, sur 5 500 postes d'internes des CHU, 1 200 étaient occupés par des FFI (archives personnelles de C. Got).

remettent aux pouvoirs publics en août 1983, à recommander une « régulation des flux par groupes de DES plutôt que par DES[40] » : les internes choisiraient une filière ou un groupe de DES en début d'internat, puis choisiraient leur DES durant leur cursus. L'organisation du nouvel internat devrait être aussi proche que possible de celle de l'ancien internat des CHU, favorisant un choix de spécialisation par « vocation » ou par maturation progressive.

La Conférence des doyens défend une position identique. Cela s'explique sans doute en partie par le fait que l'internat des CHU ayant constitué, pour les médecins hospitalo-universitaires, un moment marquant de leur formation, ils souhaitent que le nouvel internat reste proche de celui qu'ils ont effectué. De surcroît, les spécialités les plus puissantes dans les CHU et les plus attractives pour les étudiants – comme la chirurgie et certaines autres spécialités – n'ont rien à craindre d'une adéquation large du nombre de postes de stages au nombre d'internes, condition nécessaire pour que les internes conservent la possibilité de choisir tardivement leur DES. En effet, ces spécialités sont assurées de faire le plein de leurs stages, contrairement aux spécialités les moins attractives (comme l'anesthésie ou l'obstétrique, par exemple). Et, en évitant un système trop précis de quotas, elles ont plus de chances de garder la maîtrise de leur démographie, via l'attribution des agréments de stage aux services. Autrement dit, rien n'incite les médecins hospitalo-universitaires les plus puissants à remettre en cause l'organisation traditionnelle de l'internat des CHU. Ceux-ci défendent donc le système libéral et élitiste qui prévalait jusque-là.

À l'automne 1983, les étudiants en médecine ne représentent plus une force mobilisée, ou même suffisamment bien organisée pour se mobiliser à nouveau,

---

40. J. Dausset et al., *Le système de santé français. Réflexions et propositions. Rapport des médiateurs au Premier ministre*, Paris, La Documentation française, 1983, p. 70.

et donc susceptible d'empêcher le gouvernement d'imposer une régulation fine des flux. Ce sont donc les doyens, et non les étudiants, qui vont conduire les pouvoirs publics à reculer sur ce point. Ils contestent, par l'intermédiaire de leur Conférence, deux autres aspects de la réforme des études médicales. Comme en 1980, ils s'opposent à ce que les internes accomplissent leur internat dans le cadre d'une « interrégion » pouvant comporter plusieurs CHU. En effet, le nombre de postes d'internes devant être supérieur au nombre d'internes pour qu'ils puissent choisir leur spécialité après trois ou quatre semestres d'internat, les CHU les moins attractifs d'une même interrégion risquent d'être délaissés par les internes : non seulement ils ne seront pas choisis par les meilleurs d'entre eux, mais c'est dans leurs services que demeurera le plus grand nombre de postes vacants. Et moins l'adéquation entre le nombre d'internes et le nombre de postes d'internes sera stricte, comme l'exigent les représentants des étudiants, plus le problème sera aigu. La Conférence des doyens demande donc que dans chaque interrégion, les internes soient directement rattachés à un CHU donné au moment de leur admission. Cet « ancrage » assurerait à chaque CHU un *flux garanti d'internes*.

Toutefois, ce sont les nouvelles modalités d'agrément des services considérés comme formateurs pour les internes qui sont les plus vivement contestées par les doyens. À partir du mois d'octobre 1983, le gouvernement tente en effet de mettre en place les commissions régionales, interrégionales et nationales des études médicales prévues par la loi. Les commissions régionales doivent donner un avis sur les besoins de santé de la population de la région et un avis sur les structures de formation. Les commissions interrégionales ont un rôle plus important, puisqu'elles donnent leur avis sur les demandes d'agrément des services formateurs et sont consultées sur les retraits d'agrément.

Le principal problème, pour les doyens, vient du pouvoir donné aux commissions interrégionales en matière d'agrément. Jusqu'à présent, ce pouvoir appartenait aux responsables de diplômes de spécialité et aux membres des conseils de faculté. Il s'agissait d'un pouvoir très important, car ces médecins déterminaient quel service pouvait accueillir des internes pour les former à une spécialité donnée. Des agréments ainsi délivrés dépendaient non seulement le fonctionnement des services concernés, mais aussi le nombre d'internes formés dans telle ou telle spécialité et la place de chaque spécialité au sein des CHU. Or, ce pouvoir est désormais transféré à des commissions interrégionales, non exclusivement composées de médecins hospitalo-universitaires mais comportant également, comme les commissions régionales, des représentants des hôpitaux non universitaires, des médecins libéraux et des internes de médecine. Les doyens considèrent ce transfert comme une remise en cause des attributions des facultés de médecine, les questions à caractère pédagogique devant demeurer un domaine de prérogative exclusif. En outre, dans de telles commissions, les médecins hospitalo-universitaires craignent d'entrer dans des jeux à l'issue incertaine, où ils ne seraient pas assurés que les agréments délivrés le seraient en fonction des besoins en internes des services hospitaliers.

En signe de protestation, en janvier 1984, la Conférence des doyens, suivie par la Conférence des présidents de commissions médicales consultatives des CHU, décide à l'unanimité de boycotter les commissions régionales et interrégionales et demande un report de la réforme.

Or, le gouvernement refuse tout report, qui pourrait ouvrir la voie à de nouvelles contestations. La seule attitude possible, comme le note le professeur Daniel Widlöcher, chargé de mission auprès du secrétaire d'État à la Santé, est de « maintenir coûte que coûte la mise en œuvre de la réforme[41] ». Le calendrier étant très serré – les nouveaux

41. Note pour le secrétaire d'État à la Santé, 29 février 1984, CAC 19870251/14.

concours d'internat devant être organisés dès l'automne prochain – et la collaboration des doyens étant indispensable à la bonne application de la réforme, des concessions sont inévitables. De surcroît, l'organisation des choix de stages des internes au niveau interrégional pose des difficultés redoutables. Les outils informatiques nécessaires ne sont pas encore prêts. Céder à la revendication des doyens sur l'ancrage des internes présenterait donc un avantage à la fois technique et politique :

> Le principe de localiser le choix des postes dans une région ou une circonscription autour d'un CHU constitue une solution pratique qui peut nous être très favorable. Elle supprime tout un traitement informatique qui serait nécessaire dans le cadre de l'interrégion et pour lequel, encore une fois, nous n'avons ni le financement, ni le cadre administratif de gestion[42].

Par ailleurs, reprenant l'argument des doyens soutenant qu'ils « ne contrôl[ent] absolument pas le flux des CES "ancien régime[43]" », Daniel Widlöcher défend l'idée selon laquelle la régulation des flux par DES pourrait être assouplie. Enfin, des groupes *ad hoc* pourraient être constitués pour se substituer aux commissions interrégionales pour l'agrément des services.

Début mars, des représentants de la Conférence des doyens sont reçus par des membres des cabinets du secrétaire d'État à la Santé, du ministre des Affaires sociales et du ministre de l'Éducation nationale. Les doyens obtiennent satisfaction sur deux points essentiels. En premier lieu, les internes seront rattachés directement aux CHU après leur admission. Les CHU constitueront des « subdivisions d'internat » où les internes devront effectuer la quasi-intégralité de leur internat. En second lieu, la régulation des flux d'internes se fera par filière et option.

---

42. *Ibid.*
43. *Ibid.*

Cela signifie que les quotas ne seront plus fixés par DES et que les internes pourront choisir leur DES de manière tardive, en fonction des stages effectués durant les deux premières années d'internat.

À la demande des pouvoirs publics, ces propositions sont soumises par les doyens au CICN. Les délégués des étudiants les approuvent, en demandant toutefois des « garanties » aux pouvoirs publics pour que ces derniers ne tentent pas de réintroduire une régulation fine des flux par des moyens indirects, par exemple en adoptant des maquettes de diplôme très contraignantes et en pratiquant une adéquation stricte du nombre de stages offerts dans chaque CHU et du nombre d'internes susceptibles de les choisir.

Le rattachement des internes aux CHU et l'abandon de la régulation fine des flux, c'est-à-dire d'un système obligeant les internes à choisir leur spécialité dès le début de leur internat en fonction de quotas prédéfinis, reviennent ainsi à calquer l'organisation du nouvel internat de spécialité sur celle de l'ancien internat des CHU. Elle en diffère principalement par le fait que des quotas sont fixés par filière et option. Toutefois, les options spécialités médicales et spécialités chirurgicales de la filière médecine spécialisée comportent de nombreux DES (voir graphique 4.1). À l'intérieur de ces deux options, les choix de spécialisation des internes restent donc faiblement régulés. Ils continuent à dépendre principalement des pratiques d'agréments des responsables hospitalo-universitaires et des stratégies des internes. Or, les options spécialités médicales et spécialités chirurgicales représenteront, dès 1985, plus des deux tiers des postes d'internes mis au concours, et leur part ira en augmentant les années suivantes.

GRAPHIQUE 4.1 – L'organisation des études médicales suivant la réforme de 1982-1984

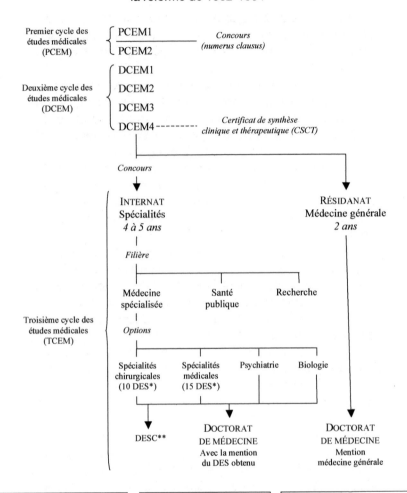

Premier cycle des études médicales (PCEM)
{ PCEM1 — *Concours (numerus clausus)*
  PCEM2 }

Deuxième cycle des études médicales (DCEM)
{ DCEM1
  DCEM2
  DCEM3
  DCEM4 - - - - - - - - *Certificat de synthèse clinique et thérapeutique (CSCT)* }

Concours

INTERNAT
Spécialités
4 à 5 ans

RÉSIDANAT
Médecine générale
2 ans

Filière

Médecine spécialisée   Santé publique   Recherche

Troisième cycle des études médicales (TCEM)

Options

Spécialités chirurgicales (10 DES*)   Spécialités médicales (15 DES*)   Psychiatrie   Biologie

DESC**   DOCTORAT DE MÉDECINE Avec la mention du DES obtenu   DOCTORAT DE MÉDECINE Mention médecine générale

---

DES* spécialités chirurgicales
Chirurgie infantile
Chirurgie orthopédique et traumatologique
Chirurgie thoracique et cardiovasculaire
Chirurgie urologique
Chirurgie viscérale
Gynécologie obstétrique
Neurochirurgie
Ophtalmologie
Oto-rhino-laryngologie
Stomatologie

*DES : diplôme d'études spécialisées.
**DESC : diplôme d'études spécialisées complémentaires (durée : 2 ans). Au moins deux semestres doivent être validés durant l'internat.

DES* spécialités médicales
Anatomie et cytologie pathologiques
Anesthésiologie-réanimation chirurgicale
Pathologie cardiovasculaire
Dermatologie-vénéréologie
Endocrinologie et maladies métaboliques
Gastro-entérologie et hépatologie
Médecine interne
Néphrologie
Neurologie
Pédiatrie
Pneumologie
Radiodiagnostic
Radiothérapie
Rééducation et réadaptation fonctionnelles
Rhumatologie

DESC*
Cancérologie
Chirurgie plastique et reconstructrice
Chirurgie cervico-maxillo-faciale
Chirurgie vasculaire
Hématologie et maladies du sang
Hémobiologie-transfusion
Immunologie et immunopathologie
Maladies infectieuses et tropicales
Médecine nucléaire
Médecine de la reproduction et gynécologie médicale
Nutrition
Psychiatrie de l'enfant et de l'adolescent
Réanimation médicale

Avec les lois de 1979 et de 1982, les pouvoirs publics disposent de deux instruments importants pour réguler la démographie du corps médical. Grâce à la modification du mode de calcul du *numerus clausus* de médecine, fixé désormais en fonction des besoins de santé de la population, ils ont acquis d'importantes marges de manœuvre dans le maniement de cet outil. Cette réforme, acquise dès 1979, n'a pas été remise en cause en 1982. Quant au « gel » de la baisse du *numerus clausus*, en 1981, il a été de courte durée. Dès l'année suivante, le *numerus clausus* est réduit à nouveau.

Par ailleurs, même si le gouvernement de Pierre Mauroy a renoncé à instituer une régulation fine des flux des futurs spécialistes, la réforme des études médicales a atteint son principal objectif : doter les pouvoirs publics d'un outil (l'internat nouveau régime) leur permettant de réguler la part des spécialistes parmi les médecins formés. Toutefois, il est important de noter que *la réforme permet uniquement de réguler le nombre de médecins détenteurs d'un DES et portant le titre de spécialiste*. Elle n'interdit pas à un généraliste d'acquérir durant sa carrière des diplômes universitaires (par exemple, en allergologie, en sophrologie, en médecine du sport, en médecine légale, etc.), qui lui permettront d'avoir un exercice spécialisé à temps partiel ou à temps plein, même s'il n'est pas reconnu comme tel par l'Ordre des médecins et les caisses d'assurance maladie. La réforme n'interdit pas non plus à un médecin généraliste d'être recruté à l'hôpital et d'y acquérir, au fil des années, des compétences spécialisées. Autrement dit, la réforme ne permet pas de contingenter formellement l'accès à la médecine spécialisée. En revanche, elle conduit à durcir une opposition entre *deux types de spécialités* : celles qui sont officiellement reconnues par l'État et bénéficient de tarifs de consultation plus élevés de la part des caisses d'assurance maladie, et les autres, non reconnues comme telles et n'ouvrant pas droit à des tarifs distincts de ceux des médecins généralistes. En bref, la réforme vise à la fois à contingenter formellement l'accès aux spécialités reconnues par l'État et à décourager les autres formes de spécialisation, aux bénéfices incertains.

La mise en œuvre de la réforme des études médicales doit donc se traduire par une diminution du nombre de spécialistes en formation, les hôpitaux non universitaires étant les principaux perdants de la réforme, puisqu'avec la disparition de l'internat des régions sanitaires et de l'internat de psychiatrie, ils voient fondre leurs effectifs d'internes. Or, ces derniers contribuaient fortement au fonctionnement des services de ces hôpitaux. Les internes de spécialité, qui n'y feront qu'un seul stage durant leur internat, et les internes de médecine générale ne suffiront pas à les remplacer. À l'inverse, les CHU ont désormais le quasi-monopole de la formation des spécialistes. Ils apparaissent donc comme les principaux gagnants de la réforme, même si les représentants des spécialités dominées au sein des CHU ont tout à craindre du maintien d'un système très libéral dans les choix de spécialisation des internes.

DEUXIÈME PARTIE
DE LA « PLÉTHORE » À LA « PÉNURIE »

CHAPITRE 5
RATIONNER LE NOMBRE DE MÉDECINS

> « Maintenant, c'est vichyssois, quoi, il faut se battre
> la coulpe, on a baissé "bêtement" [le *numerus
> clausus*]. Pff... C'est pas ça[1] ! »

Entre 1980 et 1998, l'accès aux études médicales est sévèrement contingenté. De 7 121 en 1980, le *numerus clausus* est ramené à 3 500 en 1993, puis maintenu à ce niveau jusqu'en 1998. Les effets de cette politique se font sentir dès le début des années 1990 : après avoir doublé entre le milieu des années 1970 et la fin des années 1980, le nombre de médecins croît ensuite à un rythme plus modéré, et les débuts de carrière des jeunes médecins connaissent une amélioration sensible.

La politique du gouvernement en matière de démographie médicale a été soutenue avant tout par les syndicats de médecins libéraux et les gestionnaires de l'assurance maladie[2]. La question de la démographie médicale a ainsi

---

1. Entretien avec un ancien responsable de la CNAMTS, 26 octobre 2004.
2. Par « gestionnaires de l'assurance maladie », nous désignerons par la suite les hauts fonctionnaires ou experts intervenant dans la définition des politiques d'assurance maladie au niveau national

vu s'allier deux catégories d'acteurs que de vifs conflits opposaient depuis la fin des années 1970 autour de l'enjeu de la « maîtrise » des dépenses de santé.

Cette politique a néanmoins suscité de fortes oppositions de la part de certains segments du champ médical qui étaient affectés directement par la diminution du nombre de médecins en formation : les médecins hospitaliers et hospitalo-universitaires. Au sein de l'État, ils reçoivent également le soutien du ministère de l'Éducation nationale, puis d'autres administrations, telles que la Direction générale de la santé et la Direction des hôpitaux à partir du début des années 1990.

La détermination du *numerus clausus* de médecine – et secondairement, du nombre de places offertes au concours de l'internat – a ainsi été l'objet de luttes au sein du champ médical. Ce chapitre se propose de montrer comment ces luttes ont été traduites dans les logiques propres au champ politico-administratif. Il montrera que la détermination des quotas a été le résultat de compromis noués à l'intérieur de ce champ, le pouvoir de chaque protagoniste dépendant de sa capacité à mobiliser des soutiens au niveau du corps médical et à jouer des interdépendances existant entre ce jeu et d'autres jeux décisionnels. Le *numerus clausus* et le nombre de postes offerts au concours de l'internat ont ainsi été fixés principalement suivant des préoccupations de court terme, et non suivant une analyse raisonnée des « besoins de santé de la population » à long terme.

La bonne compréhension du « jeu des quotas » suppose d'en reconstituer précisément le décor. Avant de nous intéresser aux jeux décisionnels proprement dits, nous examinerons donc comment le problème de la démographie médicale a été posé par les syndicats de médecins libéraux

---

(hauts fonctionnaires de la Direction de la Sécurité sociale et de la Direction du Budget, membres de cabinets ministériels, dirigeants de la Caisse nationale d'assurance maladie, ou experts sollicités pour diverses missions ou commissions).

et par les gestionnaires de l'assurance maladie, et quels enjeux il comportait pour les médecins hospitaliers et hospitalo-universitaires.

DES MÉDECINS EN SURNOMBRE

Comme le redoutaient les syndicats de médecins libéraux et les caisses d'assurance maladie, les années 1975-1990 sont marquées par une très forte croissance du nombre de médecins : il passe de 81 000 en 1975 à 173 000 en 1990. Cette hausse a été plus forte encore pour les seuls médecins libéraux. La tendance observée dans les années 1970, qui avait vu la part des médecins libéraux régresser à l'intérieur du corps médical, s'inverse dans les années 1980 (voir tableau 5.1). Faute de postes en nombre suffisant dans des établissements attractifs, les jeunes diplômés débutent moins fréquemment qu'autrefois leur carrière à l'hôpital avant de s'installer en ville.

Cette forte croissance du nombre de médecins libéraux se produit précisément au moment où les pouvoirs publics affichent une volonté politique forte de contenir l'accroissement des dépenses de santé. L'évolution de la politique conventionnelle dans les années 1980 et le creusement des écarts entre généralistes et spécialistes vont conduire à une profonde recomposition du paysage syndical de la médecine libérale.

Le durcissement des tensions internes à la médecine libérale

À la fin des années 1970, l'accroissement prévisible du nombre de médecins constitue un objet de préoccupation important pour les gestionnaires de l'assurance maladie. Estimant que les mesures d'ajustement financier prises jusque-là, telles que les relèvements de cotisations ou les faibles relèvements des tarifs des honoraires, ne permettront pas d'empêcher une forte augmentation des dépenses de médecine ambulatoire, ils envisagent de nouveaux mécanismes de régulation des dépenses. En juillet 1979, le gouvernement, qui fait de la maîtrise des dépenses de santé une priorité politique, annonce ainsi que de nouvelles modalités de fixation des honoraires (les lettres-clés flottantes) seront mises en place de manière à ce que la progression totale des dépenses de médecine ambulatoire (consultations et prescriptions) ne dépasse pas celle du produit intérieur brut (PIB). C'est le mécanisme dit de *l'enveloppe globale*, conçu comme une réponse directe à l'accroissement prévisible du nombre de médecins. Comme le déclare le ministre de la Santé et de la Sécurité sociale en Conseil des ministres, « l'arrivée prochaine des jeunes générations de médecins fait peser une menace de *doublement à moyen terme* de cette dépense (en volume) » et il faut « faire en sorte qu'à l'avenir, la rémunération de chaque profession (médecins, dentistes, pharmaciens, fabricants) soit moins que proportionnelle à leur activité[3] ».

Opposées au principe même de l'enveloppe globale, la CSMF et la FMF organisent une grève nationale des soins le 23 octobre. Les caisses leur proposent en réponse une convention comprenant deux « secteurs », qui se substituerait au mécanisme de l'enveloppe globale. À côté du « secteur 1 », qui regroupera les médecins respectant les tarifs de l'assurance maladie, sera mis en place un « secteur 2 », à honoraires libres. Contrairement au droit permanent à dépassement institué en 1971, que seuls les médecins détenant certains titres ou ayant acquis une certaine notoriété pouvaient solliciter, tout praticien pourra adhérer au secteur 2, mais en perdant certains avantages sociaux et fiscaux réservés aux médecins conventionnés

---

3. Texte de l'intervention de Jacques Barrot au Conseil des ministres du 25 juillet 1979, CAC 920084/8. Souligné dans le document d'origine.

TABLEAU 5.1 – Évolution du nombre de médecins
suivant le mode d'exercice, 1980-2000 (base 100 en 1980)

	1980	1985	1990	1995	2000
Médecins actifs (salariés et libéraux)	100	126	145	158	170
Médecins libéraux actifs à part entière (APE)	100	127	155	166	167
Médecins généralistes libéraux APE	100	126	144	153	154
Médecins spécialistes libéraux APE	100	128	171	185	186

Sources : Conseil national de l'Ordre des médecins pour le nombre total de médecins en exercice ; fichier SNIR de la CNAMTS pour les médecins libéraux. La notion de médecin libéral « actif à part entière » exclut notamment les médecins hospitaliers à temps plein ayant une activité libérale dans le cadre du « secteur privé », les médecins non conventionnés, les médecins n'ayant pas exercé durant la totalité de l'année écoulée et les médecins âgés de plus de 65 ans.

en secteur 1. La mise en place du secteur 2, qui revient à rétablir le principe de l'entente directe réclamé par la FMF depuis sa fondation, est appelée à bénéficier principalement aux spécialistes des grandes villes. Critiquant vivement le principe du double secteur, et allant jusqu'à défendre des prises de position communes avec des syndicats de salariés, la direction de la CSMF, contestée en interne par les représentants des syndicats de spécialistes, finit par se rallier à la nouvelle convention en janvier 1981.

Pour les caisses, l'institution du secteur 2 facilite la poursuite d'une politique de faible revalorisation des honoraires médicaux : après avoir baissé en valeur réelle de 2,3 % par an entre 1974 et 1978, les tarifs de base de l'assurance maladie diminuent encore de 2,2 % par an entre 1979 et 1983 et de 0,3 % par an entre 1984 et 1988. Cela n'empêche pas le pouvoir d'achat des médecins libéraux de progresser. Mais, au contraire des années 1970, il croît bien moins vite pour les généralistes que pour les spécialistes : entre 1980 et 1988, il augmente de 14 % pour les premiers, contre 24 % pour les seconds[4]. En effet, contrairement à de nombreux spécialistes, les généralistes peuvent rarement facturer à leurs patients des « actes techniques » en sus du tarif de base de la consultation. En outre, peu rejoignent le secteur 2. En 1990, seuls 22 % des généralistes pratiquent des dépassements d'honoraires, contre 42 % des spécialistes. Et parmi les généralistes, ceux qui pratiquent des dépassements d'honoraires sont surreprésentés parmi ceux qui ne pratiquent pas la médecine générale, mais des médecines dites « parallèles », comme l'acupuncture, l'homéopathie, la sophrologie, l'allergologie ou la médecine du sport.

De surcroît, l'augmentation globale des revenus des médecins généralistes masque de fortes disparités. Elle dissimule, notamment, d'importants écarts générationnels :

---

4. Centre d'étude des revenus et des coûts (CERC), *Le revenu des médecins libéraux et ses déterminants*, Paris, SESI, 1994.

non seulement les généralistes s'installant dans les années 1980 mettent plus de temps que leurs prédécesseurs à constituer leur clientèle, mais ils n'atteignent pas, même après plusieurs années d'exercice, un niveau d'honoraires similaire[5]. Autrement dit, ils doivent se contenter d'une situation matérielle moins confortable que celle de leurs aînés au même âge.

Les difficultés que rencontrent les jeunes médecins généralistes dans les années 1980 ne sont pas seulement d'ordre économique. La concurrence accrue des spécialistes, qui représentent une part toujours croissante des médecins libéraux, se traduit par un mitage du territoire de la médecine générale, qui tend de plus en plus à se définir comme une pratique résiduelle, à l'identité mal définie[6]. Par ailleurs, même si la réforme des études médicales de 1982 a permis d'améliorer la formation pratique des futurs généralistes et leur a donné le titre d'interne, elle a considérablement durci la barrière symbolique existant entre la médecine générale et les spécialités. Désormais, les spécialistes se distinguent des généralistes par le fait qu'à la fin de leur sixième année d'études, ils ont passé un concours supplémentaire. Ils restent les « vrais » internes, ceux qui sont les plus choyés par une institution hospitalo-universitaire valorisant la spécialisation. En 1987, le gouvernement de droite d'Édouard Balladur entérine cet état de fait en revenant sur l'une des dispositions les plus emblématiques de la réforme de 1982 : les futurs généralistes perdent le titre d'interne pour devenir de simples « résidents », comme le

---

5. M. Beudaert, « Les honoraires des médecins généralistes entre 1985 et 1995 », *Études et résultats*, n° 15, 1999.

6. Voir I. Baszanger, « La construction d'un monde professionnel : entrées des jeunes praticiens dans la médecine générale », *Sociologie du travail*, vol. 25, n° 3, 1983, p. 275-294 ; G. Bloy, F.-X. Schweyer (dir.), *Singuliers généralistes. Sociologie de la médecine générale*, Paris, Presses de l'EHESP, 2010.

prévoyaient les dispositions non appliquées de la réforme de 1979.

Face à la dévalorisation, économique et symbolique, de la médecine générale par rapport aux spécialités, certains praticiens optent pour des stratégies de reconversion professionnelle, comme en témoigne l'essor des médecines parallèles[7]. D'autres se montrent plus critiques vis-à-vis de leurs dirigeants syndicaux, qu'ils accusent de mal défendre leurs intérêts face à ceux des spécialistes. Jusqu'à la fin des années 1970, la CSMF dominait, et de loin, le paysage syndical de la médecine libérale[8]. Or, la convention de 1980 a fortement fragilisé sa position. D'une part, cette convention a consacré la FMF, la principale concurrente de la CSMF, comme nouveau partenaire conventionnel pour les caisses d'assurance maladie. Désormais considérée comme représentative des médecins libéraux, la FMF est la première à signer la nouvelle convention en mai 1980. D'autre part, cette convention suscite de fortes dissensions au sein même de la CSMF. Peu après qu'elle s'y fut ralliée, trente-trois syndicats départementaux rejetant le secteur 2 créent, en janvier 1981, un comité « Vigilance et action », composé principalement de médecins généralistes. Ils sont peu à peu marginalisés au sein de la CSMF, qui porte à sa tête Jacques Beaupère en 1982. Promouvant, avec le soutien des syndicats de spécialistes, une ligne plus libérale que son prédécesseur, Jacques Monier, il refuse toute mise en cause du secteur 2. Cette évolution de la CSMF vers une ligne plus libérale et plus favorable aux intérêts des spécialistes va conduire une partie de ses adhérents et responsables syndicaux à la quitter. Ces derniers sont à

---

7. M. ARLIAUD, « L'autre spécialisation ? Propos obliques sur les médecines dites parallèles », *Sciences sociales et santé*, vol. 4, n° 2, 1986, p. 109-121.

8. Le développement qui suit s'appuie principalement sur P. HASSENTEUFEL, *Les médecins face à l'État. Une comparaison européenne*, Paris, Presses de Sciences Po, 1997.

l'origine de la création, avec des médecins issus du Syndicat de la médecine générale[9] et du Mouvement d'action des généralistes, fondé en 1984 lors d'un séminaire consacré à la médecine rurale à Rodez, d'une nouvelle organisation syndicale en novembre 1986 : la Fédération française des médecins généralistes (MG-France). Ses dirigeants, qui dénoncent l'emprise des syndicats de spécialistes sur la CSMF et la FMF, veulent promouvoir la médecine générale, qui connaît selon eux une dévalorisation inédite. Pour cela, MG-France se donne pour principal objectif d'être reconnu comme représentatif par les pouvoirs publics et d'obtenir que des conventions distinctes puissent être signées avec l'assurance maladie par les généralistes et les spécialistes. C'est chose faite dès 1989 : avec 5 000 adhérents reconnus – soit autant que l'Union nationale des omnipraticiens français (UNOF), affiliée à la CSMF –, MG-France est reconnu représentatif des médecins généralistes par l'État et est autorisé à signer avec l'assurance maladie des conventions spécifiques pour les médecins généralistes.

Le développement de MG-France se traduit par de nombreuses pertes d'adhérents pour la CSMF. Elle subit également, comme la FMF, la concurrence d'un autre syndicat, le Syndicat des médecins libéraux (SML), fondé en décembre 1981 par des médecins installés en secteur 2. Reconnu représentatif par les pouvoirs publics en 1993 pour les spécialistes et en 1994 pour les généralistes, il conteste le leadership de la FMF et surtout de la CSMF, au nom d'une forme plus pure de libéralisme médical. Il réclame notamment un retour complet à la liberté des honoraires (les avantages sociaux et fiscaux réservés aux médecins conventionnés en secteur 1 devant être supprimés) et un rôle accru des complémentaires privées dans le financement de la protection maladie. En 1987, le SML est rejoint sur cette ligne

---

9. Fondé en 1975, ce syndicat se caractérise notamment par une attitude très critique vis-à-vis de la médecine libérale.

« ultra-libérale[10] » par le Collège des chirurgiens libéraux, qui quitte la FMF pour fonder, cinq ans plus tard, une organisation visant à défendre spécifiquement les intérêts des spécialistes libéraux : l'Union collégiale des chirurgiens et spécialistes français (UCCSF). À ces organisations se superposent enfin, à partir du début des années 1990, des rassemblements plus lâches et éphémères, les « coordinations », qui font aussi de la défense du libéralisme médical un enjeu central et seront à l'origine d'importantes mobilisations dirigées contre les gouvernements en place.

Ainsi, à la fin des années 1980, la CSMF et la FMF ressortent très affaiblies de l'émergence de ces nouvelles organisations syndicales. Même si la CSMF reste l'organisation la plus importante, elle est contestée tant sur sa gauche que sur sa droite. La concurrence entre ces nouvelles organisations est d'autant plus vive que le taux de syndicalisation des médecins libéraux diminue : si, jusqu'au début des années 1970, on peut estimer que les deux tiers des médecins libéraux cotisaient à un syndicat, c'est le cas de moins de la moitié d'entre eux et même de moins d'un tiers des seuls généralistes au début des années 1990[11]. L'intensification de la concurrence intersyndicale favorise ainsi une certaine surenchère entre les dirigeants des syndicats de médecins libéraux, qui craignent qu'une position trop conciliante avec les pouvoirs publics ne conduise une partie de leurs adhérents à rejoindre l'un de leurs concurrents. La défense de la médecine libérale devient un enjeu majeur de luttes : il s'agit, pour les organisations dont la prééminence est contestée – et, en premier lieu, pour la CSMF – d'incarner au mieux les principes de la médecine

---

10. D'après l'expression de P. Hassenteufel, *Les médecins face à l'État, op. cit.*, p. 237.

11. A. Tréhony, « Les pratiques syndicales des médecins libéraux : évaluation du taux de syndicalisation en France », *Cahiers de sociologie et de démographie médicale*, vol. 26, n° 3, 1986, p. 255-274 et P. Hassenteufel, *Les médecins face à l'État, op. cit.*, p. 202-203.

libérale. Or, la « pléthore » médicale apparaît comme une menace directe pour l'exercice libéral de la médecine.

Les syndicats de médecins libéraux et la « pléthore »

Du milieu des années 1970 au milieu des années 1990, les syndicats de médecins libéraux ne cessent de déplorer l'encombrement de leur profession. Ce sont initialement les jeunes diplômés qui focalisent les inquiétudes. À la fin des années 1970, le bulletin de la CSMF évoque à plusieurs reprises « la peur », « l'affolement » et même la « panique » des jeunes diplômés, mais aussi des médecins déjà installés, qui redoutent l'arrivée de ces nouveaux concurrents. Ces inquiétudes sont nourries par l'apparition de la figure du chômage au sein de la profession médicale – due au fait qu'à partir de 1978, les médecins font l'objet d'une rubrique spécifique dans la nomenclature des métiers de l'Agence nationale pour l'emploi, ce qui conduit cette dernière à recenser le nombre de médecins inscrits comme demandeurs d'emploi. La sous-activité, appelée à toucher une part croissante des médecins libéraux, alimente également les craintes. En novembre 1979, le bulletin de la CSMF titre en une :

> Mille médecins chômeurs. Sans compter les demi-chômeurs du remplacement, ni les libéraux à moins de 20 actes par semaine. Aujourd'hui, une réalité encore obscure. Mais demain[12].

Dans un contexte de gel des revalorisations d'honoraires, la diminution de l'activité des médecins pourrait se traduire par une dégradation de leurs revenus, de leurs conditions d'exercice et de leur statut social. Lors de l'assemblée générale de la CSMF de décembre 1979, plusieurs « jeunes

---

12. *Le médecin de France*, n° 158, 9 novembre 1979.

médecins » se succèdent à la tribune : « tous ont insisté sur les difficultés, pour ne pas dire la "honte" qu'éprouvent les jeunes médecins à ne pouvoir – faute de moyens – "honorer l'exercice de leur profession[13]". » À la suite de cette assemblée, *Le médecin de France* publie une enquête sur ces médecins « qui s'inquiètent et qui inquiètent[14] ». Intitulée « les jeunes médecins entre amertume et révolte », elle comprend deux volets. Le premier met l'accent sur les difficultés d'installation des jeunes diplômés :

> Trois à cinq actes par jour la première année, cinq à dix la seconde : c'est le lot de la majorité des jeunes médecins qui s'installent. [...] S'installer aujourd'hui est devenu un pari. Un pari sur sa survie. Un pari sur l'avenir. Pour les uns ce sera le naufrage. Pour les autres une carrière sans grands lendemains. Seule revanche sur leurs aînés : une certaine qualité de vie.

Le second volet de l'enquête traite davantage des tensions entre médecins, qui pourraient déboucher sur une remise en cause de la médecine libérale :

> Radicalisés, les jeunes médecins en viennent à réclamer d'urgence la limitation autoritaire du nombre d'actes médicaux pour chaque praticien. Plus pragmatiques, ils souhaitent sans y croire la fonctionnarisation ou un grand bouleversement. Mais de toute évidence un sourd conflit de générations est en train de naître.

Le motif de la fonctionnarisation, couramment employé jusqu'en 1982, s'efface ensuite, le gouvernement cherchant, après la crise qui l'a opposé au milieu médical en 1982-1983, à renouer avec les organisations dominantes de la profession. Malgré leur place centrale dans le programme du Parti socialiste pour la santé dans les années 1970,

---

13. *Ibid.*, n° 167, 11 décembre 1979.
14. *Ibid.*, nos 169 et 170, 18 et 28 décembre 1979.

l'expérience des « centres de santé intégrés » employant des praticiens salariés en médecine de ville a vécu.

Toutefois, la crainte du chômage et de la sous-activité dus à des médecins surnuméraires ne disparaît pas pour autant. Dans son étude annuelle sur la démographie médicale, l'Ordre des médecins désigne les médecins qui se sont inscrits au tableau de l'Ordre sans avoir indiqué leur mode d'exercice comme des médecins « potentiellement actifs ». Ils sont 19 600 dans cette situation en juillet 1984, soit 14 % des médecins en exercice inscrits à l'Ordre. En octobre 1985, lors d'une session du Conseil national de l'Ordre, l'auteur de cette étude, le Dr Moulin, précise :

> Dans l'étude de 1984, les médecins appelés « potentiellement actifs », que certains journalistes interprétaient comme « médecins au chômage » (15 000 ou 20 000), sont, en réalité, soit de jeunes confrères qui cherchent effectivement un poste, soit des confrères faisant des remplacements ou ayant quelques vacations de dispensaires, c'est-à-dire des médecins sous-employés.
>
> Il était à craindre que le chiffre, dans l'étude actuelle, augmente encore ce qui aurait créé un malaise grave dans le corps médical. Or, il semblerait que du fait de la réforme des études médicales reportant la date de la fin des études, certains confrères qui auraient dû s'inscrire, ont retardé leur inscription. Il semble, en plus, qu'il y ait une nouvelle répartition d'activité et que des confrères acceptent des postes même peu lucratifs, et que la féminisation de la profession entraîne un ralentissement d'activité, les médecins femmes travaillant, en nombre d'heures, moins que les médecins hommes. Les difficultés de démarrage restent très grandes pour nombre de jeunes confrères. Le seul débouché reste essentiellement le secteur libéral[15].

En janvier 1986, l'organisation des médecins généralistes de la CSMF, l'Union nationale des omnipraticiens français

---

15. *Bulletin de l'Ordre des médecins*, n° 6, juin 1986.

(UNOF), tire « la sonnette d'alarme » sur la question de la démographie médicale[16]. En mai, un jeune médecin généraliste, Patrick Brézac, présente aux membres du Conseil national de la CSMF un « rapport choc » sur la démographie médicale :

> De tous les problèmes que connaît actuellement la profession, l'un d'entre eux les domine tous et en verrouille les solutions : la démographie. S'il ne reçoit pas des réponses adaptées, nous sommes à la veille de l'éclatement du système de santé et de protection sociale, en vertu d'un vieux principe : toute inflation de l'offre entraîne une inflation de la demande[17].

Les jeunes médecins généralistes seraient les premières victimes de la pléthore. Beaucoup seraient, toujours selon Patrick Brézac, en « situation ingérable » :

> Au-dessous du seuil de huit actes par jour, un praticien ne peut faire face aux charges de son cabinet et dégager de son activité des moyens de subsistance suffisants, mais il ne peut guère non plus conserver un haut niveau de compétence professionnelle.
> Or, selon la CNAMTS, plus de 10 000 médecins ont une activité inférieure à huit actes quotidiens, auxquels il faut ajouter les 23 000 jeunes diplômés en instance d'installation (d'après le Conseil de l'Ordre) ; et cette situation va perdurer jusqu'en 2010[18].

La direction de la CSMF reprend à son compte l'idée selon laquelle la profession médicale compterait des dizaines de milliers de médecins en trop. Le nombre de 20 000 médecins surnuméraires – c'est-à-dire le nombre de médecins « potentiellement actifs » selon l'Ordre – est le nombre le plus couramment évoqué. Cela conduit la

---

16. *Le médecin de France*, n° 433, janvier 1986.
17. *Ibid.*, n° 448, mai 1986.
18. *Ibid.*, n° 560, février 1989.

CSMF, soutenue par la FMF et le SML, à exiger un *numerus clausus* très resserré, notamment pour les facultés de la région parisienne et du Sud de la France, où la densité médicale est la plus élevée.

Toutefois, si la diminution du *numerus clausus* doit permettre de réduire à long terme le nombre de médecins en exercice, elle ne constitue pas une solution *immédiate* au problème de la pléthore médicale. C'est pourquoi, lorsque le comité directeur de l'UNOF s'empare de la question de la démographie médicale en janvier 1986, il expose également des mesures visant à réduire à court terme le nombre de nouveaux entrants dans la profession médicale. Il propose ainsi d'allonger la durée de la formation des futurs généralistes en leur imposant d'effectuer un post-internat de deux ans dans les hôpitaux généraux. Une telle mesure permettrait ainsi de retarder immédiatement l'arrivée de deux promotions de médecins généralistes sur le marché. Par ailleurs, l'UNOF demande que l'installation des nouveaux praticiens libéraux soit subordonnée à un agrément des caisses d'assurance maladie, et donc que le conventionnement des médecins libéraux ne soit plus automatique. Une telle mesure, qui permettrait de limiter les installations en médecine libérale, met en cause le principe de la liberté d'installation des médecins libéraux dès lors qu'ils souhaitent être conventionnés – ce qui est le cas de la plupart d'entre eux. La direction de la CSMF refuse de reprendre à son compte ces revendications, qui pourraient lui aliéner les organisations d'étudiants et d'internes de médecine et qui, surtout, pourraient être stigmatisées par la FMF et le SML comme une attaque contre la médecine libérale. En mai 1986, la direction de la CSMF propose donc plutôt que des mesures soient prises pour permettre des départs en retraite plus précoces des médecins libéraux, comme l'avait déjà proposé la FMF en 1978. Elle obtient qu'un « mécanisme d'incitation à la cessation d'activité » (MICA) soit institué en 1988, pour une durée de deux ans. Financé à part égale par les caisses d'assurance maladie et par les médecins libéraux en activité, le MICA consiste à verser aux médecins cessant leur activité entre 60 et 65 ans une « allocation de remplacement » jusqu'à l'âge de 65 ans, puis à leur verser la même retraite que s'ils avaient travaillé jusqu'à 65 ans. Le dispositif est renouvelé dans les années 1990. À partir de 1991, les bénéficiaires du MICA sont même autorisés à exercer une activité médicale salariée sous certaines conditions, et le coût du dispositif est pris en charge par les caisses à hauteur des deux tiers.

Néanmoins, peu de médecins demandent à bénéficier du MICA. Seuls 4 000 médecins en ont bénéficié entre 1988 et 1996, soit environ 500 médecins par an[19]. En outre, rien ne permet de dire que ces médecins n'auraient pas pris leur retraite malgré tout, puisque, déjà en 1980, la moitié des médecins libéraux prenaient leur retraite avant 65 ans. L'impact très limité du MICA sur le nombre de médecins en exercice s'explique d'abord par le fait que la profession médicale est alors une profession jeune et que les départs en retraite sont peu nombreux. De surcroît, le montant de l'allocation de remplacement est plafonné. Le plafond est fixé à 186 820 francs en 1988, soit 66 % des revenus moyens des généralistes à cette date, et même beaucoup moins pour la grande majorité des spécialistes[20]. À lui seul, le MICA ne pouvait donc pas constituer une incitation forte à prendre une retraite anticipée pour un grand nombre de praticiens.

À partir de septembre 1988, le SML milite en faveur de mesures visant à inciter des médecins plus jeunes à abandonner l'exercice libéral de la médecine. Il estime qu'une partie significative des médecins libéraux pourrait être « reconvertie ». En 1989, la CSMF défend à son tour l'idée que 20 000 médecins libéraux pourraient être reconvertis en cinq ans, soit vers d'autres secteurs de

---

19. *Ibid.*, n° 802, 29 février 1996.

20. CERC, *Le revenu des médecins libéraux et ses déterminants*, *op. cit.*

la médecine (comme la médecine non prescriptive), soit vers des métiers non médicaux. En janvier 1990, dans le cadre des discussions conventionnelles avec les caisses d'assurance maladie, la CSMF, la FMF et le SML signent une plateforme commune demandant la mise en place d'un plan de reconversions financé par les pouvoirs publics. En mars, les pouvoirs publics confient au directeur général de l'Institut national de la santé et de la recherche médicale (INSERM), Philippe Lazar, une mission visant à proposer des solutions aux problèmes posés par l'accroissement du nombre de médecins de ville. Ce dernier défend l'idée que de nombreux médecins généralistes pourraient être reconvertis vers des secteurs de la médecine salariée où de nombreux postes ne sont pas pourvus (médecine scolaire, médecine du travail, hôpitaux généraux) et que les médecins généralistes restants pourraient effectuer davantage de tâches de prévention.

Néanmoins, ces propositions restent sans lendemain. Une seule mesure a été prise en vue de favoriser les reconversions des médecins en dehors de la médecine : à la demande du SML, un arrêté ministériel a autorisé, en novembre 1989, les médecins à se présenter au concours de professeur certifié, ordinairement réservé aux étudiants titulaires d'une licence. Quant aux reconversions à l'intérieur du corps médical, les pouvoirs publics se sont contentés d'encourager les reconversions de médecins généralistes vers la médecine du travail, en instituant en 1991 un concours spécifique à la médecine du travail pour les praticiens en exercice, dont le programme est allégé par rapport à celui du concours de l'internat.

Trois logiques principales permettent de rendre compte des prises de position des syndicats de médecins libéraux en matière de démographie médicale jusqu'au milieu des années 1990. En premier lieu, si les dirigeants de ces syndicats plaident pour un *numerus clausus* très bas et veulent inciter certains médecins libéraux à cesser leur activité, c'est tout d'abord parce qu'ils estiment qu'une maîtrise de la démographie professionnelle constitue une condition *sine qua non* de la préservation du statut économique et social des médecins, ou d'une moindre dévalorisation de celui-ci. Il est significatif qu'au sein de la CSMF, les médecins généralistes sont ceux qui se sont le plus fortement mobilisés sur les questions de démographie médicale. Ceux-ci éprouvent alors un sentiment aigu de déclassement au sein du corps médical, que partagent également les dirigeants du syndicat concurrent MG-France. Limiter le nombre de médecins formés doit permettre, à terme, de réduire la concurrence intraprofessionnelle et d'éviter que des médecins ne parviennent pas, même après plusieurs années d'exercice, à avoir une activité suffisante.

En second lieu, les prises de position des dirigeants syndicaux en matière de démographie médicale s'expliquent également par la fragmentation de la représentation syndicale des médecins libéraux dans les années 1980-1990. La CSMF et la FMF voient leurs effectifs d'adhérents diminuer, au profit de MG-France, du SML et de l'UCCSF. Le recrutement de nouveaux adhérents, notamment parmi les médecins nouvellement installés, constitue donc un enjeu majeur de luttes pour les syndicats. Or, ce sont justement ces nouveaux entrants qui font face aux plus grandes difficultés économiques. Les prises de position des responsables syndicaux en matière de démographie médicale s'adressent donc principalement à ces praticiens. Par ailleurs, la fragmentation de la représentation des médecins libéraux affaiblit le pouvoir de négociation des dirigeants syndicaux vis-à-vis des pouvoirs publics, qui continuent à imposer une politique de faible revalorisation des honoraires et promeuvent, à partir de la fin des années 1980, de nouvelles réformes visant à limiter les dépenses de médecine ambulatoire. Dans ce contexte, la nécessité de maîtriser le nombre de médecins constitue un des rares points d'accord entre les syndicats et les gestionnaires de l'assurance maladie. Les responsables syndicaux présentent ainsi les décisions prises à ce sujet comme autant de succès à mettre à leur crédit, venant compenser les revers essuyés dans d'autres domaines.

En troisième et dernier lieu, le motif de la pléthore médicale a fait l'objet, par les syndicats de médecins libéraux, d'un travail d'instrumentalisation politique. Il est tout d'abord mobilisé en vue de faire passer le message selon lequel les médecins ne sont pas des nantis. C'est l'une des visées principales des prises de position des dirigeants de la CSMF et du SML sur les reconversions. Ils étaient sans doute plusieurs à douter que les caisses d'assurance maladie accepteraient de financer des mesures de reconversion, potentiellement très coûteuses. En revanche, affirmer qu'il fallait reconvertir 20 000 médecins en les comparant aux ouvriers des industries sidérurgiques présentait un intérêt politique immédiat dans les négociations conventionnelles sur les tarifs médicaux, comme en témoigne cette prise de position du SML en septembre 1988 :

> Le nombre élevé de sollicitations de jeunes confrères souhaitant effectuer une reconversion professionnelle, reçues par le SML après la parution d'un seul article dans la presse médicale, porte témoignage, indéniable et douloureux, du malaise qui frappe la jeune génération des médecins libéraux dont beaucoup se trouvent réellement en situation de crise économique.
>
> De trop nombreux jeunes médecins ont en effet douloureusement constaté que la profession n'est pas aussi honorée qu'on le pense et celle-ci doit être bien consciente que le diplôme de médecin n'est pas une assurance de réussite professionnelle et sociale. La profession a le devoir de s'organiser pour envisager les recyclages et aider les médecins en exercice à se donner les moyens d'une juste rémunération[21].

Ensuite, le recours au motif de la pléthore médicale a permis aux syndicats médicaux d'obtenir des mesures permettant d'améliorer la situation de certaines catégories de

---

21. *Libéral*, n° 37, septembre 1988.

praticiens, même si leur impact potentiel sur la démographie médicale était douteux. C'est notamment le cas du MICA : si son effet sur le nombre de médecins en exercice a sûrement été très faible, il a permis en revanche à des médecins qui auraient cessé prématurément leur activité *de toute façon* de le faire dans de meilleures conditions matérielles, et sans diminuer leurs droits en matière de retraite.

Enfin, certaines propositions des syndicats en matière de démographie médicale ont principalement constitué des contre-feux face à des propositions gouvernementales qui leur déplaisaient. Ainsi, la CSMF et le SML réclament à nouveau, à partir de septembre 1995, un plan de reconversions pour les médecins libéraux, malgré le maigre résultat des discussions engagées sur ce sujet quelques années auparavant. C'est que, depuis un rapport remis par le Conseil national du patronat français en 1994, la mise en place d'un *numerus clausus* au conventionnement est à l'ordre du jour. Comme l'affirment les auteurs du rapport, « pour la médecine ambulatoire, il faut cesser de considérer que la Sécurité sociale a vocation à faire vivre l'ensemble des professionnels de santé arrivant sur le marché[22] ». En 1995, le président de la CNAMTS se prononce également en faveur d'un tel *numerus clausus*. Des quotas seraient fixés région par région en fonction des besoins sanitaires locaux, dans le but d'inciter une partie des diplômés à s'installer dans des zones faiblement médicalisées ou à solliciter un poste de médecin salarié. En mars 1996, l'idée est reprise par le gouvernement lui-même dans son avant-projet d'ordonnance sur l'assurance maladie. Face à un tel projet, les reconversions ont donc été présentées par la CSMF et le SML comme une proposition alternative : un plan ambitieux de reconversions permettrait de régler beaucoup plus sûrement et rapidement le problème de la démographie médicale qu'un *numerus clausus* au conventionnement. Le

---

22. Cité par *Le Quotidien du médecin*, 19 mai 1994.

président du SML exprimait ainsi très clairement la visée politique du recours au motif des reconversions :

> La démographie et la reconversion des médecins sont un sujet prioritaire. Il y a aujourd'hui trop de médecins en médecine de soins. Il faut à tout prix amorcer la reconversion de certains d'entre eux, sinon certains maîtriseront la démographie au conventionnement[23].

Réformer le système de santé

Les revendications des syndicats de médecins libéraux en faveur d'un resserrement du *numerus clausus* de médecine et d'une diminution du nombre de médecins en exercice sont largement soutenues par les gestionnaires de l'assurance maladie. En effet, les dépenses d'assurance maladie continuent à progresser fortement dans les années 1980 : elles augmentent, en valeur réelle, de 46 % entre 1980 et 1990. En y ajoutant les autres dépenses de santé prises en charge par l'État, les collectivités locales et les ménages (directement ou indirectement *via* les mutuelles ou les assurances), le poids total des dépenses de santé dans le PIB passe de 6,6 % en 1980 à 7,9 % en 1990. Les dépenses de santé continuent donc à progresser plus rapidement que le PIB, malgré l'intention affichée des gouvernants pour qu'ils croissent au même rythme à partir de 1979.

Cette évolution conduit les pouvoirs publics à prendre de nouvelles mesures de maîtrise des dépenses visant principalement les assurés. Elles culminent avec les « Plans Séguin » de 1986 et 1987, qui comprennent des mesures réduisant la prise en charge des frais de séjour hospitalier et le taux de remboursement de nombreux médicaments.

En raison de l'impopularité de ces dernières mesures, accusées d'avoir contribué à l'échec de la droite à l'élection

---

23. *Ibid.*, 20 septembre 1995.

présidentielle de 1988, les gouvernements suivants vont chercher à promouvoir d'autres leviers d'action, davantage orientés vers l'offre de soins et donc vers le corps médical[24]. En effet, à partir de la fin des années 1980, une nouvelle génération de hauts fonctionnaires, souvent issus de la Cour des comptes, parvient à des postes de responsabilité à la CNAMTS et au ministère des Affaires sociales. Bien qu'ayant entièrement intégré les contraintes financières pesant sur l'assurance maladie, ils s'opposent à l'approche purement comptable des dépenses de santé prônée par la Direction du Budget, accusée de contribuer à l'accroissement des inégalités face au système de soins. Ils défendent l'idée selon laquelle il ne faut pas viser seulement la maîtrise des dépenses de santé, mais aussi *l'efficience*, c'est-à-dire l'allocation optimale de ressources limitées. Dans une telle optique, la contrainte budgétaire n'est pas « une fin en soi si elle conduit à maintenir les rentes de situation dont profitent certains acteurs et la désorganisation médicale, source de gaspillages et d'inégalités d'accès aux soins[25] ». Il s'agit donc de réformer *les structures mêmes du système de santé* pour améliorer, à budget constant, l'équité et la qualité des soins, fût-ce au prix d'une remise en cause de certains principes gouvernant la médecine libérale. Les réformes proposées visent donc aussi bien à répondre à des impératifs de santé publique qu'à des exigences économiques.

Certains de ces hauts fonctionnaires réformateurs entretiennent des liens étroits avec les milieux de la recherche en économie et gestion de la santé. Parmi les travaux qui se développent dans ce domaine en plein essor[26], ils s'intéressent notamment à ceux portant sur les relations entre offre de soins et consommation de soins. Dans les

---

24. F. Pierru, *Hippocrate malade de ses réformes*, Bellecombe-en-Bauges, Éditions du Croquant, 2007.

25. *Ibid.*, p. 180.

26. D. Benamouzig, *La santé au miroir de l'économie...*, *op. cit.*

années 1970, des économistes de la santé américains ont développé l'idée selon laquelle l'offre de soins contribuait à induire la demande : les médecins ne se borneraient pas à satisfaire les demandes exprimées par les patients, mais disposeraient d'un pouvoir discrétionnaire qui leur permettrait d'influer sur elles – par exemple en procédant à des actes techniques supplémentaires ou en conseillant à leurs patients de venir les consulter plus souvent. Ils pourraient ainsi maintenir leur revenu dans un contexte d'intensification de la concurrence. Ces comportements auraient plus de chances d'être observés lorsque les médecins sont rémunérés à l'acte, comme les médecins libéraux en France.

Ces travaux sont introduits en France à la fin des années 1970, notamment par les économistes du Laboratoire d'économie et de gestion des organisations de santé de l'université Paris-Dauphine. Ils se montrent très critiques à leur égard. Néanmoins, la théorie de la demande induite intéresse très rapidement les gestionnaires de l'assurance maladie. La CNAMTS commande au Centre de recherche et de documentation sur la consommation (CREDOC) des études confirmant l'existence d'une relation entre densité médicale et consommation de soins, notamment pour les spécialistes. Les chercheurs du CREDOC ne reprennent pas à leur compte l'hypothèse de l'induction de l'offre sur la demande et expliquent « l'influence de l'offre de soins sur la consommation médicale […] comme l'effet simultané de la situation géographique du patient relativement au système d'offre de soins et de l'influence dissuasive de la distance sur la consommation elle-même », indépendamment de toute hypothèse sur le comportement des médecins eux-mêmes[27]. L'analyse du CREDOC ne considère donc pas l'accroissement de la consommation de soins comme artificiel ou illégitime, puisqu'il peut s'expliquer par le fait

---

27. A. Mizrahi, « Influence de l'offre de soins sur les consommations médicales », dans L. Roche et al. (dir.), *Leçons d'économie médicale. 4*, Paris, Masson, 1982, p. 38.

que l'amélioration de l'offre de soins a permis de satisfaire des « besoins » qui ne l'étaient pas jusque-là.

Il n'en reste pas moins que ces travaux viennent accréditer l'idée selon laquelle l'offre de soins – et, surtout, l'offre de soins spécialisés – contribuerait à créer la demande. Pour les gestionnaires de l'assurance maladie et certains responsables politiques, il ne fait pas de doute que la demande ainsi créée est, au moins en partie, artificielle. Par exemple, Gilles Johanet, nommé directeur de la CNAMTS en 1989, explique aux lecteurs de *L'Express* :

> Depuis cinq à six ans, chaque nouveau généraliste mange la laine sur le dos du voisin, d'où une prolétarisation de ces médecins. Quant aux spécialistes récemment installés, psychiatres et pédiatres exceptés, ils créent leur clientèle sans répondre à un besoin social réel. Est-il vraiment indispensable d'avoir dix fois plus de dermatologues que la Grande-Bretagne[28] ?

Sous l'impulsion de Gilles Johanet, le département statistique de la CNAMTS publie plusieurs études cherchant à étayer l'hypothèse d'une relation entre offre et consommation de soins et, surtout, *à la quantifier*. Ce dernier point est essentiel : il s'agit de déterminer le nombre de médecins surnuméraires, c'est-à-dire le nombre de médecins correspondant, suivant leur activité moyenne, au nombre de consultations et d'actes « inutiles » suscités uniquement par une croissance excessive de l'offre. Au début des années 1990, la CNAMTS en vient ainsi à estimer que la France compte 20 000 médecins libéraux en trop.

À partir du début des années 1990, la théorie de l'induction de la demande par l'offre est reprise en tant que telle dans les rapports officiels. En 1994, les auteurs du *Livre blanc sur le système de santé et d'assurance maladie*, très largement diffusé et commenté à l'époque, expliquent ainsi :

---

28. Entretien avec Gilles Johanet, *L'Express*, 30 mai 1991.

La régulation de l'offre se justifie par le constat qu'en matière médicale, la demande suit, dans bien des cas, l'évolution de l'offre. En particulier, on observe clairement que plus la densité en médecins spécialistes augmente dans une aire géographique, plus la consommation médicale augmente. Le phénomène est bien connu : l'offre suscite sa propre demande[29].

Dès lors, comme l'affirme l'ancien directeur du Budget Jean Choussat dans un rapport spécifiquement consacré à la démographie médicale, il n'est pas « insensé d'imaginer qu'un système de santé mieux organisé, mieux géré, mieux contrôlé pourrait fonctionner avec 20 % de médecins en moins[30] ». La théorie de la demande induite permet ainsi de défendre l'idée selon laquelle, *dans un système de santé rationalisé, les Français pourraient être bien voire mieux soignés avec moins de médecins* : maîtrise des dépenses et santé publique ne sont pas contradictoires.

La conviction des gestionnaires de l'assurance maladie, selon laquelle le fort accroissement du nombre de médecins, et notamment du nombre de spécialistes, serait à l'origine d'un accroissement artificiel de la consommation médicale, les conduit donc à défendre une politique malthusienne en matière de démographie médicale, tout comme les syndicats de médecins libéraux. Ils considèrent toutefois avec scepticisme les mesures proposées par les syndicats pour réduire à court terme le nombre de médecins en exercice, comme les aides à la reconversion ou les retraites anticipées. En effet, ils refusent, comme le demandent les syndicats, que ces mesures potentiellement très coûteuses puissent bénéficier à tous les médecins, sans considération

---

29. R. Soubie, J.-L. Portos, C. Prieur, *Livre blanc sur le système de santé et d'assurance maladie*, Paris, La Documentation française, 1994, p. 69.

30. J. Choussat, *Rapport sur la démographie médicale*, Paris, Inspection générale des affaires sociales/Inspection générale des finances, 1996, p. 9.

de leur lieu d'installation et de leur discipline d'exercice. Un ancien responsable de la CNAMTS raconte ainsi :

> La reconversion, c'est un sujet qu'on a abordé en 91-92, sur lequel on a pas mal travaillé avec les libéraux [...]. Il y avait deux étapes, hein. La première étape, c'était de faire une grille. Au fond, combien paie-t-on un médecin qui accepte de s'arrêter avant l'âge, en fonction de son ancienneté, de sa discipline, etc., etc., de son lieu d'installation, etc. Et on a fait un bon travail [...]. Et puis... il y a la deuxième partie ! Et la deuxième partie, c'était : bon, voilà, on a une grille de primes à l'arrachage, à qui on l'envoie ? Et c'est là que ça a clashé. La CSMF a dit : « Bon, eh bien, on l'envoie à qui ? À tout le monde ! À qui veut ! » Je dis : « Attendez ! Non ! Non [rire] ! On a un énorme problème de répartition de l'offre sur le territoire, il y a énormément de lieux où il n'y a pas assez de médecins, d'autres où il y en a trop. Il est clair que si on l'envoie à tout le monde, on va avoir un effet contre-productif, hein ? Donc, c'est non. » Bon. Dossier enterré[31].

Les mesures d'aides à la reconversion ou de retraite anticipée risquent en effet d'intéresser avant tout des médecins ayant des conditions de travail difficiles car exerçant dans des zones à faible densité médicale, comme les médecins généralistes dans les zones rurales, plutôt que les médecins spécialistes des grandes villes. Faute d'obtenir que le MICA soit réservé aux médecins exerçant dans des zones à très forte densité médicale ou dans des disciplines jugées excédentaires, la CNAMTS a cherché à décourager les demandes de retraite anticipée en plafonnant l'allocation de remplacement versée aux bénéficiaires du dispositif à un niveau assez bas.

À partir du milieu des années 1980, certains responsables de la CNAMTS envisagent de mettre fin au conventionnement automatique des médecins libéraux. Pour un secteur

---

31. Entretien avec un ancien responsable de la CNAMTS, 26 octobre 2004.

géographique donné, le nombre de médecins demandant à être conventionnés dans telle ou telle discipline pourrait être limité. Toutefois, à l'exception de l'UNOF qui soutient brièvement une telle mesure en 1986, l'ensemble des syndicats de médecins libéraux, d'internes et de chefs de clinique s'y oppose au nom du libéralisme médical et de l'équité entre les générations. Aucun gouvernement ne reprend à son compte l'idée d'un *numerus clausus* au conventionnement, à l'exception du gouvernement d'Alain Juppé en 1996, qui finit par reculer devant la levée de boucliers suscitée par cette proposition. C'est pourquoi, à partir de la fin des années 1980, les gestionnaires de l'assurance maladie vont principalement exiger que le *numerus clausus* en fin de première année de médecine soit très fortement resserré. Une telle politique est en effet soutenue par les syndicats de médecins libéraux. En outre, les gestionnaires de l'assurance maladie sont convaincus que toute diminution du *numerus clausus*, même limitée, a un impact financier important sur les dépenses de santé en raison de la longueur des carrières professionnelles des médecins. Certains d'entre eux vont même jusqu'à estimer que le *numerus clausus* pourrait constituer un *instrument de réforme du système de santé*, comme Jean Choussat en 1996 :

> Dans un système de santé tel que le nôtre, caractérisé par un extrême libéralisme (liberté de choix des patients, liberté d'installation des médecins, liberté de prescription, paiement à l'acte), [le *numerus clausus*] joue le rôle de contrepoids aux dérives qui menacent en permanence le dispositif. Il ne faut donc pas céder à la solution apparemment séduisante qui consisterait à asseoir le *numerus clausus* sur la seule analyse « objective » des besoins – analyse au demeurant très hypothétique. Le *numerus clausus* doit au contraire avoir un rôle correcteur en mettant l'ensemble du système de santé sous contrainte et en incitant à corriger les dysfonctionnements. Bref, c'est un instrument de réforme au moins autant qu'un instrument de gestion. Dans cette optique, il est légitime que le *numerus clausus* joue le rôle qui est le sien dans l'arbitrage

permanent entre les besoins de santé et l'équilibre financier de l'assurance maladie, en privilégiant le second objectif. Autrement dit, face à l'incertitude inhérente à toute prévision à long terme, mieux vaut courir le risque d'une certaine tension démographique, voire d'une pénurie relative, que celui d'une pléthore de médecins, aussi longtemps du moins que les mécanismes de base de notre système de santé demeurent ce qu'ils sont[32].

Autrement dit, il s'agit, par le moyen du *numerus clausus*, de réduire délibérément le nombre de médecins, quitte à créer des pénuries localisées de praticiens, de manière à contraindre les médecins et les autres acteurs du système de santé à accepter des réformes visant à optimiser l'usage des ressources qui lui sont affectées : bref, à améliorer son efficience. Le *numerus clausus* est ainsi considéré comme l'instrument d'*une politique de long terme*, devant faciliter des réformes de grande ampleur du système de santé, comme la restructuration des hôpitaux ou la remise en cause de certains principes de la médecine libérale[33].

Tout au long des années 1980-1990, le *numerus clausus* va donc constituer, avec le concours de l'internat, le principal instrument de régulation démographique du corps médical. Les syndicats de médecins libéraux et les gestionnaires de l'assurance maladie défendent des positions très proches dans ce domaine. Toutefois, la détermination de ces quotas va donner lieu à de vives luttes, car ils touchent aux intérêts immédiats d'une fraction puissante du champ médical : le milieu hospitalo-universitaire.

---

32. J. Choussat, *Rapport sur la démographie médicale, op. cit.*, p. 19.

33. « À horizon de 10 à 15 ans – ce qui est long, mais ne dépasse guère la durée de formation d'un médecin – les grands principes de base de la médecine française (liberté d'installation, liberté de prescription, paiement à l'acte) ne sont plus des données intangibles, mais de simples hypothèses, susceptibles de connaître bien des accommodements » (*ibid.*, p. 15-16).

LE RESSERREMENT DES QUOTAS

Alors qu'ils ont été les premiers, avec le SAEM et l'Ordre des médecins, à réclamer l'institution du *numerus clausus*, les doyens des facultés de médecine sont également les premiers à redouter sa diminution, et ce dès le début des années 1980. En 1981, les doyens croient savoir que le *numerus clausus* « ne sera sûrement pas resserré au point de limiter à 5 000 les futures promotions de médecins » et envisagent donc de « proposer une pause au niveau actuel, qui permet la formation d'environ 6 300 médecins[34] ». Autrement dit, bien que les représentants des médecins hospitalo-universitaires aient défendu l'institution du *numerus clausus* à la fin des années 1960, ils ne veulent pas qu'il soit trop bas.

Un enjeu hospitalier et universitaire

La diminution du *numerus clausus* de médecine engagée à la fin des années 1970 et la mise en œuvre de la réforme des études médicales à partir de 1984 représentent, pour les médecins hospitalo-universitaires, un double motif d'inquiétude. En premier lieu, la baisse du nombre d'étudiants en médecine, qui passe de 148 500 en 1978-1979 à 113 700 en 1988-1989, constitue une menace pour les facultés de médecine les plus petites, que le secrétaire d'État à l'Enseignement supérieur envisage de fermer dès la fin des années 1970. En outre, la diminution du nombre d'étudiants rend les créations de postes de médecins hospitalo-universitaires plus difficiles à justifier, alors même que les inégalités de dotation entre établissements sont

---

34. Compte rendu de la réunion de la Conférence des doyens du 7 juillet 1981, archives personnelles de François Bonnet de Paillerets (secrétaire général de la Conférence des doyens de 1980 à 1994). Tous les comptes rendus de réunion de la Conférence cités par la suite sont issus de ces archives.

criantes. La diminution du *numerus clausus* est donc source de tensions entre les facultés, d'autant plus qu'elle n'est pas appliquée de manière uniforme : conformément aux souhaits des syndicats de médecins libéraux, elle est plus forte dans les régions à forte densité médicale, c'est-à-dire principalement en région parisienne et dans le Sud de la France, et moindre dans les autres.

En second lieu, la baisse du *numerus clausus* doit se traduire, à terme, par une diminution du nombre de spécialistes en formation présents dans les hôpitaux. Dans les années 1960 et 1970, les internes en médecine et les FFI préparant un certificat d'études spéciales (CES) ont fortement concouru au développement à moindre coût des services hospitaliers. Or, avec la réforme des études médicales, les étudiants inscrits en CES disparaissent progressivement. Quant aux internes se formant à une spécialité, leur nombre est censé diminuer puisque les promoteurs de la réforme des études médicales ont défendu l'idée qu'il fallait former une plus grande proportion de médecins généralistes : à terme, les spécialistes ne doivent plus représenter qu'un tiers des médecins formés. Or, même si les internes de médecine générale (appelés « résidents » à partir de 1987) acquièrent un rôle important dans le fonctionnement des services hospitaliers dans les années 1980, ils ne sauraient purement et simplement remplacer les internes se formant à une spécialité, comme en chirurgie. Ce n'est pas le cas non plus des étudiants hospitaliers, c'est-à-dire des étudiants en deuxième cycle effectuant des stages à l'hôpital à partir de leur quatrième année d'études, même si la raréfaction du nombre total de médecins en formation les rend de plus en plus indispensables aux yeux des médecins hospitaliers[35].

---

35. Avec la diminution du nombre d'internes et de résidents dans les CHU à partir du début des années 1990, les étudiants hospitaliers se voient confier davantage de responsabilités par les médecins, au point que les responsables des CHU viennent à se plaindre de leur nombre insuffisant.

La réforme des études médicales de 1982 devait s'accompagner, en principe, de mesures visant à compenser à la fois la diminution du nombre de spécialistes en formation et la transformation escomptée du rôle des internes à l'hôpital. En effet, la réforme prévoyait que les postes d'internes soient créés en fonction des besoins de la population en spécialistes, et non plus simplement en fonction des besoins de fonctionnement des services et des rapports de force internes au milieu hospitalier. En outre, les nouveaux internes étaient censés consacrer une plus grande partie de leur temps à leur formation théorique, et donc être moins accaparés par les activités de soins. Autrement dit, les artisans de la réforme espéraient que les internes seraient moins indispensables qu'autrefois au fonctionnement des services hospitaliers. Mais pour atteindre un tel objectif, il fallait que les tâches effectuées jusque-là par les internes – et notamment les gardes et les astreintes, qui reposaient en majeure partie sur leurs épaules et sur celles des chefs de clinique – le soient par d'autres praticiens. Or, le nombre de postes créés pour remplacer les internes est insuffisant. 1 500 postes de médecins hospitaliers titulaires sont ouverts au concours en 1982, soit trois fois plus qu'en 1981 et 1980. Mais, dès 1983, les créations de postes reviennent au niveau des années précédentes (550 en 1983) et même en dessous (250 en 1984). En effet, les postes de médecins hospitaliers titulaires sont très coûteux, alors même que les pouvoirs publics veulent contenir la progression des dépenses hospitalières. De surcroît, ils ne permettent pas de faire face au problème des gardes et des astreintes : en effet, les médecins hospitaliers titulaires cherchent, lorsqu'ils avancent dans leur carrière, à se décharger des tâches les plus pénibles et les moins valorisées de leur métier sur les plus jeunes – et notamment sur les internes.

La diminution du nombre de spécialistes en formation touche les hôpitaux de manière très différenciée. Dans un premier temps, elle affecte principalement les hôpitaux non universitaires éloignés des CHU et situés dans des zones géographiques peu attractives. Ces hôpitaux perdent en effet le concours de l'internat des régions sanitaires, qui permettait de pourvoir en internes de nombreux services hospitaliers. En outre, près de la moitié des postes d'internes dans les hôpitaux généraux étaient occupés par des FFI préparant généralement un CES, contre un cinquième dans les CHU. Les hôpitaux généraux ont donc bien plus souffert de la disparition des CES que les CHU. Ces derniers ne commencent à manquer d'internes de spécialité qu'à partir du début des années 1990, notamment en raison de la diminution du nombre de postes mis au concours de l'internat dans les spécialités cliniques.

Face aux menaces que la diminution du *numerus clausus* de médecine fait peser sur la survie de certaines facultés de médecine et, surtout, sur le fonctionnement de nombreux services hospitaliers, les médecins hospitaliers et universitaires recourent à diverses stratégies. Ils réussissent, tout d'abord, à limiter l'impact de cette baisse sur les facultés de médecine en obtenant que les pouvoirs publics prennent en compte, dans l'attribution des moyens alloués aux facultés, des charges d'enseignement non reconnues jusqu'ici, notamment en milieu hospitalier. La reconnaissance de ces charges d'enseignement permet à la fois d'éviter une baisse des crédits de fonctionnement et de continuer à justifier des créations de postes d'enseignants. Ainsi, malgré la baisse des effectifs d'étudiants, le nombre de postes de professeurs et de maîtres de conférences de médecine continue à augmenter dans les années 1980 (+ 21 % entre 1980 et 1990). La Conférence des doyens des facultés de médecine réussit également à s'opposer avec succès aux projets de fermeture des facultés de médecine les plus petites, grâce au soutien des élus locaux et des syndicats de médecins libéraux, qui souhaitent que ces facultés soient préservées de manière à permettre une répartition plus homogène des médecins sur le territoire.

Mais c'est la diminution du nombre de médecins en formation dans les hôpitaux qui suscite les difficultés et les tensions les plus grandes. Face à ce problème, certains représentants des médecins hospitaliers cherchent à modifier l'organisation de l'internat et du résidanat à leur profit. Ainsi, les représentants des hôpitaux non universitaires, grands perdants de la réforme des études médicales, exigent des mesures de rééquilibrage en leur faveur. En 1987, ils obtiennent que les résidents ne puissent pas faire plus d'un stage en CHU. En 1991, malgré l'opposition de la Conférence des doyens et des représentants des CHU, ils obtiennent également que les internes de spécialité aient l'obligation de faire deux stages hors CHU, au lieu d'un auparavant[36]. Les représentants des CHU proposent, quant à eux, des mesures visant à augmenter le nombre d'internes présents dans les services hospitaliers sans augmentation du nombre de postes mis au concours. Ils obtiennent ainsi, toujours en 1991, une réforme du régime de « l'année recherche ». Créé en 1985, ce dispositif permettait à environ 10 % des internes d'être dispensés pendant un an de leurs fonctions hospitalières afin de préparer un DEA de sciences tout en restant rémunérés par l'hôpital. Cette année était incluse dans l'internat, ce qui aboutissait mécaniquement à une diminution du nombre d'internes présents dans les services. Grâce à un accord négocié avec la Direction du Budget et la CNAMTS, les doyens obtiennent que l'année recherche ne soit plus comptabilisée dans les années d'internat. En revanche, ils échouent à imposer un allongement de la durée de l'internat pour certaines spécialités, en raison de l'opposition des syndicats d'internes.

Cependant, si ces aménagements ont permis de limiter la baisse du nombre d'internes présents dans les services hospitaliers et de rééquilibrer légèrement la répartition des internes et des résidents entre les hôpitaux, ils ne constituent pas des réponses suffisantes face à l'ampleur

---

36. Toutefois, les doyens ont obtenu en concession le pouvoir de dispenser des dérogations aux internes ne souhaitant faire qu'un seul stage hors CHU, pouvoir qu'ils semblent avoir souvent utilisé.

du problème, surtout dans les hôpitaux généraux. Dès la fin des années 1970, les représentants des hôpitaux non universitaires demandent donc la création d'un corps d'assistants pour leurs établissements, comme il en existe dans les CHU. Ces assistants, recrutés parmi les jeunes diplômés, seraient chargés des gardes et des astreintes que les médecins en formation ne suffisent plus à assurer. En raison sans doute de l'opposition du ministère des Finances, qui cherche à contenir la croissance des dépenses hospitalières, cette revendication n'est satisfaite qu'en 1987. De nombreux postes d'internes non pourvus depuis des années sont transformés en postes d'assistants. Mais peu sont effectivement recrutés, les rémunérations des assistants étant assez faibles et les carrières dans les hôpitaux généraux peu attractives. Même les postes de médecins titulaires ne sont pas tous pourvus.

Face à cette situation, les responsables hospitaliers entreprennent de recruter, surtout à partir du milieu des années 1980, des médecins à diplôme extracommunautaire venus suivre une formation spécialisée en France. Initialement, les pouvoirs publics facilitent ces recrutements, notamment en continuant à budgéter de nombreux postes d'internes alors même que beaucoup ne sont pas pourvus : cela permet aux hôpitaux de recruter comme FFI des médecins à diplôme extracommunautaire sur les postes restés vacants. Employés sous des statuts précaires et faiblement rémunérés, ces médecins en viennent à assurer une part grandissante des gardes et des astreintes dans les hôpitaux généraux, puis dans les CHU. Toutefois, ces recrutements sont considérés par beaucoup de responsables hospitaliers comme un pis-aller. Les pouvoirs publics cherchent à les limiter à partir du début des années 1990.

Le maintien d'un nombre suffisant de médecins en formation dans les services hospitaliers constitue bien, pour les responsables hospitaliers et universitaires, un enjeu crucial. Cela explique pour l'essentiel leur hostilité, dès le début des années 1980, à une réduction trop marquée du *numerus clausus*. Ils se résignent à sa diminution à 5 900 en 1982, puis à 5 000 en 1983. Mais la volonté affichée par le ministère des Affaires sociales, soutenu par les syndicats de médecins libéraux, de le réduire davantage encore va les conduire à se mobiliser pour s'y opposer.

Des luttes bureaucratiques

Depuis 1971, le *numerus clausus* de médecine est fixé conjointement par les ministres chargés de la Santé et des Universités. Généralement, les universités relèvent du ministre de l'Éducation nationale. Quant aux administrations en charge de la santé (Direction générale de la santé et Direction des hôpitaux), elles sont habituellement associées à d'autres départements ministériels, telles que la Direction de la Sécurité sociale ou la Direction des relations du travail, pour former un vaste ministère des « Affaires sociales », parfois flanqué d'un secrétaire d'État ou d'un ministre délégué à la Santé. Il est rare que la Direction générale de la santé et la Direction des hôpitaux soient dissociées de la Direction de la Sécurité sociale pour former un ministère de la Santé en propre – ce qui n'est pas sans conséquence, comme nous le verrons, sur la manière dont sont abordées les questions de démographie médicale au niveau de l'État.

Entre 1977, année à partir de laquelle les pouvoirs publics commencent à réduire le *numerus clausus*, et 1983, on ne trouve pas trace de conflits à ce sujet au niveau de l'État. Cela est probablement dû au fait que jusqu'à cette date, les représentants des médecins hospitalo-universitaires ne s'opposent pas ouvertement à la baisse du *numerus clausus*, d'abord parce qu'ils la considèrent comme nécessaire à une bonne application de la réforme des études médicales, et ensuite parce que la négociation des textes d'application de la réforme constitue, avec le projet de loi d'Alain Savary sur l'enseignement supérieur, leur priorité.

À partir de 1984, la Conférence des doyens entreprend de s'opposer au resserrement supplémentaire du *numerus clausus* demandé par le ministère des Affaires sociales. Elle s'adresse pour cela au ministère de l'Éducation nationale, qui constitue son interlocuteur habituel pour les affaires hospitalo-universitaires. À la différence du ministère des Affaires sociales, le ministère de l'Éducation nationale ne s'intéresse guère à la question de la démographie médicale. Le dossier du *numerus clausus* est traité exclusivement au niveau du cabinet du ministre par un conseiller en charge des études médicales ou des affaires hospitalo-universitaires. Il s'agit toujours d'un médecin hospitalo-universitaire, le plus souvent parisien. Même si certains de ces conseillers ne sont pas hostiles à un resserrement du *numerus clausus* et estiment que des facultés de médecine, trop petites, doivent être fermées, ils se contentent généralement de relayer les positions de la Conférence des doyens. Ils doivent en effet tenir compte des intérêts politiques de leur ministre, soucieux de ne pas défendre sur ce dossier, secondaire au regard de l'ensemble de ses attributions, des prises de position susceptibles d'irriter les représentants des médecins hospitalo-universitaires ou de susciter des oppositions politiques au niveau local.

Dans un premier temps, les luttes relatives à la détermination du *numerus clausus* opposent principalement le ministère de l'Éducation nationale et celui des Affaires sociales. Très souvent, elles débouchent, faute d'accord, sur un arbitrage du Premier ministre, au cours duquel le ministère des Affaires sociales reçoit le soutien du ministère chargé du Budget. C'est ce qui peut être observé dès 1984, le ministère de l'Éducation nationale défendant une stabilisation du *numerus clausus* à 5 000, alors que le ministère des Affaires sociales souhaiterait qu'il soit réduit de 500 places :

> [Le ministère des Affaires sociales rappelle que] son objectif est d'atteindre à terme le chiffre de 4 000 qui correspond au

renouvellement de la population actuelle : sur cette base, il y aurait environ 120 000 médecins en activité en l'an 2000 contre 165 000 actuellement. Il indique que la maîtrise de la démographie médicale constitue le moyen essentiel dont dispose le gouvernement pour maîtriser les dépenses de santé dans le domaine de la médecine de ville.

[...] Le ministère de l'Économie, des Finances et du Budget estime qu'il existe une corrélation absolue entre la démographie médicale et les dépenses de santé ; il se rallie à la proposition du ministère des Affaires sociales et de la Solidarité nationale[37].

C'est finalement une position de compromis qui est trouvée : le *numerus clausus* est fixé à 4 750 pour l'année 1984-1985. Toutefois, le « bleu de Matignon », qui résume l'arbitrage du Premier ministre, retient la proposition du ministère des Affaires sociales selon laquelle le *numerus clausus* devra atteindre, « en vitesse de croisière[38] », le niveau de 4 000.

En 1986, toujours à l'initiative du ministère des Affaires sociales, le *numerus clausus* est à nouveau réduit, le ministère de l'Éducation nationale réussissant toujours à limiter la baisse. Il passe de 4 750 à 4 460 places pour l'année 1986-1987. Cette décision suscite de vives critiques, tant de la part de la Conférence des doyens que des syndicats de médecins libéraux – ces derniers estimant que le *numerus clausus* aurait dû être réduit davantage. Les deux ministères s'engagent à organiser l'année suivante une concertation sur la détermination du *numerus clausus* avec des représentants de la profession médicale. Un groupe de travail, présidé par le directeur général de la santé, se réunit ainsi à trois reprises entre juillet et septembre 1987. Il rassemble des agents du ministère délégué à la Santé et du ministère de l'Éducation nationale et des représentants des facultés de médecine, des hôpitaux, des syndicats de médecins

---

37. Compte rendu officiel de la réunion interministérielle du 27 juin 1984, CAC 19870251/14.
38. *Ibid.*

libéraux représentatifs (CSMF et FMF) et de l'Ordre des médecins. À la demande du directeur général de la santé, la CNAMTS est également représentée à partir de la deuxième réunion du groupe. Les représentants de la Conférence des doyens défendent l'idée qu'une baisse du *numerus clausus* n'apportera pas de réponse à court terme au problème de la démographie médicale, et qu'elle aura en revanche des inconvénients à long terme : la consommation de soins a toutes les chances de continuer à croître, alors que les médecins sont appelés à travailler moins dans le futur, en raison de la féminisation et du vieillissement prévisible de la profession. Les représentants des hôpitaux généraux et des CHU évoquent, quant à eux, les incidences qu'aura une trop forte baisse du *numerus clausus* sur le fonctionnement des hôpitaux. Néanmoins, les représentants des syndicats de médecins libéraux balaient ces arguments en évoquant « les difficultés humaines que rencontrent des médecins ne réussissant pas à vivre de leur métier[39] ». Ils défendent à nouveau, avec le soutien du directeur général de la santé, une forte baisse du *numerus clausus.* Ils se rangent toutefois au compromis proposé par les représentants de la Conférence des doyens, prévoyant que le prochain *numerus clausus* soit simplement ramené à 4 250.

Or, la CSMF dénonce ce compromis quelques jours plus tard : son président écrit à la ministre déléguée à la Santé pour lui demander que le *numerus clausus* soit immédiatement abaissé à 4 000. En effet, la CNAMTS envisage de « limiter le nombre de médecins admis dans le système conventionnel[40] », ce que la direction de la CSMF ne souhaite pas. Une forte baisse du *numerus clausus* pourrait inciter la CNAMTS à renoncer à un tel projet. Finalement, la détermination du *numerus clausus* fait

---

39. Compte rendu ministériel de la réunion du 1er septembre 1987, CAC 19910808/5.

40. Lettre du président de la CSMF à la ministre déléguée à la Santé, 7 septembre 1987, CAC 19910808/5.

l'objet d'un nouvel arbitrage interministériel : le compromis noué avec les représentants des facultés de médecine et des hôpitaux est abandonné et le *numerus clausus* est fixé à 4 100.

Le *numerus clausus* reste ensuite pratiquement stable pendant quatre années consécutives. Il est légèrement abaissé à 4 000 en 1989, le gouvernement s'engageant à le maintenir à ce niveau pendant au moins trois ans. Néanmoins, le dossier du *numerus clausus* est rouvert par la CNAMTS en mars 1990. Écartant l'idée rejetée par les syndicats d'un conventionnement sélectif des médecins libéraux, Gilles Johanet, le directeur de la CNAMTS, propose, statistiques à l'appui, que le *numerus clausus* soit immédiatement ramené à 2 000, puis progressivement relevé à partir de 1999 pour éviter un déséquilibre trop important de la pyramide des âges. Cette proposition est soutenue par la CSMF. La CNAMTS n'obtient pas immédiatement une remise en cause de l'engagement gouvernemental de 1989. Elle est finalement entendue à la faveur d'un changement de gouvernement en mai 1991 : en juillet, le Premier ministre annonce que le *numerus clausus* sera de 3 750 en 1992 et de 3 500 l'année suivante.

Cette nouvelle baisse du *numerus clausus* conduit la Direction générale de la santé et la Direction des hôpitaux à s'opposer à la Direction de la Sécurité sociale sur la question de la démographie médicale. En effet, la Direction des hôpitaux est sensible aux difficultés exprimées par les responsables hospitaliers, qui redoutent une baisse supplémentaire du nombre de médecins en formation. Quant à la Direction générale de la santé, elle craint que la nouvelle diminution du *numerus clausus* ne conduise à former une plus grande proportion de spécialistes, les responsables hospitaliers s'opposant à ce que le nombre de postes offerts au concours de l'internat descende en dessous d'un certain seuil.

En avril 1992, un nouveau gouvernement est formé. Bernard Kouchner est nommé ministre de la Santé et de l'Action humanitaire. Pour la première fois depuis 1983, la santé échoit à un ministre de plein exercice sans être accolée aux « affaires sociales ». Libérées de l'emprise de la Direction de la Sécurité sociale, dont la capacité d'expertise et le pouvoir se sont fortement renforcés dans les années 1980, la Direction générale de la santé et la Direction des hôpitaux vont tenter, avec l'appui des cabinets des ministres de la Santé et de l'Éducation nationale, de tirer parti de cette configuration politique favorable pour remettre en cause l'arbitrage gouvernemental de juillet 1991. Cette tentative marque le début d'une reconfiguration des alliances administratives, la Direction des hôpitaux et la Direction générale de la santé constituant avec le ministère de l'Éducation nationale une coalition bureaucratique s'opposant à la diminution du *numerus clausus* défendue par une coalition adverse formée par la Direction de la Sécurité sociale, la Direction du Budget et la CNAMTS.

La Direction des hôpitaux est la plus fortement mobilisée. Dans une note datée du 8 juillet 1992, elle souligne que le nombre d'étudiants hospitaliers en cinquième et sixième année devrait diminuer de 35 % entre 1985 et 1994, et le nombre d'internes et de résidents de 37 % durant la même période. De surcroît, cette baisse ne devrait pas être compensée par des recrutements de médecins à diplôme extracommunautaire sur des postes de FFI, car les pouvoirs publics prévoient de durcir leurs conditions d'embauche.

Le 27 juillet, la Direction des hôpitaux remet au ministre une note à la tonalité plus alarmiste. Intitulée « Pénurie médicale dans les hôpitaux », elle souligne que non seulement le nombre de médecins en formation diminue mais qu'en outre, de nombreux postes de médecins hospitaliers titulaires ne sont pas pourvus. Il en résulte que « nombre d'établissements ne peuvent fonctionner que grâce à la présence parfois majoritaire de médecins étrangers ou d'origine étrangère : qu'on le veuille ou non, et quelles que soient les compétences professionnelles de ces praticiens, leur présence "massive" et surtout leur niveau insuffisant de qualification, voire de connaissance de la langue française, donnent une image dévalorisée de l'hôpital public[41] ». Dans un tel contexte, la Direction des hôpitaux estime que le nombre de postes d'internes offerts au concours ne doit pas descendre en dessous de 2 000. Or, en raison de la volonté du gouvernement de ne pas former davantage de spécialistes que de généralistes, le passage du *numerus clausus* à 3 750 puis à 3 500 rend quasiment inéluctable une forte diminution du nombre de postes offerts au concours de l'internat (jusqu'à 1 750 au minimum) et donc du nombre d'internes présents dans les hôpitaux.

Pour faire face aux difficultés de recrutement des hôpitaux publics, la Direction des hôpitaux évoque plusieurs pistes, comme des mesures de « restructurations » ou la création de nouveaux postes de médecins hospitaliers. Mais les premières sont politiquement délicates et les seconds jugés coûteux, sans résoudre pour autant le problème des gardes. Une autre solution pourrait consister à réguler plus finement les flux d'internes, afin, comme le proposait déjà une note de la Direction des hôpitaux en 1991, de « mieux orienter les internes de spécialité tant vers les hôpitaux généraux que vers les disciplines dites sinistrées, c'est-à-dire désertées par les internes dès qu'ils en ont la possibilité[42] ». La Direction des hôpitaux estime ainsi que certaines spécialités d'internat pourraient être filiarisées. Cela signifie que des postes seraient réservés à ces spécialités au niveau du concours de l'internat et qu'elles seraient assurées d'avoir chaque année un nombre minimal d'internes. La Direction des hôpitaux avance également l'idée que des concours spécifiques (par exemple en pédiatrie) pourraient être organisés à destination des médecins déjà en exercice, comme c'est déjà le cas pour la médecine du travail. Mais de tels projets suscitent de vives oppositions de la part des représentants des internes et des spécialités

---

41. CAC 19960368/44.
42. *Ibid.*

concernées. Seule l'anesthésie-réanimation est filiarisée en 1992. Mais l'opposition « de tous les syndicats et de tous les représentants d'associations de cette spécialité[43] » a raison de cette mesure deux ans plus tard. Une régulation plus fine des flux d'internes ne peut donc pas constituer une réponse immédiate à la diminution de leur nombre.

Dès lors, relever le *numerus clausus* à 4 000 ou, à la rigueur, le stabiliser à 3 750 constitue pour la Direction des hôpitaux une solution pragmatique à la diminution du nombre de médecins en formation présents dans les hôpitaux : cela aurait l'avantage d'éviter une diminution du nombre de postes offerts à l'internat en dessous de la barre des 2 000, et de garantir aux hôpitaux, avec les internes et les résidents, une main-d'œuvre peu coûteuse et à même d'assurer les gardes et les astreintes.

La demande d'un relèvement du *numerus clausus* de médecine, ou du moins de son maintien au niveau de 3 750, suscite de vives réserves de la part des responsables de la CNAMTS et de la Direction de la Sécurité sociale, conviés à deux réunions organisées sur ce sujet en août et septembre 1992 avec des membres des services et des cabinets des ministères de la Santé et de l'Éducation nationale. Le directeur de la Sécurité sociale estime que « l'hôpital ne doit pas commander à lui seul le dossier[44] ». Gilles Johanet, le directeur de la CNAMTS, rejette l'argument affirmant que « les besoins des hôpitaux s'élèveraient à 2 000 internes et [que] la baisse du *numerus clausus* ne permettra[it] pas de respecter ce seuil[45] ». L'offre hospitalière, excédentaire, doit être réduite. Comme le directeur de la Sécurité sociale, il s'offusque de ce que la démographie

---

43. D'après une note du directeur de cabinet du ministre chargé de la Santé, 23 septembre 1992, CAC 19960368/44.

44. Compte rendu manuscrit de la réunion interministérielle du 1er septembre 1992, CAC 19960368/44.

45. Note de Gilles Johanet datée du 1er septembre 1992, CAC 19960368/44.

de la profession médicale soit déterminée par les besoins des hôpitaux :

> On considère comme normal que l'hôpital fonctionne pour partie grâce à des agents en formation nonobstant l'utilité (ou l'inutilité) de ces agents une fois formés qui sont appelés alors, pour une majorité d'entre eux, à quitter l'hôpital. C'est donc doublement pervers parce que cela mène à l'impasse pour les intéressés et parce que cela privilégie une économie apparente (salaires faibles) alors que le coût de cette formule est bien réel (comportements prudentiels, excès d'analyses et de prescriptions)[46].

Les directeurs de la CNAMTS et de la Sécurité sociale rejettent également l'idée selon laquelle une baisse de 250 places du *numerus clausus* aurait un impact financier négligeable. Dans une note pour le cabinet du ministre des Affaires sociales et de l'Intégration, le directeur de la Sécurité sociale explique ainsi :

> La fixation à 3 750 ou 3 500 n'est pas insignifiante, contrairement aux arguments développés. Cet écart de 250 étudiants par an comporte un surcoût potentiel pour l'assurance maladie, s'il est reconduit pendant cinq années consécutives, de 1 500 millions de francs[47].

Enfin, les directeurs de la CNAMTS et de la Sécurité sociale estiment que renoncer à réduire le *numerus clausus* serait « désastreux » sur le plan politique : « L'effet d'affichage serait [...] très mauvais dans l'immédiat au regard de l'objectif de maîtrise des dépenses affiché dans le projet de loi professions de santé[48]. » En effet, le gouvernement tente alors de faire adopter un projet de loi relatif aux relations entre les professions de santé et l'assurance maladie, porté par le

---

46. *Ibid.*
47. Note datée du 9 septembre 1992, CAC 19960368/44.
48. *Ibid.*

ministre des Affaires sociales et de l'Intégration. Ce projet de loi prévoit d'introduire de nouveaux mécanismes de maîtrise « médicalisée » des dépenses en médecine ambulatoire, comme les « références médicales opposables » (RMO), dont le non-respect pourrait valoir aux praticiens récalcitrants des poursuites de la part des caisses. Il doit faire, à l'automne, l'objet d'une deuxième lecture devant le Parlement. Or, les syndicats de médecins libéraux sont très hostiles à ce projet de loi, y compris MG-France, car les premières RMO envisagées par le gouvernement visent exclusivement les médecins généralistes. Par ailleurs, la dernière convention signée avec les caisses d'assurance maladie, en mars 1990, a été annulée par le Conseil d'État en juillet 1992, suite à des recours déposés par la CSMF et MG-France. Enfin, en 1991, un autre projet de loi tentant d'instaurer à nouveau des enveloppes globales pour les médecins libéraux, les cliniques privées et certaines professions paramédicales a suscité de très importantes manifestations de la part des professionnels de santé. Autrement dit, en 1992, les relations entre le gouvernement et les syndicats de médecins libéraux sont très tendues, et les gestionnaires de l'assurance maladie veulent éviter toute mesure qui pourrait compromettre l'adoption et l'application de la nouvelle loi. Après avoir été sans doute opportunément prévenu par la CNAMTS, le président de la CSMF écrit ainsi au ministre de la Santé et de l'Action humanitaire pour le presser de faire paraître l'arrêté fixant le *numerus clausus* à 3 500, qui ne devrait ensuite pas être relevé « avant dix ans au moins[49] ».

Face à l'opposition résolue du ministère des Affaires sociales et de la CNAMTS, qui font valoir en dernière instance les risques politiques que ferait peser la non-diminution du *numerus clausus* sur un projet de loi porté par le gouvernement tout entier, les ministres de la Santé et de l'Éducation nationale sollicitent l'arbitrage du Premier ministre. Ces derniers demandant que le *numerus*

49. Lettre datée du 26 août 1992, CAC 19960368/44.

clausus soit maintenu à 3 750 places pendant cinq ans. Le Premier ministre tranche en faveur du ministère des Affaires sociales. Le *numerus clausus* est ramené à 3 500, conformément à l'intention du gouvernement affichée un an plus tôt. Deux semaines plus tard, le directeur de cabinet du ministre de la Santé résume ainsi les choses, non sans amertume : « Actuellement, la baisse du *numerus clausus* est essentiellement faite pour adresser un message vers les syndicats médicaux signataires de la convention[50]. »

Jusqu'en 1997 inclus, le *numerus clausus* reste fixé au même niveau, le ministère des Affaires sociales consentant néanmoins à ce qu'il soit relevé de 70 places en 1993. Par ailleurs, suite à l'adoption de mesures permettant aux diplômés de plusieurs grandes écoles de s'inscrire directement en troisième année de médecine et à certaines catégories de professionnels de santé de se présenter au concours de fin de première année de médecine, 40 places supplémentaires sont offertes à ces candidats dans le cadre de quotas spécifiques à partir de 1994 et 1995. Mais cela ne modifie guère la donne : jusqu'en 1997 inclus, le nombre d'étudiants admis en deuxième année de médecine reste extrêmement faible.

Le jeu des compromis

Les médecins hospitalo-universitaires n'ont pas pu empêcher une très forte diminution du nombre de places offertes au concours de fin de première année de médecine, puis sa stabilisation à un niveau très bas jusqu'en 1997. Ils ont toutefois obtenu, avec l'appui du ministère de l'Éducation nationale, que cette baisse soit davantage étalée dans le temps que ne le souhaitaient les syndicats de médecins libéraux et les gestionnaires de l'assurance maladie. Ils ont également sans doute contribué à ce que le *numerus clausus*

50. Note datée du 23 septembre 1992, CAC 19960368/44.

n'ait pas été diminué encore davantage. Les logiques propres aux institutions de formation des médecins – facultés de médecine et hôpitaux – ont ainsi contribué à limiter, sur la durée, l'ampleur des variations du *numerus clausus* de médecine d'une année sur l'autre. Face aux gestionnaires de l'assurance maladie et aux syndicats de médecins libéraux, l'influence des médecins hospitalo-universitaires n'a donc pas été nulle sur la détermination du *numerus clausus* de médecine.

Cela apparaît encore plus nettement dans la détermination du nombre de postes offerts au concours de l'internat. En effet, les promoteurs de la réforme des études médicales estimaient qu'il fallait inverser la tendance de la médecine hospitalo-universitaire à former toujours davantage de spécialistes au détriment de la médecine générale. À la fin des années 1970, les spécialistes représentaient la moitié des médecins formés dans les universités : cela était jugé excessif. Les promoteurs de la réforme estimaient qu'il fallait former environ 6 000 médecins par an, dont 2 000 spécialistes et 4 000 généralistes. Pour de nombreux médecins hospitaliers et universitaires, ainsi que pour les syndicats d'internes et de chefs de clinique, il importait également que le concours de l'internat garde une valeur sélective : il devait rester le privilège d'une élite, même s'il devait s'agir d'une élite moins restreinte qu'autrefois.

Comme le *numerus clausus*, le nombre de places offertes au concours de l'internat est fixé par les ministres chargés de la Santé et des Universités. La loi de 1982 prévoit qu'ils doivent consulter au préalable une « commission nationale des études médicales » (CNEM), dont le secrétariat est assuré par la Direction générale de la santé. Comprenant notamment des représentants des facultés de médecine, des hôpitaux universitaires et non universitaires, des syndicats de médecins libéraux et des syndicats d'internes, cette commission est chargée d'agréger les demandes de postes d'internes émanant des commissions régionales des études médicales, à la composition analogue.

Or, dès la première réunion de la CNEM, en mai 1984, il apparaît que les demandes de postes d'internes émanant des régions sont très largement supérieures à ce qu'attendait la Direction générale de la santé, un de ses représentants les qualifiant de « manifestement inflationnistes[51] ». Au final, 1 450 postes sont proposés pour le nouveau concours d'internat, auxquels s'ajoute un nombre équivalent de postes pour la toute dernière session du concours de l'ancien internat des CHU. Cela fait au total 2 900 postes à pourvoir, soit bien plus que ce que prévoyaient les promoteurs de la réforme des études médicales. Mais l'objectif de ramener la proportion des spécialistes formés à environ un tiers des médecins est atteint, puisque l'ensemble des postes ouverts aux deux concours d'internat représente 36,6 % du nombre de places offertes en deuxième année de médecine cinq ans plus tôt.

Dans les années qui suivent, le nombre de places offertes au concours de l'internat est moins fortement réduit que le *numerus clausus*. Il descend à 2 568 places en 1985-1986, puis oscille autour de 2 300 places par an entre 1988-1989 et 1991-1992. De ce fait, la part des spécialistes parmi les médecins formés dans les facultés de médecine retrouve, dès le début des années 1990, son niveau d'avant la réforme : en 1991-1992, le nombre de postes ouverts au concours de l'internat représente la moitié du *numerus clausus* d'il y a cinq ans. Cette évolution s'explique principalement par la conjonction des intérêts des représentants des médecins hospitaliers et universitaires et des syndicats de médecins libéraux. Les premiers souhaitent bénéficier d'un flux stable d'internes, notamment dans les filières « spécialités médicales » et « spécialités chirurgicales ». Quant aux représentants des médecins libéraux, ils estiment, jusqu'au début des années 1990, que la pléthore touche avant tout les médecins généralistes. Ils défendent une baisse du nombre

---

51. Compte rendu ministériel de la réunion de la CNEM du 18 mai 1984, CAC 19950151/2.

de postes offerts au concours de l'internat, mais moindre que celle du *numerus clausus* de médecine, de manière à ce que le nombre de généralistes formés soit plus fortement réduit que celui de spécialistes. Comme pour le *numerus clausus* de médecine, les pouvoirs publics adoptent une position de compromis : le nombre de postes ouverts au concours de l'internat est réduit, mais faiblement. En outre, cette diminution est compensée par une répartition des postes plus favorable aux filières « spécialités médicales » et « spécialités chirurgicales », au détriment des spécialités de santé publique : dans ces deux filières, les plus directement utiles aux services hospitaliers, le nombre de postes mis au concours ne diminue que de 4 % entre 1985-1986 et 1991-1992, contre 22 % pour les autres filières d'internat.

Toutefois, lors de la réunion de la CNEM de janvier 1992, le directeur général de la santé annonce un changement de ligne politique :

> Dans son exposé introductif, le directeur général de la santé a insisté sur la projection établie par ses services à partir de l'hypothèse du maintien du nombre de postes mis au concours de l'internat au chiffre actuel qui est de 2 330. Il apparaît très clairement qu'en raison des effets de la baisse du *numerus clausus*, le ratio généralistes-spécialistes, au sortir du troisième cycle, initialement prévu à deux tiers-un tiers, se situant actuellement à 49 %-51 %, tomberait à la fin de l'actuelle décennie à environ un tiers-deux tiers. [...] Le [directeur général de la santé] a estimé que le moment était venu de découpler les décisions concernant la fixation du nombre de postes offerts au concours de l'internat et les problèmes liés au fonctionnement des hôpitaux[52] [...].

Rappelant les objectifs initiaux de la réforme des études médicales de 1982, cette annonce répond également aux préoccupations des gestionnaires de l'assurance maladie.

---

52. Compte rendu établi par la Conférence des doyens, 7 janvier 1992, archives personnelles de F. Bonnet de Paillerets.

Améliorer l'efficience du système de santé exigerait de renforcer la place des médecins généralistes en médecine de ville, en obligeant par exemple les patients souhaitant consulter un spécialiste à se rendre d'abord auprès d'un médecin généraliste. Pour cela, il faut donc privilégier la formation de médecins généralistes plutôt que de spécialistes. Cette position est soutenue par le syndicat MG-France, désormais représenté à la CNEM. La CSMF, sans adhérer au projet de réforme visant à supprimer l'accès direct aux spécialistes libéraux, s'aligne sur la position de MG-France : ses dirigeants estiment en effet que désormais, les spécialistes souffrent plus que les généralistes du problème de la pléthore médicale. Le fait que l'accès au secteur à honoraires libres, auparavant ouvert à tous les médecins libéraux, ait été réservé en 1990 aux anciens chefs de clinique et assistants des hôpitaux, n'est sans doute pas étranger à cette évolution.

Néanmoins, sans contester le principe d'une diminution du nombre de postes ouverts au concours de l'internat, les représentants des médecins hospitalo-universitaires obtiennent qu'elle soit modérée et étalée dans le temps :

> La position des hospitalo-universitaires a été de dire que si la diminution du nombre des postes d'internes souhaitée par les autres parties était retenue, elle devait être extrêmement progressive.
> Ce point de vue a été admis par la majorité de la commission qui a recommandé que le prochain concours permette de revenir à un ratio 50-50, donc commencer à inverser la tendance de ces dernières années, mais en douceur[53].

Comme l'indiquent les doyens présents à la CNEM à leurs homologues un peu plus tard, « c'est essentiellement sur notre demande et celle des présidents de CME [commission médicale d'établissement] de CHU que la diminution décidée

---

53. *Ibid.*

a été relativement faible, en tout cas beaucoup plus faible que celle réclamée par les autres parties[54] ». À partir de l'année suivante, un consensus se forme parmi les membres de la CNEM sur la nécessité de s'en tenir à un « équilibre » entre généralistes et spécialistes. Il ne s'agit donc plus de diminuer la proportion de spécialistes formés, mais simplement de la stabiliser de manière à ce que le nombre de spécialistes formés ne dépasse pas celui des généralistes. Le nombre de postes ouverts au concours de l'internat diminue donc peu à peu, passant de 2 235 en 1992-1993 à 2 000 en 1996-1997, mais il représente toujours la moitié du nombre de places offertes en deuxième année de médecine cinq ans plus tôt.

La Direction générale de la santé échoue donc à inverser la tendance allant dans le sens de la formation d'une proportion élevée de médecins spécialistes. Elle réussit seulement à la freiner. Cet échec témoigne de l'influence que conservent les médecins hospitalo-universitaires dans la détermination des quotas : non seulement ils ont réussi à étaler dans le temps la diminution du *numerus clausus*, mais ils ont également obtenu que le nombre de postes offerts au concours de l'internat soit moins fortement réduit que ne le souhaitaient les syndicats de médecins libéraux et certains départements ministériels. La ministre des Affaires sociales, sollicitée par une note de son cabinet exposant que « les hôpitaux publics ayant besoin de spécialistes, il conviendrait de ne pas baisser le nombre d'internes de spécialité en deçà de 2 000 », ne peut qu'exprimer son impuissance sur ce sujet :

> Mme Veil est d'accord. Elle est simplement énervée sur l'idée qu'il est inévitable de maintenir un flux important d'internes de spécialité uniquement pour le bon fonctionnement des hôpitaux. On devrait – en principe – pouvoir trouver d'autres

---

54. Compte rendu de réunion de la Conférence des doyens, 23 mars 1992.

solutions pour les hôpitaux et prendre ce genre de décision en fonction de l'équilibre souhaité généralistes/spécialistes dans l'ensemble de l'activité médicale[55].

La diminution modérée du nombre de postes offerts au concours de l'internat a non seulement compromis l'ambition de renforcer la place de la médecine générale dans le système de soins, mais elle a également contribué à *transformer profondément la place de l'internat dans les études de médecine.* En devenant accessible à la moitié des étudiants en médecine, l'internat n'est plus le concours extrêmement sélectif qu'il était avant la réforme de 1982 et qu'il aurait dû demeurer en partie. Cette évolution a suscité bien des débats à l'intérieur du milieu hospitalo-universitaire. Lors d'une réunion de la Conférence des doyens en 1993, l'un d'entre eux remarque que « s'il est décidé de maintenir plus de 2 000 postes au concours d'internat, celui-ci perdra définitivement sa connotation élitiste, compte tenu de la diminution des effectifs des étudiants terminant au cours des prochaines années le deuxième cycle[56] ». Ce souci de préserver la valeur du titre d'interne n'est sans doute pas étranger à la prise de position du président de la Conférence des doyens en 1997 : soutenant une forte diminution du nombre de places offertes au concours de l'internat, qui passe cette année-là de 2 000 à 1 815, il estime qu'il ne faudrait pas former, à moyen terme, plus de 40 % de spécialistes. Mais l'impact de cette nouvelle diminution sur les services hospitaliers suscite de vives réactions de la part de nombreux responsables hospitaliers, si bien que le nombre de postes offerts au concours de l'internat est relevé l'année suivante. Désormais, le nombre de places offertes à ce concours représente *plus de la moitié* du nombre de

---

55. Note manuscrite du directeur de cabinet de Simone Veil, début août 1993, CAC 19960368/44.

56. Compte rendu de réunion de la Conférence des doyens, 6 juillet 1993.

places offertes en deuxième année de médecine cinq ans auparavant. Entre le souci de préserver la valeur du titre d'interne et celui de maintenir un nombre suffisant d'internes pour assurer le fonctionnement des services hospitaliers, les représentants du milieu hospitalo-universitaire ont clairement privilégié le second.

*

Tout au long des années 1980-1990, le *numerus clausus* de médecine et le nombre de postes ouverts au concours de l'internat ont été déterminés en fonction de préoccupations contradictoires. Pour les gestionnaires de l'assurance maladie, l'augmentation rapide du nombre de médecins était non seulement coûteuse pour l'assurance maladie, mais également inutile, voire nuisible du point de vue de la santé publique. Trop nombreux, les médecins pouvaient être tentés de prodiguer des soins superflus à leurs patients pour préserver ou accroître leurs revenus. Pour les syndicats de médecins libéraux, l'arrivée d'importantes promotions de diplômés sur le marché du travail était à l'origine de sérieuses difficultés en début de carrière et était source de tensions entre les médecins fraîchement installés et ceux qui l'étaient depuis plus longtemps. Les difficultés économiques des jeunes médecins faisaient redouter à la fois un déclassement de la profession médicale et une remise en cause, par ces mêmes médecins, de l'exercice libéral de la médecine. De surcroît, l'accroissement du nombre des médecins affaiblissait considérablement le pouvoir de négociation des représentants syndicaux avec les caisses d'assurance maladie, peu enclines à revaloriser les honoraires médicaux dans un tel contexte démographique.

Le resserrement du *numerus clausus* de médecine constituait pour les syndicats de médecins libéraux non seulement une solution au problème de la démographie médicale, mais également un acquis qu'ils pouvaient mettre à leur actif. Cela constituait un enjeu d'autant plus important que les transformations de la médecine libérale dans les années 1970-1980 ont conduit à une fragmentation de la représentation syndicale des médecins libéraux et à un durcissement de la concurrence entre syndicats.

Pour l'ensemble de ces raisons, les gestionnaires de l'assurance maladie et les syndicats de médecins ont soutenu, généralement jusqu'à la fin des années 1990, le resserrement du *numerus clausus* de médecine et, corrélativement, du nombre de postes offerts au concours de l'internat. Toutefois, les médecins hospitalo-universitaires, préoccupés principalement par l'impact de la diminution du nombre de médecins en formation sur le fonctionnement des services hospitaliers, ont réussi, d'abord avec l'appui du ministère de l'Éducation nationale, puis avec celui de la Direction générale de la santé et de la Direction des hôpitaux, à étaler dans le temps la diminution de ces quotas, voire à limiter l'ampleur de leur baisse.

Les quotas n'ont donc pas été fixés suivant une prise en compte des « besoins de santé » de la population, considérés comme largement couverts en raison de la forte hausse du nombre de médecins à partir du milieu des années 1970. Les représentants des médecins hospitalo-universitaires ont tenté, avec le ministère de l'Éducation nationale, de convaincre leurs adversaires de prendre en compte l'évolution des besoins de santé de la population sur le long terme : l'accroissement et le vieillissement prévisibles de la population nécessitaient, entre autres, de former davantage de médecins. Faute d'un relèvement à temps du *numerus clausus*, la « pléthore » constatée par les syndicats de médecins libéraux et les gestionnaires de l'assurance maladie pouvait très rapidement faire place à une pénurie de praticiens à laquelle il serait très difficile de remédier, étant donné le temps nécessaire à la formation des médecins. Néanmoins, jusqu'en 1998, ces considérations n'ont pas pesé lourd face à l'alliance formée entre les syndicats de médecins libéraux et les gestionnaires de l'assurance maladie sur la question de la démographie médicale.

CHAPITRE 6

LE TEMPS DES
« DÉSERTS MÉDICAUX »

« Le médecin est libre de s'installer où il lui convient. [...] Ce n'est point par une coercition, mais par des avantages intelligemment choisis et largement accordés, que la collectivité doit orienter certains jeunes confrères vers des régions aujourd'hui trop délaissées[1]. »

Après avoir été longtemps prédominant à l'intérieur du corps médical et du champ politico-administratif, le motif de la pléthore médicale cède la place, à partir de la fin des années 1990, à celui du manque de praticiens. En l'espace de quelques années, le problème de la démographie médicale tel qu'il était jusqu'ici appréhendé par les pouvoirs publics est totalement redéfini. La question n'est plus de réduire le nombre de médecins en exercice en les incitant à se reconvertir ou à partir plus tôt en retraite ; elle est au contraire de former davantage de médecins et de les inciter à exercer plus longtemps. Cette redéfinition du problème s'accompagne également d'un processus de publicisation

---

1. R. DEBRÉ, « Médecine sociale, médecine de famille et Sécurité sociale », *Le Monde*, 2 avril 1946.

et de politisation : alors que, jusqu'à présent, les débats touchant à la démographie médicale et à la détermination du *numerus clausus* de médecine restaient confinés à l'intérieur du corps médical et du champ administratif, ils sont désormais largement relayés par les médias. Le risque d'une pénurie de médecins constitue en effet, aux yeux des journalistes, un *problème de santé publique* : l'allongement des distances à parcourir pour se faire soigner ou des délais nécessaires à l'obtention d'un rendez-vous auprès de certains spécialistes libéraux pourrait se traduire par une moins bonne prise en charge des malades, voire par des décès qui auraient pu être évités. En raison de la répartition géographique inégale des médecins, ces problèmes sont appelés à se poser plus particulièrement dans certaines zones géographiques, et plus particulièrement dans les zones rurales, où vit une population plus âgée et moins aisée que sur le reste du territoire. Au nom du principe selon lequel l'État a le devoir d'assurer un accès aux soins égal sur l'ensemble du territoire, de nombreux élus issus de régions faiblement médicalisées vont ainsi s'emparer du problème de la démographie médicale à partir des années 2000.

Cette redéfinition des termes du problème se traduit par un relèvement du *numerus clausus* de médecine à partir de 1998. D'abord lent, il s'accélère à partir de 2001. En moins de dix ans, le nombre de places offertes en deuxième année de médecine double. Cette augmentation du nombre d'étudiants accueillis par les facultés de médecine s'accompagne, par ailleurs, de multiples mesures visant à inciter les jeunes diplômés à exercer là où les besoins sont les plus criants, et notamment dans les zones rurales où se concentrent les « déserts médicaux ».

Ce chapitre se propose de rendre compte du retournement du problème de la démographie médicale au tournant des années 1990-2000, et des différents types de réponses que les pouvoirs publics lui ont apportés. Dans un premier temps, c'est le manque de personnel soignant dans les hôpitaux qui domine les débats et les pouvoirs publics se contentent principalement de relever le *numerus clausus* et le nombre de places offertes au concours de l'internat. Mais, dans un second temps, c'est la question de la répartition géographique inégale des médecins qui devient le principal enjeu. La liberté d'installation des médecins libéraux est fortement mise en question. Contrairement à d'autres professions de santé, comme les infirmières ou les masseurs-kinésithérapeutes, les médecins ont réussi à la conserver jusqu'à ce jour.

LA PEUR DE LA PÉNURIE

La nouvelle crise démographique du corps médical

Au début des années 1990, alors même que les gestionnaires de l'assurance maladie réussissent à imposer un *numerus clausus* très bas, plusieurs éléments contribuent à faire évoluer les termes dans lesquels est posé le problème de la démographie médicale. Un premier élément important réside dans la consolidation de l'expertise statistique du ministère des Affaires sociales, qui se traduit sur le plan institutionnel par la création d'un service d'étude et de statistique (le SESI) en 1982. En 1998, le SESI est transformé en direction d'administration centrale. La toute nouvelle Direction de la recherche, des études, de l'évaluation et des statistiques (DREES) voit ses attributions et ses moyens en personnel sensiblement renforcés.

Cette évolution s'accompagne de la production de données statistiques plus fiables et plus précises sur la démographie du corps médical. En 1977, le ministère des Affaires sociales décide de se doter d'un fichier informatique national des professions sanitaires et sociales devant inclure, en priorité, les médecins. En 1986, le Bureau des professions de santé du SESI publie les premières statistiques issues de ce fichier. À la demande de la Direction générale de la santé, il s'associe avec le Centre de recherche en gestion de l'École polytechnique pour produire, à partir de 1989, des projections démographiques sur le corps médical. Publiées en 1991, ces premières projections tentent d'estimer l'évolution du nombre de médecins en exercice d'ici à 2019. Sur la base d'un *numerus clausus* restant fixé à 4 000, elles prévoient une « chute brutale des effectifs[2] » à partir de 2010 : pour l'éviter, un « accroissement important » du *numerus clausus*, jusqu'à 6 000, devrait avoir lieu dès 2001[3].

À partir de 1993, le Bureau des professions de santé produit de nouvelles projections montrant que le ralentissement de la progression du nombre de médecins, puis sa diminution, pourraient avoir des incidences importantes sur l'offre de soins « dès la prochaine décennie[4] ». Le nombre de médecins devrait stagner à partir de 2000 puis baisser à partir de 2010. Le vieillissement et surtout la féminisation du corps médical devraient accentuer ces tendances. La demande de soins devant continuer à croître, le nombre de médecins généralistes pourrait même être insuffisant dès le début des années 2000. Le risque d'un manque de praticiens pourrait donc se poser *beaucoup plus tôt* que ce qu'indiquaient les projections précédentes. Cela est confirmé, à partir de 1997, par les premières projections produites spécialité par spécialité, qui montrent que certaines spécialités comme l'anesthésie-réanimation et la gynécologie-obstétrique pourraient connaître dès le milieu des années 2000 une forte diminution de leurs effectifs, alors même que le renforcement des normes d'encadrement médical dans les hôpitaux

---

2. P. ABRAHAM *et al.*, « La santé du corps médical ou combien de médecins demain et pour quel exercice ? », *Solidarité santé – Études statistiques*, n° 1, 1991, p. 71.

3. *Ibid.*, p. 72.

4. J. GOTTELY, A. VILAIN, « L'offre médicale devrait baisser dès la prochaine décennie », *Solidarité santé – Études statistiques*, n° 1, 1995, p. 75-91.

nécessite un plus grand nombre de praticiens dans ces disciplines[5].

Ces projections viennent étayer les prises de position des représentants du milieu hospitalier, hostiles depuis le milieu des années 1980 à une politique trop malthusienne en matière de démographie médicale. En effet, les difficultés de recrutement des hôpitaux s'aggravent dans les années 1990. Plusieurs réformes touchant à l'organisation des services d'urgence, d'obstétrique et de réanimation introduisent de nouvelles exigences concernant le niveau de qualification des professionnels de santé devant assurer leur fonctionnement. Désormais, les gardes ne peuvent plus être assurées principalement par des internes ou des FFI et un certain nombre de médecins « seniors » doivent être présents dans les services, vingt-quatre heures sur vingt-quatre. Les pouvoirs publics tentent de tirer parti de ces réformes pour inciter à des réorganisations des services hospitaliers et à des regroupements des gardes. Mais à l'exception du cas de l'obstétrique (les pouvoirs publics ayant entrepris de réduire le nombre de maternités dès le milieu des années 1970), les « restructurations » ainsi effectuées sont bien moins nombreuses qu'espéré. Les économies de personnel réalisées restent faibles.

De surcroît, de nouveaux textes viennent restreindre la durée légale de travail des personnels hospitaliers. En 1993, une directive européenne sur le temps de travail prévoit que tous les salariés, à l'exception des routiers, des marins et des médecins en formation, doivent bénéficier de onze heures consécutives de repos par plage de vingt-quatre heures. Estimant, comme d'autres États européens, que cette directive ne s'applique pas aux praticiens hospitaliers, le gouvernement français se contente d'introduire pour ces médecins un « repos de sécurité », leur permettant de travailler au-delà de treize heures consécutives à condition

---

5. Id., « Les perspectives démographiques des professions médicales », *Dossiers solidarité et santé*, n° 1, 1999, p. 7-22.

de ne pas pratiquer des activités de soins proprement dites (mais par exemple de se consacrer à la tenue de dossiers, à la formation, etc.). Cependant, en octobre 2000, un arrêt de la Cour de justice des communautés européennes – l'arrêt « SIMAP » – indique que les praticiens hospitaliers relèvent bien du champ de la directive, et que les gardes doivent être intégrées dans le temps de travail. En 2002, leur statut est modifié en ce sens. Ils peuvent, de manière dérogatoire, travailler jusqu'à vingt-quatre heures consécutives, mais à condition de prendre ensuite immédiatement une période de repos d'une durée équivalente.

Dans le même temps, le gouvernement adopte en 1998 et en 2000 deux lois relatives à l'aménagement et à la réduction du temps de travail (ARTT). Ces lois s'appliquent à l'ensemble des salariés hospitaliers, à l'exception des personnels hospitalo-universitaires, des internes, des résidents et des attachés[6]. À partir de 2002, les praticiens hospitaliers bénéficient ainsi de vingt jours de congés supplémentaires par an au titre de l'ARTT. Les représentants du milieu hospitalier obtiennent que de nombreux postes de praticiens hospitaliers soient créés en compensation. Toutefois, en dépit d'une importante revalorisation des carrières hospitalières, de nombreux postes restent vacants, faute de candidats[7]. Cette situation est aggravée par des difficultés de recrutement similaires pour certaines professions paramédicales, comme les infirmières. Cela conduit les représentants du milieu hospitalier à réclamer des mesures susceptibles de renforcer le nombre de praticiens

---

6. Les attachés ont un statut de vacataire. Il s'agit généralement de médecins libéraux effectuant une ou deux demi-journées de travail par semaine à l'hôpital.

7. Plus de 8 300 postes de praticiens hospitaliers ont été recensés comme statutairement vacants en 2005, soit près d'un poste de praticien hospitalier sur cinq. D'après Y. BERLAND, *Mission « Démographie médicale hospitalière »*, Paris, Ministère de la Santé et des Solidarités, 2005.

présents dans les services et d'élargir le vivier de recrutement des hôpitaux publics. C'est pourquoi ils réclament, de plus en plus vigoureusement, une hausse du *numerus clausus* et du nombre de postes ouverts au concours de l'internat. Ils proposent également d'autres mesures, telles qu'une régulation « fine » des flux d'internes, un allongement de la durée de l'internat, l'institution d'un service obligatoire à l'hôpital de quelques années pour les jeunes diplômés ou même une régulation plus contraignante des installations dans le secteur libéral, de manière à inciter les jeunes médecins à faire carrière à l'hôpital.

À partir des années 1990, les représentants du milieu hospitalier bénéficient de nouveaux appuis à l'intérieur du champ médical pour demander une réorientation de la politique du gouvernement en matière de démographie médicale. L'Ordre des médecins constitue l'un de leurs premiers soutiens. La démographie médicale est un objet de préoccupation constant de l'Ordre depuis sa création. Depuis 1956, son bulletin trimestriel présente à intervalles réguliers des « exposés » consacrés à la démographie du corps médical français. Il publie également des études consacrées à des questions plus particulières, en fonction des débats du moment. C'est ainsi que pour mieux appréhender le problème posé par les difficultés rencontrées par les jeunes médecins durant leurs premières années d'exercice, il commande, en 1990, une vaste enquête sur les médecins libéraux installés depuis moins de dix ans. Sur 5 000 questionnaires, près de 3 000 sont jugés exploitables. Or, contrairement à ce qui était attendu, cette enquête conduit à relativiser le constat dominant de la pléthore médicale. Elle montre en effet que la féminisation du corps médical s'accompagne d'une progression de l'exercice à temps partiel. Cela doit conduire à fixer différemment le *numerus clausus* :

> L'exercice pratiqué par nos consœurs est plus souvent à temps partiel qu'à temps plein […]. La féminisation progressive de la profession s'accentue, et l'étude des dernières générations

montre qu'il y a pratiquement égalisation des sexes. Cela devrait conduire à une réflexion sur la détermination du *numerus clausus*. Sur 4 000 étudiants, 2 000 femmes se répartissent en 900 généralistes, soit 450 équivalents temps plein, et en 1 100 spécialistes, soit 726 équivalents temps plein, c'est-à-dire en 1 176 équivalents temps plein au lieu des 2 000 prévus[8].

Autrement dit, pour assurer une même quantité de travail, il faudrait former davantage de médecins qu'autrefois. La féminisation du corps médical apparaît d'autant plus préoccupante que le resserrement du *numerus clausus* de médecine doit se traduire par un vieillissement du corps médical. En 1992, l'Ordre publie ainsi une étude montrant que « si l'admission des étudiants en PCEM2 [deuxième année d'études médicales] prend le chemin d'une réduction draconienne, en l'an 2030 on aura à peu près autant de médecins retraités que d'actifs en France[9] ». Cette évolution est préoccupante à trois titres. Tout d'abord, la prévision de nombreux départs en retraite à partir des années 2000 pourrait mettre en péril le régime de retraite des médecins libéraux, rattachés à une caisse spécifique, la Caisse autonome de retraite des médecins de France (CARMF). Ensuite, le vieillissement du corps médical pourrait obliger des praticiens âgés à prendre en charge davantage d'astreintes, alors qu'elles étaient jusqu'ici assurées principalement par les praticiens les plus jeunes et, à l'hôpital, par les médecins en formation. Les tensions croissantes que suscite l'organisation de la permanence des soins en médecine ambulatoire, qui aboutissent à une longue grève des gardes de nuit des médecins généralistes entre novembre 2001 et juin 2002, ne font qu'aviver ces inquiétudes. Enfin, le vieillissement du corps médical devrait se traduire par une

---

8. CONSEIL NATIONAL DE L'ORDRE DES MÉDECINS (CNOM), *Résultats de l'enquête auprès des jeunes médecins*, Paris, CNOM, 1990, p. 26.
9. CNOM, *Les médecins actifs et retraités, projection 1990-2030*, Paris, CNOM, 1992, p. 28.

diminution du nombre de praticiens, plus marquée pour les spécialités s'étant fortement développées dans les années 1970-1980, telles que l'anesthésie-réanimation, la pédiatrie, la psychiatrie ou l'ophtalmologie.

GRAPHIQUE 6.1 – Évolution du nombre de médecins en exercice en France, 1972-2000

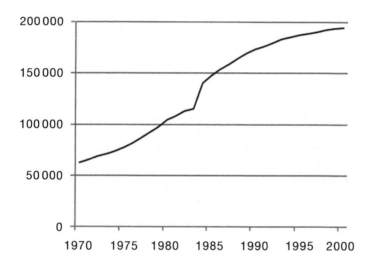

Source : fichier ADELI, ministère de la Santé (base Éco-santé, IRDES).

Nota : en 1984, les médecins salariés de la base ADELI du ministère de la Santé ont fait l'objet d'un redressement statistique.

Ces perspectives constituent un objet de préoccupation bien au-delà du milieu hospitalier et de l'Ordre des médecins. Certains syndicats de médecins libéraux contestent à leur tour la réalité de la « pléthore » médicale. La diminution du *numerus clausus* de médecine engagée depuis 1977-1978 s'est traduite par une augmentation de plus en plus lente du nombre de médecins (voir graphique 6.1) et par une amélioration notable des conditions d'installation en médecine libérale, notamment pour les généralistes[10]. Le risque pour les jeunes praticiens d'être cantonnés à une activité insuffisante en raison d'une saturation du marché n'est plus d'actualité. Au contraire, les représentants des spécialités appelées à subir une baisse importante de leurs effectifs redoutent que cela ne provoque une détérioration des conditions de travail des praticiens, dans la mesure où la demande de soins devrait continuer à croître, et où il n'est pas toujours possible de refuser d'accueillir de nouveaux malades. Cela pourrait également se traduire par un rétrécissement de leur territoire au profit d'autres spécialités à la démographie plus dynamique et par un affaiblissement de leur position au sein du champ médical. Ce point est également crucial pour un syndicat comme MG-France, qui estime que la revalorisation de la médecine générale et la reconquête de domaines de compétence perdus au profit de certaines catégories de spécialistes exigent de former davantage de médecins généralistes.

C'est ainsi que dans le courant des années 1990, l'Ordre des médecins, certains syndicats de spécialistes et MG-France en viennent à réclamer, comme les représentants du milieu hospitalier, une réorientation de la politique du

---

10. V. Lucas-Gabrielli, M. J. Sourty-Le Guellec, « Évolution de la carrière libérale des médecins généralistes selon leur date d'installation (1979-2001) », *Questions d'économie de la santé*, n° 81, 2004 ; B. Dormont, A.-L. Samson, « Démographie médicale et carrières des médecins généralistes : les inégalités entre générations », *Économie et statistiques*, n° 414, 2008, p. 3-30.

gouvernement en matière de démographie médicale. Ils demandent tout d'abord un fort relèvement du *numerus clausus* de médecine. L'Ordre et les représentants des spécialités les plus menacées par une diminution de leurs effectifs réclament également un relèvement du nombre de postes ouverts au concours de l'internat et la mise en place de nouveaux quotas pour certaines spécialités. Cette mesure assurerait aux spécialités peu prisées par les étudiants un nombre déterminé d'internes, le modèle de l'internat libéral et élitiste conservé à la suite de la mobilisation des étudiants en médecine de 1983 n'offrant pas cette garantie. Enfin l'Ordre, préoccupé plus particulièrement par l'exercice de la médecine générale dans les zones rurales, qui pâtirait fortement d'une diminution du nombre de médecins, demande que des mesures soient prises afin de favoriser une meilleure répartition des médecins sur le territoire.

S'appuyant sur ces prises de position et sur les projections élaborées par le SESI puis par la DREES, le secrétariat d'État à la Santé réussit à imposer, après plusieurs tentatives infructueuses en ce sens, une régulation plus fine des flux d'internes pour certaines spécialités. En avril 1999, l'anesthésie-réanimation, la gynécologie-obstétrique et la pédiatrie sont érigées en filières d'internat. Elles bénéficient désormais de quotas spécifiques au concours de l'internat. Les quotas qui leur sont alloués sont très importants : ces trois spécialités représentent à elles seules 24 % des postes offerts au concours de l'internat dès 1999-2000, et même davantage les années suivantes. Dans le même temps, le secrétariat d'État à la Santé et le ministère de l'Éducation nationale obtiennent que le *numerus clausus* soit relevé : il passe de 3 583 à 3 700 en 1998, puis à 3 850 en 1999 et à 4 100 en 2000. Arguant de perspectives imprécises sur l'évolution des « besoins de santé » de la population et de la nécessité de contenir l'accroissement des dépenses d'assurance maladie, la Direction du Budget et la CNAMTS réussissent à limiter l'ampleur de cette hausse. Mais, à partir de la fin des années 2000, la publicisation du problème de la démographie médicale vient brutalement changer la donne.

La publicisation du problème

Dans un premier temps, la perspective d'une diminution du nombre de médecins ne suscite guère d'intérêt de la part des journalistes. Les projections du SESI puis de la DREES, lorsqu'elles sont évoquées par les journaux, sont traitées sur un mode routinier et ne suscitent aucun constat alarmiste. Mais à partir de 2000, plusieurs éléments conduisent les médias à s'intéresser à la question de la démographie médicale et à y voir un problème majeur de santé publique. Tout d'abord, en mars 2000, la DREES publie de nouvelles projections démographiques qui dessinent des perspectives inattendues : d'ici à 2020, des régions à forte densité médicale comme le Languedoc-Roussillon et la région Provence-Alpes-Côte d'Azur pourraient figurer parmi les régions françaises les moins médicalisées[11]. Cette étude fait, le même jour, la une du *Quotidien du médecin* et du *Figaro*. En décembre, les prises de position publiques de certains syndicats de médecins hospitaliers et de l'Ordre des médecins, qui demande que le *numerus clausus* soit immédiatement relevé à 4 500, voire à 4 700, conduisent plusieurs journaux à estimer que « des pénuries de médecins se dessinent[12] ».

Toutefois, c'est surtout la publication de deux rapports officiels, entre janvier et juin 2001, qui vont faire de la question de la démographie médicale un problème clairement identifié pour les journalistes, et lui conférer une forte objectivité. En janvier 2001, le ministère de l'Emploi et de la Solidarité rend public un long rapport intitulé *Quel système de santé*

---

11. A. Vilain *et al*., « Les densités régionales de médecins à l'horizon 2020 », *Études et résultats*, DREES, n° 57, 2000.
12. D'après le titre d'un article des *Échos*, 15 décembre 2000.

à l'horizon 2020 ? Rapport préparatoire au schéma de services collectifs sanitaires, commandé en mars 1999 à Dominique Polton, directrice du Centre de recherche et de documentation en économie de la santé (CREDES[13]). Le projet de loi d'orientation pour « l'aménagement et le développement durable du territoire », soumis au Parlement l'année précédente, prévoit en effet l'élaboration d'un « schéma des services collectifs sanitaires » au périmètre plus large que les « schémas régionaux d'organisation des soins » (SROS), institués en 1991 et centrés sur les hôpitaux. D'après le projet de loi, le nouveau schéma doit permettre d'« assurer un égal accès en tout point du territoire à des soins de qualité », qu'il s'agisse de soins ambulatoires ou de soins hospitaliers. Cela conduit les auteurs du rapport à accorder une importance particulière à la question de la démographie médicale. Reprenant les projections de la DREES, le rapport indique que le nombre de médecins risque de baisser de 15 à 20 % entre 2010 et 2020, avec des baisses particulièrement marquées pour certaines spécialités (34 % pour les anesthésistes-réanimateurs, 43 % pour les psychiatres et 48 % pour les ophtalmologistes). Ce mouvement sera amplifié par une diminution de l'activité moyenne des praticiens, due à la féminisation du corps médical et à une tendance plus générale à la diminution du temps de travail, alors même que la consommation de soins va continuer à croître. De surcroît, les choix d'installation des médecins, et notamment des médecins généralistes, vont évoluer au détriment des zones les moins attractives du territoire : « un exercice isolé, imposant des sujétions fortes, dans des zones peu équipées, deviendra d'autant moins acceptable que le marché se desserrera dans les zones les

---

13. Le CREDES a été créé en 1985 à partir de la Division d'économie médicale du CREDOC (voir chapitre 1). Devenu l'Institut de recherche et de documentation en économie de la santé (IRDES) en 2004, il est financé principalement par les caisses d'assurance maladie.

plus favorisées[14] ». Autrement dit, non seulement l'offre de soins médicaux va fortement diminuer, mais cette baisse sera plus marquée dans certains secteurs géographiques. Cela pourra provoquer, à partir des années 2010, « des pénuries localisées et des difficultés d'accès aux soins pour certaines populations[15] ». Ce constat conduit les auteurs du rapport à se focaliser sur l'offre de médecins généralistes, principaux praticiens à exercer dans les zones faiblement médicalisées, et à proposer des mesures pouvant favoriser le maintien d'un nombre suffisant de généralistes dans ces zones. Rejetant les mesures contraignantes (comme des quotas par zone géographique), ils préconisent principalement des mesures incitatives, *à condition qu'elles ne soient pas exclusivement d'ordre financier* et prennent en compte les conditions de vie et de travail des praticiens.

En juin 2001, le ministère de l'Emploi et de la Solidarité publie également un volumineux *Rapport sur la démographie médicale*. Préparé sous l'égide de la Direction générale de la santé à la demande du Premier ministre, ce rapport présente d'entrée de jeu la démographie médicale comme « un enjeu majeur de santé publique ». Notant qu'il est difficile d'estimer l'évolution des « besoins de santé » de la population, les auteurs du rapport proposent de s'appuyer sur les travaux de l'Organisation mondiale de la santé et retiennent, comme principal critère de satisfaction des besoins, la possibilité

---

14. D. POLTON (dir.), *Quel système de santé à l'horizon 2020 ? Rapport préparatoire au schéma de services collectifs sanitaires*, Paris, La Documentation française, 2000, p. 148. Certaines études ont effectivement montré que la forte hausse du nombre de médecins dans les années 1970-1980 a conduit certains d'entre eux à s'installer dans des communes rurales, des petites villes ou des quartiers défavorisés des grandes villes jusque-là faiblement pourvus ou dépourvus de médecins (B. SCHMITT, X. NIEL, « La diffusion des services sanitaires et sociaux depuis 1980. Le poids croissant des aires périurbaines », *Études et résultats*, DREES, n° 32, 1999).

15. D. POLTON (dir.), *Quel système de santé à l'horizon 2020 ?*, *op. cit.*, p. 135.

pour tout patient d'être pris en charge sans délai, que ce soit en médecine ambulatoire ou à l'hôpital :

> Il est impossible de déterminer de façon scientifique un nombre global de médecins « optimal » et encore moins leur répartition géographique, par spécialité ou par mode d'exercice. Cependant, les pouvoirs publics doivent faire en sorte que le système de santé puisse faire face aux besoins de la population, notamment en assurant sur tout le territoire un accès à des soins de qualité[16].

Tout comme celui de Dominique Polton, le rapport du ministère de l'Emploi et de la Solidarité tend donc à ramener le problème de la démographie médicale à celui de l'accès aux soins dans les zones faiblement médicalisées. Toutefois, la perspective de fortes diminutions d'effectifs pour certaines spécialités conduit également les auteurs du rapport à aborder la question de la régulation des flux de spécialistes. Ils proposent trois ensembles de mesures : un nouveau relèvement du *numerus clausus* de médecine, sachant que seul un *numerus clausus* à 7 500 permettrait le maintien de la densité médicale actuelle ; une régulation plus fine des flux d'internes ; et enfin diverses mesures visant à inciter les jeunes généralistes à s'installer dans les zones peu médicalisées. La conclusion du rapport insiste sur la nécessité d'agir sans attendre :

> La durée d'action des leviers démographiques est à elle seule une incitation à agir maintenant. Elle n'est pas la seule.
> En effet, dès 2005, un solde net négatif peut occasionner la multiplication des zones en difficulté pour les généralistes. De plus, des évolutions fines par spécialité peuvent conduire à des difficultés localisées qui viendront s'ajouter aux problèmes déjà rencontrés.

---

16. Ministère de l'Emploi et de la Solidarité, *Rapport sur la démographie médicale*, Paris, 2001, p. 74.

Cela sera rapidement un sujet important d'interpellation des pouvoirs publics[17].

Ces rapports, et plus particulièrement le second, font l'objet d'une importante couverture médiatique. Ils officialisent, auprès des journalistes, une nouvelle définition du problème de la démographie médicale : trop nombreux dans les années 1980 et 1990, les médecins pourraient désormais manquer. Pour le quotidien *Le Monde*, qui consacre une page entière au *Rapport sur la démographie médicale*, « ce n'est plus une hypothèse, mais une certitude : la France va connaître des difficultés croissantes pour un égal accès à des soins de qualité, en raison d'une pénurie de médecins accrue et d'inégalités régionales persistantes[18] ». Le même journal insiste sur les problèmes de recrutement des hôpitaux et sur les difficultés de certains spécialistes libéraux à faire face aux demandes des patients. Certaines tensions du système de santé sont ainsi présentées comme des signes avant-coureurs de la pénurie à venir.

Désormais, la démographie médicale constitue un problème public, au sujet duquel le gouvernement est interpellé, et auquel il s'estime tenu de répondre. À l'intérieur du champ administratif, ce régime de plus grande publicité conduit à une nette évolution du rapport de force en faveur des partisans d'une hausse importante du *numerus clausus* de médecine. Dès juillet 2001, le gouvernement annonce son intention de relever le *numerus clausus*, de 4 100 à 4 700 dès l'année 2001-2002. Toujours en juillet, la ministre de l'Emploi et de la Solidarité indique que des primes à l'installation vont être créées, principalement à l'intention des médecins généralistes et des infirmières, et qu'un « observatoire de la démographie et des métiers de santé » va être mis en place. Enfin, d'autres mesures s'adressent plus spécifiquement au milieu hospitalier. En octobre, le gouvernement annonce,

---

17. *Ibid.*, p. 75.
18. *Le Monde*, 22 juin 2001.

dans le cadre de l'aménagement et de la réduction du temps de travail à l'hôpital, le recrutement de plusieurs milliers d'assistants et de praticiens hospitaliers supplémentaires. Par ailleurs, des mesures sont prises pour rendre plus attractifs les postes hospitaliers difficiles à pourvoir.

La démographie médicale devient, à l'occasion de la campagne pour l'élection présidentielle de 2002, un enjeu de luttes politiques. En février 2002, le président de la République Jacques Chirac, opposé au gouvernement socialiste et candidat à sa succession, prononce un important discours consacré au système de santé. Cela le conduit à stigmatiser la politique du gouvernement concernant la démographie des médecins et des infirmières :

> Notre système est confronté à un problème démographique sérieux. Des besoins criants sont en train de naître sans qu'aucune réponse n'ait réellement commencé à leur être apportée. Pour certaines professions, comme celle des infirmières dans certaines régions, notamment rurales, on constate déjà des situations de pénurie. Il s'agit des premières conséquences de l'absence de politique de gestion prévisionnelle des effectifs soignants [...]. Pour résoudre ce problème, il faut agir rapidement, sans hésiter à inverser les approches immuablement suivies depuis des années. Les *numerus clausus* doivent être revus [...]. L'installation ou la poursuite de l'activité dans les zones les plus délaissées doivent être fortement encouragées par des aides d'un niveau suffisant[19].

Ces mises en cause conduisent le ministère de l'Emploi et de la Solidarité à organiser, en mars 2002, un « Ségur de la démographie médicale ». L'événement est soigneusement préparé. Le ministre délégué à la Santé, Bernard Kouchner, y fait une annonce forte : le *numerus clausus* devra progressivement atteindre les 6 000.

---

19. Cité par le *Quotidien du médecin*, 18 février 2002.

La question de la démographie médicale est désormais inscrite sur le haut de l'agenda gouvernemental. La défaite de la gauche à l'élection présidentielle et aux élections législatives ne modifie pas la donne : en juin 2002, le nouveau ministre de la Santé, de la Famille et des Personnes handicapées, Jean-François Mattéi, indique que la démographie médicale constitue « une préoccupation prioritaire du gouvernement[20] ». Après en avoir initialement suspendu la création, il finit par mettre en place un « Observatoire national de la démographie des professions de santé » (ONDPS). Le *numerus clausus* est relevé à 5 100 en octobre 2002, et à 5 550 l'année suivante. Dans le même temps, le nombre de postes ouverts au concours de l'internat, déjà légèrement augmenté en 2002, passe de 1 900 à 2 002 en 2003. Le souci affiché par le gouvernement précédent de former une plus grande proportion de médecins généralistes passe au second plan derrière celui d'apaiser le milieu hospitalier, qui milite pour que davantage de spécialistes soient formés : en 2003, le nombre de places offertes au concours de l'internat atteint ainsi 56 % du nombre de places offertes en deuxième année de médecine cinq ans plus tôt.

Néanmoins, ces mesures sont jugées insuffisantes par l'Ordre des médecins, qui réclame désormais un *numerus clausus* de 7 000, et, plus encore, par les représentants du milieu hospitalier. L'Assistance publique - Hôpitaux de Paris (AP-HP) est le théâtre, à partir du mois de septembre 2003, d'une forte mobilisation des professeurs de médecine, confrontés à une forte baisse du nombre d'internes présents dans leurs services et à des difficultés aiguës de recrutement pour certaines catégories de personnels soignants, comme les infirmières. En effet, le nombre de postes offerts au concours de l'internat a été plus fortement réduit en région parisienne que dans le reste de la France, à l'exception notable du Sud-Est (– 42 % entre 1985 et 2002, contre – 29 % en moyenne). Cette situation a été aggravée par la

---

20. Cité par *Le Monde*, 12 juillet 2002.

filiarisation de l'anesthésie-réanimation, de la gynécologie-
obstétrique et de la pédiatrie en 1999, qui s'est traduite par
une forte diminution du nombre de postes d'internes offerts
en biologie et dans les filières « spécialités médicales »
et « spécialités chirurgicales ». Or, en septembre 2003, la
direction de l'AP-HP décide de réduire de 10 % le nombre de
postes offerts au choix des internes, de manière à maintenir
un taux d'inadéquation acceptable entre le nombre de postes
et le nombre d'internes susceptibles de les choisir[21]. Ces
fermetures de postes suscitent un vif mécontentement du
Syndicat des internes des hôpitaux de Paris, mais aussi
de nombreux chefs de service. Elles sont considérées
comme d'autant plus inacceptables que plusieurs rapports
officiels ont montré que le nombre de médecins, et plus
encore celui de spécialistes, allaient diminuer. À la suite
de cette décision, une cinquantaine de professeurs de
l'AP-HP, très majoritairement chefs de service, adressent
une lettre commune au ministre le 16 octobre. La lettre
dénonce le manque d'infirmières et le manque de médecins,
« conséquences d'un *numerus clausus* excessif ». Elle
insiste principalement sur la forte diminution du nombre
d'internes présents dans les services, qui mettrait en péril
l'avenir de certaines spécialités, dont la relève ne serait
plus assurée. De nombreux postes d'internes sont en effet
occupés par des médecins à diplôme extracommunautaire,
qui n'ont pas vocation à faire carrière en France. Se référant
implicitement à la canicule de l'été 2003, à l'origine d'une
très forte surmortalité des personnes âgées en France, les
signataires de la lettre estiment que cette situation appelle des
mesures urgentes « pour éviter une nouvelle catastrophe ».
Ils demandent principalement un allongement de la durée de
l'internat, qui permettrait d'accroître rapidement le nombre
d'internes présents dans les services.

---

21. Pour l'AP-HP, il s'agit d'éviter qu'un trop grand nombre de
postes d'internes ne reste vacant à l'issue des choix semestriels des
internes et que cela ne désorganise les services hospitaliers.

Faute de réponse satisfaisante, ils publient leur lettre dans *Le Figaro* le 3 novembre. Fin décembre, 244 professeurs de médecine de l'AP-HP adressent une autre lettre ouverte aux ministres de la Santé et de l'Éducation nationale. Elle demande à nouveau un allongement de la durée de l'internat et exige une hausse du *numerus clausus*.

Ces deux lettres ouvertes sont très largement commentées dans les médias, pour qui elles constituent le témoignage d'une grave crise de l'hôpital, puisque même des médecins travaillant dans des hôpitaux prestigieux déplorent le manque de personnels soignants. Or, la principale revendication des médecins mobilisés – faire passer la durée de l'internat de quatre à cinq ans pour tous les internes – apparaît irréalisable pour les pouvoirs publics, car une telle mesure soulèverait l'opposition immédiate des puissants syndicats d'internes. Lors de la réunion annuelle de la Commission nationale des études médicales, en février 2004, les représentants de l'État proposent plutôt d'augmenter le nombre de postes ouverts dans les filières spécialisées de l'internat. 2 147 postes sont ainsi offerts pour l'année 2004-2005, soit 145 de plus que l'année précédente.

Des décisions prises dans l'urgence

L'année 2004-2005 voit la mise en œuvre de la nouvelle réforme des études médicales engagée par le gouvernement précédent[22]. Cette réforme remplace le concours de l'internat par des « épreuves classantes nationales » (ECN) que doivent passer tous les étudiants après avoir validé leur deuxième cycle d'études médicales. Ils doivent ensuite, suivant leur rang, choisir la filière d'internat et la région qui les intéresse. La médecine générale devient ainsi une filière d'internat à part entière, et les futurs médecins généralistes

---

22. La réforme a été introduite par la loi du 17 janvier 2002 dite de modernisation sociale (article 60 et suivants).

retrouvent le titre d'interne qu'ils avaient perdu en 1987[23].
Désormais, les pouvoirs publics doivent donc fixer le nombre
de postes d'internes ouverts en médecine générale, comme
pour les autres filières d'internat : il est fixé à 1 841 pour
l'année 2004. Or, non seulement le nombre de candidats
qui s'inscrivent aux ECN est finalement inférieur au nombre
de postes proposés, mais, surtout, plusieurs centaines
d'étudiants n'ayant pas obtenu un rang suffisant pour obtenir
la spécialité ou la région convoitées choisissent de redoubler
sans prendre de poste d'interne[24] : au total, 620 postes ne
sont pas pourvus, pratiquement tous en médecine générale.
Cela a pour résultat que la proportion d'étudiants reçus dans
la filière de médecine générale tombe à 36 % en 2004, très
en deçà de la volonté affichée, à partir des années 1990,
de porter à 60 % la proportion d'étudiants s'orientant vers
cette discipline.

Ce déséquilibre n'est pas corrigé l'année suivante. En
effet, après les professeurs de médecine parisiens, ce
sont les chirurgiens libéraux qui se mobilisent. Échouant
notamment à obtenir des revalorisations d'honoraires
suffisamment substantielles auprès des caisses d'assurance
maladie, ils annoncent publiquement, le 27 juillet, qu'ils
ont programmé un « exil symbolique » d'une semaine en
Grande-Bretagne, et que 1 200 chirurgiens seraient déjà
prêts à y participer. L'événement est largement médiatisé.
Interviewé par Le Figaro, l'un des principaux porte-parole des

---

23. La durée de leur formation, passée à deux ans et demi en 1996
et à trois ans en 2001, se rapproche désormais de celle de l'internat
de spécialité, comprise entre quatre et cinq ans.

24. La nouvelle réglementation prévoyait que les étudiants
pouvaient se présenter une deuxième fois aux ECN, mais à condition de
choisir un poste d'interne et donc de commencer leurs stages d'internat.
Néanmoins, de nombreuses facultés de médecine, souhaitant sans
doute éviter que des internes absorbés par la préparation aux ECN
ne se retrouvent dans les services hospitaliers, ont accordé des
invalidations de complaisance des examens de fin de deuxième cycle
aux étudiants souhaitant se présenter à nouveau aux ECN.

chirurgiens libéraux dénonce « une pénurie de chirurgiens [qui] atteint des proportions inquiétantes[25] ». Cela conduit les hôpitaux, comme le déplore une tribune du président de l'Académie nationale de chirurgie, à faire de plus en plus souvent appel à des chirurgiens étrangers : « spécialité jadis reine et à présent parente pauvre », la chirurgie ne susciterait plus les « vocations[26] ». La revalorisation du métier de chirurgien, ainsi qu'un accroissement du nombre de postes d'internes en chirurgie, sont jugés indispensables. Interrogé par Le Monde, Philippe Douste-Blazy, qui a succédé à Jean-François Mattéi au poste de ministre chargé de la Santé en avril 2004, déclare que « la chirurgie est une grande cause, une grande urgence, si on continue il n'y aura plus de chirurgiens en France[27] ». Il s'engage, entre autres, à augmenter le nombre de postes ouverts aux ECN en chirurgie en 2005. De même, à la suite du « drame de Pau » de décembre 2004, où un patient interné dans un hôpital psychiatrique tue une infirmière et une aide-soignante, le ministre de la Santé présente, deux mois après, un plan « Psychiatrie et santé mentale » qui prévoit notamment la formation d'un plus grand nombre de psychiatres. En 2005, le nombre de postes d'internes ouverts aux ECN passe ainsi de 380 à 550 en chirurgie, et de 200 à 300 en psychiatrie. Au total, 2 403 postes d'internes de spécialité et 2 400 postes d'internes de médecine générale sont ouverts aux ECN de 2005, mais près de 1000 postes n'étant pas pourvus, tous en médecine générale, la proportion d'étudiants se dirigeant vers la médecine générale reste très basse.

À partir de 2002, l'accroissement du nombre de postes d'internes de spécialité se fait donc principalement au détriment de la médecine générale. Pour les pouvoirs publics, il s'agit de parer au plus pressé, quitte à augmenter le nombre de postes d'internes de spécialité plus rapidement et plus

---

25. Le Figaro, 31 juillet 2004.
26. Ibid., 30 juillet 2004.
27. Le Monde, 27 juillet 2004.

fortement que prévu. Un agent de la Direction générale de la santé, interviewé au moment de la mobilisation des chirurgiens, expliquait ainsi :

> Écoutez, très concrètement hein, de façon pragmatique – mais que voulez-vous – quand vous avez des hôpitaux qui vous disent, on n'a plus d'anesthésistes, on n'a plus de chirurgiens pour opérer, on n'a plus de spécialités médicales genre cardiologues etc. etc., bon, on a plutôt tendance à se dire que d'urgence il faut mettre un peu plus de chirurgiens, parce que les gens ne seront pas soignés ou vont mourir carrément [...] et à se dire que, bon, des généralistes de toute façon on en forme quand même, et puis bon, il y aura peut-être un peu plus de monde dans les cabinets, il y aura peut-être un peu plus de files d'attente [...], mais en tous cas les gens pourront continuer à voir les généralistes ! Ils ne seront quand même pas privés de généralistes ! Alors que s'il n'y a pas de chirurgiens, il n'y a pas de chirurgiens. Ça, c'est concret, quoi. Vous voyez ? Donc, voilà ! Dans cette situation d'urgence, si je puis dire, notamment dans les spécialités hospitalières, et avec encore une fois l'héritage d'un *numerus clausus* dramatique, il fallait bien faire un arbitrage, moi ce que j'appelle gérer la pénurie, quoi. Quand vous avez une enveloppe de 3 700 étudiants à l'internat, et même de 3 500 [...], on ne peut pas à la fois faire beaucoup de chirurgiens, d'anesthésistes et de généralistes ! Il faut bien faire un choix ! Et donc là c'est forcément un choix par défaut. Ce n'est pas le choix idéal, c'est le choix le moins... qui paraît le moins mauvais possible[28].

Comme nous l'avions vu dans le chapitre précédent à propos de la détermination du *numerus clausus* de médecine au début des années 1990, les décisions relatives aux quotas comportent une forte dimension symbolique. Augmenter le *numerus clausus* de médecine ou le nombre de postes d'internes dans certaines spécialités, c'est adresser aux parties concernées, mais aussi à un public plus large, un *signal clair* que les pouvoirs publics entendent apporter des solutions au

---

28. Entretien avec un haut fonctionnaire de la Direction générale de la santé, 28 juillet 2004.

problème de la démographie médicale. Aucun gouvernement n'ose en effet revendiquer une politique visant ouvertement à réduire le nombre de médecins dès lors qu'il est devenu notoire que certaines zones géographiques ou certains secteurs vont bientôt manquer de praticiens, voire en manquent déjà.

Dans un premier temps, le relèvement des quotas constitue la principale réponse des pouvoirs publics au problème de la démographie médicale. Le *numerus clausus*, porté à 5 550 en 2003, est encore relevé : il passe à 6 200 en 2004 et à 6 850 en 2005 – soit un quasi-doublement depuis 1998. L'accroissement important du nombre de postes ouverts dans les différentes filières d'internat favorise également l'adoption, en 2009, d'une importante réforme que les pouvoirs publics avaient échoué à imposer en 1983 : la régulation des flux d'internes par spécialité. À la grande satisfaction des représentants des spécialités non encore filiarisées, toujours susceptibles de servir de variables d'ajustement aux spécialités déjà filiarisées (comme cela s'est produit à partir de 1999), des quotas sont fixés pour chaque spécialité, et non plus seulement par filière. Mais, si les pouvoirs publics disposent désormais d'instruments permettant d'orienter préférentiellement les étudiants vers telle ou telle spécialité, ils n'ont pas mis en place des outils équivalents pour les inciter à s'installer dans telle ou telle région à l'issue de leur formation. Le problème de la répartition géographique des médecins, pourtant fortement mis en avant par l'Ordre des médecins et les rapports officiels, se voit apporter des réponses bien plus limitées.

Lutter contre les « déserts médicaux »

En 2003 et 2004, le gouvernement a commandé pas moins de trois rapports sur la question de la répartition géographique des professionnels de santé. Comme les rapports précédents, ils ramènent tous le problème de l'inégale répartition géographique des médecins à celui de l'accès aux soins dans les zones peu médicalisées. Pour favoriser l'installation de praticiens dans ces zones, ils préconisent exclusivement des mesures *d'incitations positives* (incitations financières ou aides à la mise en place de structures d'exercice collectives par exemple). Les mesures « coercitives », qui consisteraient à définir des quotas à l'installation pour des zones géographiques déterminées ou à instituer un conventionnement sélectif des médecins libéraux, ne sont pas retenues au motif qu'elles ne produiraient par leurs effets suffisamment tôt (car elles ne pourraient pas s'appliquer aux médecins en cours de formation) ou seraient contre-productives (certains médecins généralistes pourraient préférer un poste salarié plutôt que d'exercer comme médecin libéral dans une région qui ne les intéresse pas).

Les auteurs des rapports gouvernementaux évitent donc de faire des propositions qui susciteraient l'hostilité des syndicats de médecins libéraux ou des organisations de jeunes ou futurs médecins (étudiants, internes et chefs de clinique). Refusant généralement toute mesure contraignante en matière d'installation, les dirigeants de ces organisations défendent des mesures consistant principalement en des incitations positives. L'Ordre des médecins, estimant que la diminution à venir du nombre de médecins risque de rendre la liberté d'installation des médecins libéraux de plus en plus difficile à défendre si rien n'est fait pour améliorer l'offre de soins dans les zones faiblement médicalisées, propose diverses modifications du Code de déontologie médicale pour encourager l'exercice de la médecine dans ces zones, dont certaines sont reprises par les pouvoirs publics[29].

---

29. Par exemple, les médecins libéraux sont autorisés à ouvrir un cabinet secondaire dans une zone déficitaire en médecins pour une durée limitée en 2004, puis à exercer de manière pérenne sur plusieurs sites en 2005. Pour permettre à de jeunes praticiens de commencer à exercer dans une zone déficitaire sans avoir à créer leur cabinet, les médecins libéraux sont autorisés à s'entourer d'un médecin collaborateur libéral ou salarié, toujours en 2005.

À partir de décembre 2001, plusieurs dispositions législatives sont adoptées en vue de favoriser l'installation des médecins généralistes dans les zones faiblement médicalisées. Elles prévoient principalement la mise en place d'aides financières à l'installation, divers avantages fiscaux et sociaux et des compléments de rémunération pour les médecins s'installant dans ces zones. En février 2005, une loi « relative au développement des territoires ruraux » définit également différents types d'aides que les collectivités locales peuvent apporter à des médecins en formation ou à de jeunes praticiens (bourses d'études, indemnités de logement, subventions pour financer des structures d'exercice collectives).

Cependant, ces mesures sont jugées insuffisantes par les partisans de mesures incitatives. Cela conduit Xavier Bertrand, ministre de la Santé et des Solidarités depuis juin 2005, à proposer en janvier 2006 un « plan démographie médicale ». Ce plan, qui fait l'objet d'un important affichage politique, est centré sur la préservation d'une offre de soins suffisante dans les zones peu médicalisées. Il prévoit diverses mesures pour rendre l'exercice libéral plus attractif pour les femmes (la durée des congés maternité des médecins libéraux est alignée sur celle des salariés) et pour inciter les médecins libéraux à travailler plus longtemps (grâce à un relèvement du plafond de revenus pouvant être cumulés avec le versement d'une pension de retraite). Il propose également une nouvelle hausse du *numerus clausus*. Mais la mesure phare du plan consiste à proposer de majorer de 20 % les honoraires des médecins exerçant en groupe dans des zones déficitaires. Cette mesure est ratifiée un an plus tard par les syndicats de médecins libéraux et l'Union nationale des caisses d'assurance maladie (UNCAM[30]),

---

30. Créée en 2004, l'UNCAM regroupe les trois principaux régimes d'assurance maladie : la CNAMTS, la Mutualité sociale agricole (MSA) et la Caisse nationale d'assurance maladie des professions indépendantes (CANAM, qui devient le Régime social des indépendants après avoir fusionné avec deux autres caisses en 2006).

cette dernière ayant exigé, en vain, que ces majorations d'honoraires s'accompagnent de sanctions financières pour les médecins s'installant dans les zones déjà très médicalisées.

Tout en exprimant leur volonté d'agir pour améliorer la répartition géographique des médecins, les pouvoirs publics affichent ostensiblement leur attachement à la liberté d'installation des médecins libéraux et refusent de prendre des mesures qui pourraient apparaître comme une remise en cause de celle-ci. Pourtant, un nombre croissant d'acteurs estime que les incitations positives ne suffiront pas à régler le problème de la répartition géographique des médecins, et que la liberté d'installation des médecins libéraux doit être limitée.

La liberté d'installation en question

Les dirigeants de la CNAMTS sont les premiers à avoir défendu des prises de position en ce sens à partir du milieu des années 1980 : tirant argument de l'inégale répartition géographique des médecins libéraux, ils proposaient alors de ne pas conventionner de nouveaux praticiens dans les zones considérées comme surdotées. En 2004, le tout nouveau Haut Conseil pour l'avenir de l'assurance maladie (HCAAM[31]) se saisit à nouveau du problème de la répartition

---

31. Le HCAAM a été créé en 2003. Il est composé de cinquante-trois membres, dont huit personnalités qualifiées et quarante-cinq membres représentant principalement les syndicats de salariés, les organisations d'employeurs, les pouvoirs publics, les caisses d'assurance maladie, les organismes de couverture complémentaire, les professionnels de santé et les usagers. Les représentants des médecins libéraux y sont très minoritaires (cinq représentants au maximum). Sous l'égide de son président et de son secrétaire général, nommés par les pouvoirs publics, le HCAAM est chargé de remettre tous les ans « un rapport analysant la situation de l'assurance maladie et proposant les adaptations nécessaires pour assurer ses objectifs

géographique des professionnels de santé dans son premier rapport annuel[32]. Certaines zones du territoire comptent trop de médecins, ce qui est source de gaspillages ; d'autres, sous-dotées, pourraient voir leur situation se dégrader avec la diminution du nombre global de praticiens. Ces disparités posent non seulement le problème de l'efficience du système de santé mais aussi celui de son *équité*, puisque tous les citoyens n'ont pas accès aux mêmes services. Cela conduit le HCAAM à « s'interroger sur le bien-fondé de la totale liberté d'installation des professionnels de santé libéraux[33] ».

Ces préconisations ne restent pas lettre morte. En juin 2007, un protocole d'accord est signé entre l'UNCAM et les syndicats d'infirmières libérales. En contrepartie d'une revalorisation des honoraires et de diverses autres mesures, ce protocole instaure une régulation plus forte des installations : dans les zones considérées comme surdotées en infirmières, seuls les départs donneront accès à de nouveaux conventionnements ; dans les zones sous-dotées, des incitations positives à l'installation seront mises en place. L'adoption de ce protocole, mis en œuvre dès l'année suivante, conduit le HCAAM, ainsi que la Cour des comptes, à proposer des mesures plus contraignantes à l'encontre des médecins libéraux. Dans son rapport annuel sur la Sécurité sociale, publié en septembre 2007, la Cour des comptes estime ainsi :

> S'il paraît difficile de refuser le conventionnement de nouveaux médecins dans les zones excédentaires, il convient de réguler la liberté d'installation des médecins s'installant

---

de cohésion sociale et son équilibre financier » (d'après le décret portant création du HCAAM). Il peut également émettre des avis ponctuels. En 2004, le président du HCAAM était un magistrat de la Cour des comptes et son secrétaire général, un ancien cadre dirigeant de la CNAMTS.

32. HCAAM, *Rapport du Haut Conseil pour l'avenir de l'assurance maladie*, Paris, 2004.

33. *Ibid.*, p. 23.

par des mesures nettement dissuasives (baisse importante ou suppression de la prise en charge des cotisations sociales par l'Assurance maladie, voire autres pénalités financières)[34].

Depuis la fin des années 1990, nous l'avons vu, certains représentants du milieu hospitalier défendent également une remise en cause de la liberté d'installation des médecins libéraux, ce qui pourrait inciter davantage de jeunes diplômés à poursuivre leur carrière à l'hôpital, où de très nombreux postes ne sont pas pourvus. Dans les soixante-cinq propositions qu'elle adresse aux candidats à l'élection présidentielle en décembre 2006, la Fédération hospitalière de France demande ainsi de « limiter le conventionnement de nouveaux médecins dans les territoires où l'offre est jugée suffisante[35] ». Mais – et c'est nouveau – certains syndicats de médecins libéraux, comme le SML et l'Union collégiale des chirurgiens, médecins et spécialistes français (UCCMSF, ex-UCCSF) se montrent désormais favorables à un encadrement des installations, qu'ils considèrent comme inéluctable. Il s'agit de syndicats représentant très majoritairement des spécialistes, installés en secteur 2 (à honoraires libres) dans des régions urbaines à forte densité médicale. En janvier 2007, le président de l'UCCMSF propose ainsi que soient créées des « charges médicales », sur le modèle des charges de notaires, que les médecins devraient acheter au moment de leur installation, et qu'ils revendraient au plus offrant au moment de leur départ. Les caisses d'assurance maladie auraient la possibilité de préempter une charge au moment de sa revente pour la supprimer ou la déplacer dans une autre région[36].

---

34. COUR DES COMPTES, *Sécurité sociale 2007*, Paris, Cour des comptes, 2007, p. 202.

35. Cité par *Le Figaro*, 6 décembre 2006.

36. *Le Quotidien du médecin*, 31 janvier 2007 et *Le Figaro*, 14 février 2007.

Enfin, des élus locaux, souvent issus de régions rurales, se saisissent du problème de la démographie médicale. Ces élus sont en effet confrontés à un double problème : les hôpitaux de leurs régions ont de grandes difficultés à recruter des médecins et dans certaines communes rurales ou zones urbaines défavorisées, des médecins généralistes, proches de la retraite, risquent de ne pas être remplacés. À partir du début des années 2000, les élus de ces régions rivalisent d'initiatives pour convaincre de jeunes médecins généralistes de s'installer sur leurs territoires. Par exemple, en novembre 2001, le conseil général de la Manche annonce qu'il va subventionner la création de « maisons médicales pluridisciplinaires » regroupant des médecins et d'autres professionnels de santé dans des cantons déficitaires. À partir de 2005, il propose également des bourses à des étudiants en médecine à partir de leur deuxième année d'études, en échange d'un engagement à exercer ensuite au moins dix ans dans une zone déficitaire de la Manche. Plusieurs autres départements ou régions adoptent des mesures similaires, certains proposant également des bourses à des internes de médecine générale souhaitant faire un stage en zone rurale.

Toutefois, de telles mesures sont coûteuses et ne sont pas à la portée de toutes les collectivités locales. Des élus de tous bords politiques demandent donc à l'État, par la voix de leurs associations (comme l'Association des maires de France ou l'Association des maires ruraux de France), de s'engager davantage dans la résolution du problème de la démographie médicale, de plus en plus souvent assimilé à celui des *déserts médicaux*, zones du territoire où même l'accès aux soins les plus élémentaires devient difficile. Les élus qui siègent au Parlement sont également de plus en plus nombreux, dans les années 2000, à interpeller le gouvernement sur cette question (voir graphique 6.2). Ils estiment que les mesures prises en vue de lutter contre les « déserts médicaux » sont insuffisantes et en appellent, comme le HCAAM et la Cour des comptes, à des mesures plus contraignantes. Il devient de plus en plus difficile, pour le gouvernement, de faire la sourde oreille à ces doléances émanant souvent d'élus de son propre camp, d'autant plus que se profilent les élections municipales de 2008.

Graphique 6.2 – Évolution du nombre de questions écrites déposées à l'Assemblée nationale mentionnant le problème de la démographie médicale, 1993-2007

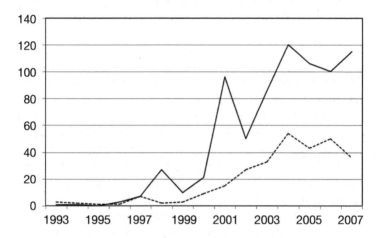

Lecture : la courbe pleine correspond aux questions écrites comportant l'expression « démographie médicale » et la courbe en pointillé à celles comportant simultanément les expressions « médecins » et « zones rurales ».

Source : site Internet de l'Assemblée nationale.

L'impuissance publique

Quelques mois à peine après son élection, le nouveau président de la République, Nicolas Sarkozy, annonce que son gouvernement va se saisir de la question de la répartition géographique des médecins. Posant le problème dans les mêmes termes que le HCAAM et la Cour des comptes, il estime, lors d'une rencontre organisée par l'Association des journalistes de l'information sociale au Sénat le 18 septembre 2007, qu'« il n'est pas normal, à la fois pour des raisons d'équité et d'efficacité, que la répartition des médecins sur le territoire soit aussi inégale[37] ». Le conventionnement sélectif, qu'ont accepté les syndicats d'infirmières dans le protocole d'accord signé avec l'UNCAM en juin 2007, doit être étendu aux médecins dans le cadre du futur projet de loi de financement de la Sécurité sociale (PLFSS).

Cette déclaration soulève immédiatement une levée de boucliers de la part des syndicats de médecins libéraux et des organisations de jeunes et futurs médecins. Dès le lendemain, les représentants des étudiants, des internes, des chefs de clinique et des « jeunes médecins généralistes[38] » publient un communiqué commun. Intitulé « Le président Sarkozy met en danger la santé des Français ! », il affirme « leur opposition formelle à toutes mesures de coercition à l'installation ». Les organisations signataires estiment en effet que ce n'est pas aux jeunes et futurs médecins de payer les « erreurs des anciens gouvernements » en matière de démographie médicale. Les mesures envisagées par le

---

37. Cité par *Le Quotidien du médecin*, 20 septembre 2007.

38. Fondé en 1991, le Syndicat national des jeunes médecins généralistes représente des médecins généralistes, libéraux ou salariés, exerçant depuis moins de dix ans. Les internes de médecine générale sont, quant à eux, représentés par l'Intersyndicale nationale autonome représentative des internes de médecine générale (ISNAR-IMG), organisation issue de l'Intersyndicale nationale autonome des résidents (ISNAR), fondée en 1997.

gouvernement seraient non seulement prématurées – les mesures d'incitation positives n'ayant pas encore eu le temps de faire leurs preuves – mais aussi contre-productives. Le 24 septembre, alors que le PLFSS n'est pas encore déposé au Parlement, les représentants des internes, des chefs de clinique et des jeunes médecins généralistes appellent à une « grève illimitée des gardes et des astreintes des internes, assistants et chefs de clinique pour défendre la liberté d'installation ». La grève est très fortement suivie. Au début du mois d'octobre, le ministère de la Santé et des Sports lui-même estime que 50 % des internes sont en grève. Le 11 octobre, jour où le PLFSS est déposé auprès du Parlement, les organisations de jeunes et futurs médecins organisent une première manifestation à Paris, qui rassemble plusieurs milliers de participants.

Le projet de loi reprend pourtant les propositions annoncées par le président de la République. Ses articles 32 et 33 prévoient que les futures conventions signées entre les caisses d'assurance maladie et les professionnels de santé libéraux devront fixer « les conditions et les modalités du conventionnement en fonction de la densité de la zone d'exercice ». Ces dispositions concerneront non seulement les infirmières et les médecins, mais également les masseurs-kinésithérapeutes, les chirurgiens-dentistes, les sages-femmes et les auxiliaires médicaux. L'exposé des motifs du projet de loi mentionne expressément le protocole d'accord signé entre l'UNCAM et les syndicats d'infirmières, érigé en modèle pour les autres professions de santé. En cas d'échec des discussions conventionnelles entre les caisses et les syndicats médicaux, il prévoit que le gouvernement légiférera dans ce domaine.

Toutefois, suite à une nouvelle manifestation organisée le 24 octobre, qui rassemble davantage encore de manifestants que la précédente, le gouvernement recule : le conventionnement sélectif est retiré du projet. La rédaction finale de la loi, promulguée en décembre, indique seulement que les futures conventions entre l'assurance maladie et

les professionnels de santé libéraux devront prévoir des
« mesures d'adaptation, notamment incitatives » pour
favoriser les installations dans les zones déficitaires. Le
conventionnement sélectif demeure donc une simple option,
à la discrétion des partenaires conventionnels.

Le gouvernement ne renonce pas pour autant à promouvoir
des mesures pour améliorer l'offre de soins ambulatoires
dans les zones peu médicalisées. Lors des « États généraux
de l'organisation de la santé », organisés sous l'égide du
ministère de la Santé entre novembre 2007 et avril 2008, le
gouvernement annonce que l'État participera à la création
de cent « maisons de santé pluridisciplinaires », à hauteur
de 50 000 euros par projet. Ces structures, devant regrouper
plusieurs médecins et professionnels de santé dans un même
bâtiment et offrir de meilleures conditions de travail que
l'exercice en cabinet individuel, sont présentées comme une
forme organisationnelle particulièrement adaptée à l'exercice
en milieu rural. Par ailleurs, le gouvernement ne renonce
pas non plus à instaurer des mesures contraignantes.
Seulement, pour ne pas susciter à nouveau l'opposition
des organisations de jeunes et futurs médecins, ces
mesures doivent également porter sur les médecins déjà
installés. En mai 2008, l'UNCAM propose ainsi que soient
mis en place des « contrats santé solidarité » obligeant les
médecins généralistes installés dans des zones surdotées
en praticiens à exercer quelques demi-journées par mois
dans des zones sous-dotées, faute de quoi ils subiraient
une pénalité financière. L'acceptation de ce dispositif est
présentée comme un préalable à la revalorisation du tarif de
la consultation des médecins généralistes, promise depuis
2006. Face à l'opposition des syndicats, le président de
la République menace en septembre de passer par la loi,
dans le cadre du projet de loi « Hôpital, patients, santé et
territoires » (HPST), qui doit bientôt être discuté au Parlement.
La ministre de la Santé et le rapporteur du projet de loi
HPST font également valoir que le dispositif proposé par
l'UNCAM est bien moins contraignant que les mesures que

proposent de nombreux parlementaires et élus locaux, de droite comme de gauche, partisans d'une remise en cause radicale de la liberté d'installation des médecins libéraux. En décembre, la CSMF finit par proposer que les contrats santé solidarité soient mis en œuvre sans être assortis de sanctions financières pour une durée de trois ans, après quoi le dispositif pourrait être revu en cas d'échec. L'UNCAM rejette cette proposition, qu'elle juge insuffisante.

Néanmoins, l'opposition des syndicats de médecins libéraux à l'introduction de pénalités financières pour inciter les praticiens à accomplir une partie de leur activité dans des zones peu médicalisées conduit le gouvernement à un nouveau recul. Lors des travaux parlementaires autour du projet de loi HPST, le gouvernement fait adopter un amendement qui reprend bien le dispositif des contrats santé solidarité. Les médecins généralistes qui refuseront de signer de tels contrats devront s'acquitter d'une contribution forfaitaire annuelle, d'au plus 2 773 euros. Toutefois, ce dispositif ne pourra être mis en œuvre que trois ans après l'entrée en vigueur des nouveaux schémas régionaux d'organisation des soins – soit en 2014 ou 2015 au plus tôt. À la différence du projet abandonné en octobre 2007, visant à moduler le conventionnement des médecins libéraux suivant leur lieu d'installation, le contrat santé solidarité ne bouleverse pas non plus les structures de la médecine libérale. Les médecins visés par ce dispositif ont toujours la possibilité de ne pas y adhérer, et la sanction financière prévue est modeste au regard de leurs revenus[39].

La seule nouvelle mesure à effet immédiat consiste, une fois encore, en des incitations financières positives. La loi HPST instaure en effet des « contrats d'engagement de service public » s'adressant aux étudiants ayant réussi le

---

39. Elle représente moins de 5 % des revenus libéraux des médecins généralistes, estimés à environ 71 700 euros en 2008 (V. Bellamy, « Les revenus libéraux des médecins en 2007 et 2008 », *Études et résultats*, DREES, n° 735, 2010).

concours de fin de première année de médecine. En échange d'une allocation mensuelle qui leur est versée jusqu'à la fin de leurs études (dont le montant est fixé à 1 200 euros brut en juillet 2010), les étudiants souscrivant un tel contrat s'engagent à exercer dans une zone déficitaire, à titre libéral ou salarié, pour une durée au moins égale à celle durant laquelle l'allocation leur a été versée[40].

Malgré les importantes concessions faites par le gouvernement, les dispositions de la loi HPST sur la répartition géographique des médecins libéraux restent vivement critiquées par la CSMF, qui dénonce « une loi antimédecin[41] ». De fait, le contrat santé solidarité fait long feu. Le nouveau revers électoral de la droite aux élections régionales de mars 2010 marque une inflexion de la politique gouvernementale en direction des médecins. Il s'agit désormais, dans l'optique de l'élection présidentielle de 2012, de nouer de meilleures relations avec les syndicats de médecins libéraux. Plusieurs gestes sont faits en ce sens. En avril 2010, le président de la République lui-même annonce que le tarif de la consultation des médecins généralistes va passer de 22 à 23 euros, augmenation refusée dans un premier temps suite à l'échec des négociations conventionnelles en 2008. En juin, la ministre de la Santé annonce à son tour que le contrat santé solidarité et l'obligation faite aux médecins libéraux de déclarer leurs absences aux conseils départementaux de l'Ordre, une autre disposition de la loi HPST contestée par certains syndicats médicaux, sont « mis entre parenthèses[42] ». Au final, un sénateur issu de la majorité gouvernementale dépose en octobre une proposition de loi visant à modifier certaines dispositions de la loi HPST. La loi, soutenue par le gouvernement, est promulguée en août 2011. Malgré les protestations de plusieurs élus de la

---

40. Cette allocation peut être cumulée avec les salaires déjà versés aux futurs médecins durant leur internat.

41. Cité par *Le Figaro*, 27 avril 2009.

42. *Le Quotidien du médecin*, 30 juin 2010.

majorité, la pénalité financière prévue pour les médecins qui ne signeraient pas de contrat santé solidarité est abrogée. *Seules les incitations positives à exercer dans les zones déficitaires demeurent.*

La politique du gouvernement socialiste issu des élections législatives de 2012 s'inscrit dans la continuité de celle du gouvernement précédent. Le « pacte territoire-santé » proposé par la nouvelle ministre des Affaires sociales et de la Santé en décembre 2012 ne fait qu'allonger le catalogue des mesures déjà prises pour inciter les jeunes médecins généralistes à s'installer dans les zones déficitaires. Il propose notamment de garantir un revenu minimum aux médecins généralistes s'installant dans une telle zone pendant une durée de deux ans. Les bénéficiaires de ce nouveau dispositif, dénommés « praticiens territoriaux de médecine générale », percevront, le cas échéant, un complément de rémunération au revenu tiré de leur activité libérale. Au total, ils seront assurés d'un revenu d'au moins 55 000 euros par an, soit environ 4 600 euros par mois.

De reculade en reculade, les pouvoirs publics ont donc renoncé à favoriser une meilleure répartition géographique des médecins libéraux autrement que par des incitations positives. Cela ne signifie pas, toutefois, qu'ils y renoncent pour les autres professions de santé. Après les syndicats d'infirmières, les syndicats de masseurs-kinésithérapeutes, de sages-femmes et d'orthophonistes signent, entre novembre 2011 et mai 2012, des avenants conventionnels limitant le nombre de professionnels conventionnés autorisés à s'installer dans les zones définies comme surdotées. Avec les chirurgiens-dentistes, les médecins conservent donc un statut d'exception parmi les professionnels de santé libéraux. C'est bien un constat d'impuissance qui ressort de l'action menée par les pouvoirs publics pour réduire les disparités de répartition géographique des médecins libéraux depuis 2001.

Une pieuse hypocrisie

En 2011, la Cour des comptes a effectué un bilan des mesures prises en vue d'améliorer la répartition géographique des médecins libéraux. La conclusion est nette :

> Pris isolément, les dispositifs existants, conçus chacun indépendamment les uns des autres, ont une efficacité très limitée et ne sont pas à la hauteur des enjeux de répartition des médecins. Il risque d'en découler une aggravation des inégalités d'accès aux soins dans les territoires les plus fragiles et une surabondance de professionnels dans les régions surdotées, sources d'une surconsommation de soins[43].

Les mesures adoptées par les pouvoirs publics n'ont en effet pas eu les résultats promis. C'est notamment le cas de la majoration des honoraires des médecins généralistes exerçant en groupe dans une zone déficitaire, mesure qui représente jusqu'à ce jour l'incitation financière la plus forte à s'installer dans une telle zone. D'après un bilan établi par la CNAMTS en 2011, elle bénéficiait à seulement 773 médecins fin 2010. Et, parmi ces praticiens, seuls cinquante n'étaient pas installés dans une zone déficitaire avant 2007. Cette mesure, d'un coût élevé (vingt millions d'euros en 2010), a peut-être permis de maintenir dans des zones faiblement médicalisées des praticiens envisageant de les quitter. Toutefois, il est probable qu'elle ait produit principalement des effets d'aubaine, tant pour les médecins déjà installés que pour les nouveaux venus, rien ne permettant de dire que ces derniers se seraient installés ailleurs sans cette incitation financière.

Il en va de même d'autres mesures incitatives, telles que les postes de praticien hospitalier à recrutement prioritaire institués en 2001 ou les contrats d'engagement de service

---

43. Cour des comptes, *La Sécurité sociale*, Paris, Cour des comptes, 2011, p. 170.

public introduits en 2009. Mille postes de praticien hospitalier à recrutement prioritaire ont été proposés chaque année entre 2002 et 2004. Seul un tiers de ces postes a été pourvu en 2002, un cinquième en 2003, et même seulement un neuvième en 2004[44]. Pour disposer de médecins dans les spécialités les plus cruciales pour leur fonctionnement, certains hôpitaux font désormais appel à des sociétés d'intérim, très coûteuses, voire recourent à des artifices comptables pour mieux les rémunérer[45]. Quant aux contrats d'engagement de service public, seuls 146 ont été signés en 2010 (parmi les 400 proposés) : c'est non seulement moins qu'espéré, mais surtout dérisoire si on rapporte ce nombre aux plusieurs dizaines de milliers d'étudiants inscrits dans les facultés de médecine au-delà de la première année.

Au-delà de ces données quantitatives, plusieurs éléments permettent de douter de l'efficacité des mesures visant à inciter les jeunes ou futurs médecins à s'installer dans des zones peu médicalisées. En effet, ces mesures consistent principalement en des incitations financières. Or, en raison d'une activité souvent plus soutenue et de charges financières moins importantes, les revenus des médecins généralistes exerçant dans les zones peu médicalisées sont sensiblement plus élevés que ceux exerçant dans les zones très médicalisées. Ainsi, en 2003, les revenus des médecins généralistes exerçant dans des « espaces à dominante rurale » étaient supérieurs de plus de 20 % à ceux exerçant dans des agglomérations de plus de 100 000 habitants[46]. Si les zones peu médicalisées peinent aujourd'hui à attirer les

---

44. Y. BERLAND, Mission « Démographie médicale hospitalière », Paris, Ministère de la Santé et des Solidarités, 2006, p. 102-104.

45. G. COSTARGENT, G. LE COZ, Développement des pratiques d'emplois médicaux temporaires, Paris, Inspection générale des affaires sociales, 2002.

46. P. BREUIL-GENIER, « Honoraires et revenus des professions de santé en milieu rural ou urbain », Études et résultats, DREES, n° 254, 2003.

jeunes médecins, ce n'est donc pas pour des raisons d'ordre économique, mais pour des raisons tenant davantage aux conditions de travail et au mode de vie qu'ils recherchent. D'après plusieurs travaux récents, le rapport des médecins à leur travail est en effet en train d'évoluer. Jusque dans les années 1980, la très grande majorité des conjointes des jeunes médecins libéraux (le plus souvent des hommes) les assistait dans la gestion de leur cabinet, notamment pour répondre au téléphone et accueillir les malades[47]. Aujourd'hui, quel que soit leur sexe, les conjoints des médecins ont majoritairement une activité professionnelle indépendante de la leur, et occupent le plus souvent des emplois très qualifiés[48].

Cette évolution a deux effets principaux en termes d'installation. En premier lieu, l'installation en médecine générale se faisant en moyenne à l'âge de 35 ans[49], elle est généralement un choix de couple, et non un choix individuel[50]. Dès lors, la nécessité de trouver un lieu d'exercice permettant au conjoint de conserver un emploi satisfaisant favorise fortement les installations dans les zones urbaines, où les opportunités d'emploi à un niveau de qualification élevé sont plus grandes. En second lieu, le fait que les médecins aient de plus en plus souvent un conjoint actif conduit un nombre croissant d'entre eux à rechercher un mode d'activité compatible avec un certain investissement dans la sphère familiale : le modèle de la « disponibilité permanente », caractérisé notamment par

---

47. C. HERZLICH et al., Cinquante ans d'exercice de la médecine en France..., op. cit., p. 144.

48. P. BREUIL-GENIER, D. SICART, « La situation professionnelle des conjoints de médecins », Études et résultats, DREES, n° 430, 2005.

49. V. LUCAS-GABRIELLI, M.-J. SOURTY-LE GUELLEC, « Évolution de la carrière libérale des médecins généralistes selon leur date d'installation (1979-2001) », art. cité.

50. F.-X. SCHWEYER, « Ni artisan, ni salarié. Conditions et enjeux de l'installation en médecine générale libérale », dans G. BLOY, F.-X. SCHWEYER (dir.), Singuliers généralistes..., op. cit., p. 379-402.

une forte amplitude des horaires de travail, est en déclin, y compris parmi les hommes[51]. Or, l'exercice de la médecine générale dans les zones faiblement médicalisées continue à présenter des contraintes plus fortes que dans les zones très médicalisées, notamment du point de vue du temps de travail, du volume des gardes à assurer et des difficultés plus grandes à se faire remplacer. En raison d'une offre de soins moins abondante et de possibilités moindres pour les patients de se reporter sur d'autres praticiens ou d'autres structures de soins, les médecins exerçant dans les zones rurales ont plus de difficultés à limiter leur temps de travail, sauf lorsqu'ils peuvent compter sur un confrère installé à proximité ou s'ils exercent dans le cadre d'une structure collective (cabinet de groupe ou « maison de santé » par exemple). Mais si la part des jeunes médecins généralistes exerçant en groupe a fortement augmenté depuis la fin des années 1990, l'exercice en groupe reste moins fréquent dans les zones rurales, en dépit des incitations des pouvoirs publics encourageant la création de structures collectives d'exercice dans ces zones[52].

Toutefois, l'évolution du rapport au travail des jeunes médecins ne constitue pas une explication suffisante de leurs réticences à s'installer dans les zones rurales ou les zones urbaines défavorisées. L'inégale répartition géographique des médecins libéraux ne date pas d'aujourd'hui[53]. La faible attirance des jeunes médecins pour certaines zones géographiques est sans doute fortement liée à l'importante sélection sociale opérée, aujourd'hui comme hier, par les

---

51. N. Lapeyre, N. Le Feuvre, « Féminisation du corps médical et dynamiques professionnelles dans le champ de la santé », Revue française des affaires sociales, n° 1, 2005, p. 59-81.

52. F. Baudier et al., « La dynamique de regroupement des médecins généralistes libéraux de 1998 à 2009 », Questions d'économie de la santé, n° 157, 2010.

53. F. Tonnelier, Inégalités géographiques et santé. Évolution depuis le xixe siècle en France, Paris, CREDES, 1992.

études de médecine. La longueur et le coût de ces études se traduisent par une surreprésentation des étudiants issus des milieux les plus favorisés, et ce dès la première année d'études : en 2002, 44 % des pères ou mères d'étudiants de première année avaient un emploi de cadre ou de profession intellectuelle supérieure (contre 30 % en premier cycle de droit et 27 % en premier cycle de lettres)[54]. En deuxième année, après le passage du concours, leur part s'élevait même à 57 %. Les modalités de la sélection opérée en fin de première année de médecine accentuent probablement la part des étudiants issus de milieux favorisés, et plus encore de ceux ayant des attaches avec le milieu médical. En effet, le concours de fin de première année de médecine est devenu dès la fin des années 1970 un concours très sélectif. Le relèvement récent du *numerus clausus* de médecine n'y a rien changé, puisqu'il s'est accompagné d'un accroissement encore plus important du nombre de candidats inscrits en première année[55]. Le taux de réussite au concours reste donc bas : parmi les bacheliers inscrits pour la première fois en première année en 2007, 11,2 % ont réussi le concours en un an, et 15,2 % en deux ans[56]. Or, le faible encadrement universitaire des étudiants de première année a favorisé le développement d'un système parallèle de classes préparatoires privées – sans équivalent dans les autres filières universitaires – autour du concours de médecine. Les tarifs élevés pratiqués par ces établissements constituent, sans aucun doute, un obstacle à la réussite des

---

54. G. Labarthe, D. Hérault, « Les étudiants inscrits en médecine en 2002 », *Études et résultats*, DREES, n° 244, 2003.

55. Le nombre d'étudiants inscrits en première année de médecine a doublé entre 2002 et 2010, tandis que le *numerus clausus* n'a augmenté que de 57 % durant la même période.

56. F. Brouillet, « Que deviennent les étudiants qui s'inscrivent en premier cycle des études de médecine ? », *Note d'information*, Ministère de l'Enseignement supérieur et de la Recherche, n° 11-09, 2011.

étudiants issus de milieux modestes à ce concours[57]. En outre, la réussite au concours suppose de maîtriser toutes sortes de règles informelles qu'il est difficile d'acquérir en quelques mois lorsqu'on ne bénéficie d'aucune attache avec le milieu médical. Ce qu'écrivait Anne-Chantal Hardy-Dubernet au sujet du concours de l'internat vaut davantage encore pour le concours de première année :

> La soumission aux injonctions officielles de l'université (présence aux cours, assiduité aux stages en particulier) ne produit que des résultats médiocres qui ne suffisent pas à « faire la différence ». Bon nombre de médecins considèrent que la réussite en médecine dépend autant du travail fourni que de la compréhension de normes non dites : méthodes particulières d'apprentissage, intégration dans un réseau solidaire d'étudiants, accès aux conférences privées d'internat, informations sur les « bons » stages, etc. [...] *A contrario*, les étudiants les plus défavorisés sont ceux qui n'ont accès qu'aux seules informations officielles dispensées par l'université et l'hôpital. Ceux-ci mettent souvent beaucoup de temps à comprendre le fonctionnement du système, ce qui leur coûte en général un redoublement en première année et des chances diminuées d'accès à l'internat en spécialité[58].

---

57. Par exemple, l'Institut Galien, créé en 1987 et implanté dans dix-sept villes universitaires, propose différents types de préparation au concours aux étudiants suivant qu'ils sont « primants » (inscrits pour la première fois en PCEM1) ou « doublants ». En 2012-2013, à Paris, le tarif du « pack primant », incluant notamment 267 heures d'enseignement et deux concours blancs, était de 4 160 euros, le tarif du « pack doublant » (87 heures d'enseignement et deux concours blancs), de 1 990 euros. Source : www.cours-galien.fr (page consultée le 12 avril 2013).

58. A.-C. Hardy-Dubernet, « L'internat de médecine ou la formation par la concurrence », dans G. Cresson, M. Drulhe, F.-X. Schweyer (dir.), *Coopérations, conflits et concurrences dans le système de santé*, Rennes, Presses de l'ENSP, 2003, p. 84-85.

La forte sélection sociale des étudiants en médecine, rarement issus des zones rurales ou des banlieues populaires des grandes villes, contribue fortement à expliquer qu'une très faible partie de ces étudiants, s'ils deviennent médecins généralistes, envisage d'y exercer. Ce mécanisme est sans doute d'autant plus fort aujourd'hui que l'installation en médecine libérale dans les zones déjà denses en médecins est économiquement beaucoup moins risquée qu'au début des années 1980 et que pour les médecins généralistes les possibilités d'emploi salarié, notamment à l'hôpital, sont plus nombreuses qu'autrefois[59]. De ce fait, les bourses d'études versées par certaines collectivités locales ou par l'État n'ont probablement qu'un effet marginal sur les installations dans les zones peu médicalisées, car elles ne s'adressent qu'à des étudiants ayant réussi le concours de médecine, et ayant déjà subi une forte sélection sociale. Il y a peu de chances que la perspective d'obtenir une telle bourse – pour peu qu'ils connaissent leur existence – incite davantage d'étudiants d'origine modeste à s'inscrire en première année de médecine.

Malgré leur faible efficacité, les pouvoirs publics continuent à promouvoir des mesures consistant exclusivement en des incitations positives, principalement financières, pour favoriser les installations de médecins généralistes dans les zones peu médicalisées. Les partisans de mesures plus contraignantes – élus de régions rurales, caisses d'assurance maladie, représentants du milieu hospitalier notamment – ont, nous l'avons vu, échoué à imposer une régulation plus stricte des installations en médecine libérale, comme pour les infirmières et d'autres professions de santé. Leur échec peut tout d'abord s'expliquer par la forte opposition des organisations de jeunes ou futurs médecins

---

59. G. Bloy, « Comment peut-on devenir médecin généraliste aujourd'hui ? Le renouvellement des médecins généralistes vu à travers une cohorte de jeunes diplômés », *Revue française des affaires sociales*, n° 2-3, 2011, p. 9-28.

et de certains syndicats de médecins libéraux à de telles mesures, pour lesquels leur adoption constituerait une remise en cause du modèle de la médecine libérale, dont la liberté d'installation serait l'un des piliers[60]. Limiter le nombre de médecins autorisés à être conventionnés dans les zones très médicalisées réduirait cette liberté à peu de chose, dans la mesure où l'exercice de la médecine en dehors du cadre conventionnel apparaît très risqué sur le plan économique[61]. Même le projet de contrat santé solidarité est considéré comme une « hérésie » par le président de la CSMF : « mettre en place une sorte de service obligatoire est inacceptable pour les médecins libéraux. Nous ne sommes pas en Union soviétique[62] ! » Or, attester de leur capacité à défendre les valeurs de la médecine libérale demeure un enjeu important pour les syndicats de médecins libéraux, ce qui explique sans doute que même les syndicats pourtant favorables à un encadrement plus strict des installations, comme le SML ou l'UCCMSF, ne soient pas allés jusqu'à soutenir ouvertement les pouvoirs publics entre 2007 et 2009.

Par ailleurs, au-delà de la remise en cause du modèle libéral, les mesures contraignantes envisagées par les pouvoirs publics auraient eu des conséquences tangibles pour les médecins concernés. Par exemple, l'institution du conventionnement sélectif se serait nécessairement traduite par une limitation des possibilités d'installation dans les zones géographiques les plus recherchées et par des conditions d'installation plus compliquées pour les médecins ayant un conjoint actif. Pour les organisations de jeunes ou futurs médecins, cela est considéré comme

---

60. Il ne figure pas toutefois dans la « charte de la médecine libérale » adoptée par l'Union des syndicats médicaux de France en 1927 (*Le médecin syndicaliste*, vol. 10, n° 1, 1928, p. 36-40).

61. En 2002, les médecins non conventionnés représentaient seulement 0,7 % des médecins libéraux (source : CNAMTS).

62. Cité par *Le Monde*, 24 janvier 2009.

inadmissible au regard des lourdes études que les médecins doivent accomplir :

> La suppression de la liberté d'installation des médecins libéraux [créerait] une véritable crise des vocations et une pénurie bien plus grave de médecins ! En effet, qui accepterait de faire entre neuf et douze ans d'études particulièrement difficiles, exigeant de nombreuses concessions, pour se voir ensuite contraint dans son choix d'installation et de vie[63] ?

Autrement dit, ces organisations défendent l'idée que non seulement les jeunes médecins recherchent de bonnes conditions de vie, mais également qu'ils y ont *droit*. Ce n'est donc pas seulement leur « qualité de vie » que les porte-parole des jeunes ou futurs médecins défendent lorsqu'ils s'opposent à des mesures « coercitives » en matière d'installation : ils défendent également ce qu'ils estiment devoir être *la juste rétribution de leurs mérites*. Cela explique qu'ils voient dans les mesures visant à contraindre davantage les choix d'installation des médecins une injustice, voire un scandale. Un tel sentiment paraît largement partagé parmi les internes et les jeunes médecins, au point qu'un responsable du Syndicat des internes des hôpitaux de Paris pouvait nous dire, trois ans avant la grève de 2007 :

> La régulation coercitive à l'installation, c'est-à-dire le *numerus clausus* à l'installation, c'est probablement le sujet qui peut mettre tous les internes à la rue… dès demain si notre ministre en parle sur France 2 ce soir[64].

Or, les syndicats de médecins libéraux et les organisations de jeunes ou futurs médecins sont fortement redoutés par les pouvoirs publics, les uns en raison de leur pouvoir d'influence

---

63. Communiqué de l'ANMEF, de l'ISNAR-IMG, de l'ISNIH, de l'ISNCAA et du SNJMG, 19 septembre 2007.
64. Entretien, 18 mai 2004.

électorale supposé[65], les autres en raison de leur forte capacité de mobilisation, comme plusieurs mouvements l'ont attesté depuis 1982[66]. Face à ces organisations, les partisans de mesures plus contraignantes en matière d'installation ont un pouvoir de nuisance politique bien moindre. Les élus qui réclament de telles mesures sont très majoritairement issus de territoires ruraux et occupent rarement d'importantes positions de pouvoir au niveau national. Dans une France principalement urbaine, le problème de la faible médicalisation de certaines zones du territoire ne concerne qu'une petite partie de la population, occupant de surcroît une position dominée dans l'espace social et politique. Certes, aucun responsable gouvernemental ne conteste le principe selon lequel l'État se doit de favoriser un égal accès aux soins pour tous. Mais aucun n'est prêt non plus à affronter simultanément les syndicats de médecins libéraux et les organisations de jeunes ou futurs médecins sur un enjeu aussi important pour eux que la liberté d'installation. Dès lors, les mesures incitatives prises par les pouvoirs publics relèvent d'une « pieuse hypocrisie[67] », au sens où elles visent moins à réduire effectivement les disparités de répartition géographique des médecins qu'à administrer la preuve qu'ils sont sensibles au problème et tentent, aussi bien que possible, de lui apporter des solutions. Alors qu'elle témoigne de leur impuissance, la multiplication de ces mesures est présentée par les pouvoirs publics comme une preuve de leur activisme et de leur volonté de résoudre le problème. Le discours de la ministre des Affaires sociales

---

65. F. Pierru, « Un mythe bien fondé : le lobby des professions de santé à l'Assemblée nationale », *Les Tribunes de la santé*, n° 14, 2007, p. 73-83.

66. E. Hétet, « Internes en grève. Une approche de la "montée en généralité" des mouvements sociaux », *Politix*, n° 46, 1999, p. 99-125.

67. A. Bancaud, « Considérations sur une "pieuse hypocrisie" : la forme des arrêts de la Cour de cassation », *Droit et société*, n° 7, 1987, p. 365-378.

et de la Santé, prononcé à l'occasion du lancement du
« pacte territoire-santé » en décembre 2012, constitue un
bon exemple de cette rhétorique :

> Le discours sur les déserts médicaux n'est pas nouveau.
> [...] On a beaucoup parlé et peu agi. Depuis dix ans, mes
> prédécesseurs ont échoué. Jamais ils n'ont pris la mesure de
> l'enjeu. En multipliant les dispositifs ponctuels et éphémères,
> leur démarche était condamnée d'avance. [...] Ce « pacte
> territoire-santé », ce sont douze engagements concrets, qui
> seront pour l'essentiel mis en œuvre dès 2013. Ce ne sont
> pas douze engagements isolés, encore moins une liste à la
> Prévert. Ils constituent un plan global et cohérent, où chaque
> mesure consolide les autres[68].

*

À partir de la fin des années 1990, les pouvoirs publics
ont apporté deux réponses principales au problème de la
démographie médicale. Ils ont, d'une part, relevé le *numerus
clausus* et le nombre de places offertes dans les filières
d'internat spécialisées, et, d'autre part, pris des mesures
visant à inciter les jeunes médecins généralistes à s'installer
dans des zones peu médicalisées. Le fort relèvement du
numerus clausus, qui finit par atteindre les 7 500 en 2012,
marque la défaite de la ligne politique promue par la Direction
du Budget, la Direction de la Sécurité sociale et la CNAMTS
à partir du début des années 1990 : pour les gestionnaires de
l'assurance maladie, il fallait alors rationaliser le système de
soins et accroître son efficience. Une meilleure organisation
de l'offre de soins et une meilleure répartition de celle-ci sur
le territoire devaient permettre non seulement de satisfaire les
besoins de santé de la population avec un plus petit nombre
de médecins, mais également de réduire les inégalités
géographiques d'accès aux soins. Cette politique n'a pas été

---

68. Source : http://www.ars.sante.fr/Marisol-Touraine-annonce-
un.150379.0.html (page consultée le 17 avril 2013).

sans effets, notamment dans le secteur hospitalier. Mais à partir du moment où le problème de la démographie médicale est devenu un problème largement médiatisé, elle s'est heurtée à deux difficultés politiques majeures. La première, c'est que pour les responsables gouvernementaux, il est devenu impossible d'endosser publiquement une politique devant aboutir à une diminution du nombre de médecins, alors même qu'il était devenu notoire que les hôpitaux peinaient à recruter des praticiens et que de nombreux médecins ruraux risquaient de partir en retraite sans être remplacés. La seconde, c'est que cette diminution du nombre de médecins aurait dû s'accompagner de mesures visant à assurer une meilleure répartition de ceux-ci sur le territoire : or, à ce jour, aucun gouvernement n'a osé affronter durablement le corps médical en remettant en cause la liberté d'installation des médecins. Les pouvoirs publics s'en sont tenus à des mesures à l'efficacité douteuse, consistant principalement en des incitations positives à s'installer dans les zones déficitaires. Ces mesures visent principalement les médecins généralistes, alors que les médecins spécialistes sont encore plus inégalement répartis sur le territoire.

Faute d'un encadrement plus strict des installations en médecine libérale, une politique de « saturation de l'offre[69] » consistant à former beaucoup de médecins permet finalement d'espérer qu'un nombre suffisant d'entre eux ira s'installer dans les zones les moins médicalisées. Le fort relèvement du *numerus clausus* permet également de donner à croire que le problème de la démographie médicale – et notamment des « déserts médicaux » – n'est que temporaire, et qu'à ce titre il n'y a pas lieu de bouleverser les règles d'exercice en médecine libérale. Significativement, la CSMF, qui critiquait encore le relèvement du *numerus clausus*

---

69. Y. Bourgueil *et al.*, « Améliorer la répartition géographique des médecins : les mesures adoptées en France », *Questions d'économie de la santé*, n° 122, 2007.

en 2004[70], finit par le soutenir et même par l'encourager. En 2009, lors de la conférence inaugurale du MEDEC[71], consacrée à la démographie médicale, le président de la CSMF explique par exemple :

> Certes, les dix prochaines années seront dures, mais les choses vont ensuite s'améliorer grâce à la hausse du *numerus clausus*. [...] Il faut raison garder, ne pas céder à la panique et ne pas remettre en cause le pilier de la médecine libérale qu'est la liberté d'installation[72].

Ainsi, de manière apparemment paradoxale, le relèvement du *numerus clausus* vient servir la cause de la médecine libérale, dont la liberté d'installation serait « le pilier ». C'est dire que les prises de position des représentants du corps médical sur la question de la démographie médicale sont loin d'être dictées uniquement par des raisons économiques, y compris parmi les représentants des médecins libéraux. C'est, une nouvelle fois, la défense du modèle libéral qui se joue : mais, à la différence des années précédentes, seule une augmentation du nombre de médecins formés dans les universités paraît être à même de le préserver.

---

70. *Le Quotidien du médecin*, 4 mai 2004.
71. Il s'agit d'un salon organisé tous les ans par l'industrie pharmaceutique à destination des professionnels de santé.
72. Cité par *Le Quotidien du médecin*, 13 mars 2009.

CHAPITRE 7
L'AUTRE *NUMERUS CLAUSUS*

« Dans l'immédiat, pour pallier globalement les insuffisances en effectifs, l'appel de médecins formés hors de France pourrait être une solution. Mais dans certains pays, la formation soulève bien des incertitudes en termes de qualité. Cette solution est-elle digne de notre pays ? N'est-ce pas priver ces populations de leurs médecins et ces pays de leurs élites ? N'est-ce pas pour notre Université une façon de vivre indirectement aux dépens des facultés étrangères ? N'est-ce pas priver nos enfants de l'accès souhaitable à l'université pour les former à une profession qui, de plus, a de réels besoins[1] ? »

Depuis les années 1950, les débats en matière de démographie médicale ont porté principalement sur le nombre de médecins à former dans les universités et, plus secondairement, sur leur répartition géographique. Or, la régulation des effectifs d'étudiants admis à poursuivre des études médicales ne constitue pas le seul instrument permettant de contingenter le nombre de candidats à

---

1. J. LANGLOIS (président de l'Ordre des médecins), « Démographie médicale : nous payons l'absence de prévision ! », *Bulletin de l'Ordre des médecins*, n° 15, mai 2003.

l'exercice de la médecine en France. Bien avant l'institution du *numerus clausus*, les médecins français se sont en effet mobilisés pour limiter l'accès des étrangers à l'exercice de leur métier[2]. Après avoir obtenu en 1892 que l'exercice de la médecine soit réservé aux détenteurs du diplôme d'État français de docteur en médecine et, en 1896, que soient créés des diplômes réservés aux étrangers ne leur donnant pas le droit d'exercer en France, ils ont réussi à faire voter, en 1933, une loi imposant de surcroît une condition de citoyenneté française. En 1935, une autre loi a introduit à leur demande un système complexe de pénalités visant à retarder l'installation des médecins naturalisés n'ayant pas effectué le service militaire français, même si c'était pour des raisons de santé, de sexe ou d'âge. Enfin, sous le régime de Vichy, des mesures discriminatoires supplémentaires ont été adoptées à l'encontre des médecins ayant acquis la citoyenneté française par naturalisation et, surtout, des Juifs[3].

Bien que les dispositions introduites par le régime de Vichy aient été abrogées à la Libération, les conditions de citoyenneté et de diplôme énoncées avant-guerre en matière d'exercice de la médecine sont demeurées pratiquement inchangées jusque dans les années 1970. Durant l'ensemble de cette période, la profession médicale a été pratiquement fermée aux médecins n'ayant pas le diplôme d'État français et la citoyenneté française. Néanmoins, les hôpitaux publics avaient la possibilité d'accueillir des médecins formés à l'étranger et de leur confier des responsabilités médicales, rémunérées ou non, sous la supervision des chefs de service.

---

2. Sur ces mobilisations, voir notamment D. EVLETH, « Vichy France and the continuity of medical nationalism », art. cité.

3. D. EVLETH, « The Ordre des médecins and the Jews in Vichy France, 1940-1944 », *French History*, vol. 20, n° 2, 2006, p. 204-224, et B. HALIOUA, *Blouses blanches, étoiles jaunes. L'exclusion des médecins juifs en France sous l'Occupation*, Paris, Liana Levi, 2000.

S'inscrivant dans une tradition ancienne[4], cette politique visait pour les autorités universitaires et diplomatiques françaises à favoriser les échanges pédagogiques et scientifiques internationaux et devait contribuer au rayonnement international de la médecine française.

À partir des années 1970 et surtout des années 1980, les hôpitaux publics commencent à pourvoir les postes laissés vacants par les nationaux en employant des médecins à diplôme extracommunautaire provenant, en très grande majorité, des pays issus de l'ex-empire colonial français. Bien que non autorisés à exercer dans le secteur libéral ou à se présenter aux concours hospitaliers faute de satisfaire aux conditions de nationalité et de diplôme, plusieurs milliers d'entre eux sont ainsi recrutés. Ils sont cantonnés à des emplois précaires et mal rémunérés, parfois sous des statuts qui leur sont expressément réservés.

Or, ces recrutements massifs ont lieu au moment même où les pouvoirs publics, soutenus par les syndicats de médecins libéraux, tentent de limiter l'accroissement du nombre de médecins et réduisent, d'année en année, le *numerus clausus* de médecine. Ce chapitre montrera que ce paradoxe n'est qu'apparent : les recrutements de médecins à diplôme extracommunautaire sont dus, en bonne partie, à la diminution du nombre de médecins en formation dans les hôpitaux, notamment dans les spécialités médicales. En outre, l'emploi de médecins à diplôme extracommunautaire dans les hôpitaux sous des statuts précaires concourt aujourd'hui à préserver le modèle du libéralisme médical.

Ce chapitre est organisé en trois temps. Nous préciserons d'abord comment le régime juridique qui s'est appliqué aux médecins étrangers ou à diplôme étranger a évolué et été mis en œuvre entre l'après-guerre et le début des années 1980. Nous exposerons ensuite comment les hôpitaux publics ont été amenés à recruter un nombre important de médecins à

---

4. G. Weisz, *The Emergence of Modern Universities in France, 1863-1914*, *op. cit.*, p. 252-258.

diplôme extracommunautaire dans les années 1980 et 1990. Enfin, dans un dernier temps, nous nous intéresserons aux réactions que ces recrutements ont suscitées à l'intérieur du corps médical, et aux mesures prises en retour par les pouvoirs publics à leur sujet.

DE LA CLÔTURE NATIONALE À LA CLÔTURE COMMUNAUTAIRE

Le régime juridique de l'ordonnance du 24 septembre 1945

Fixée par une ordonnance promulguée le 24 septembre 1945, la réglementation s'appliquant aux praticiens ne satisfaisant pas aux conditions générales d'exercice de la médecine en matière de citoyenneté et de diplôme reprend celle qui prévalait avant-guerre, à l'exception des dispositions introduites en 1935 à l'encontre des médecins naturalisés.

Appliquée en concertation étroite avec l'Ordre des médecins et la CSMF, cette réglementation a fait l'objet de plusieurs dérogations, certaines datant d'avant-guerre. Les plus nombreuses portent sur la condition de citoyenneté. Dès les années 1930, des « conventions d'établissement » ont été signées avec d'autres pays européens, comme l'Italie ou la Roumanie. Elles dispensent les ressortissants des États signataires de la condition de citoyenneté. Lorsque les colonies françaises acquièrent leur indépendance à partir du milieu des années 1950, des conventions analogues sont signées avec les États qui en sont issus. Au début des années 1960, l'exemption de la condition de citoyenneté française dont bénéficient les Marocains et les Tunisiens est même inscrite dans le Code de la santé publique.

Les dérogations en matière de diplôme sont, en revanche, octroyées de manière très parcimonieuse. Certaines le sont dans le cadre de « conventions » signées avec des pays limitrophes. Conclues respectivement avec le Luxembourg, la Suisse et la Belgique en 1879, 1889 et 1910, elles autorisent des médecins établis dans ces pays à exercer également en France dans des communes limitrophes, à condition qu'aucun médecin français n'y réside (et réciproquement). Ces conventions prévoient que si ces médecins étrangers ont le droit d'exercer en France, ils ne peuvent en aucune façon s'y installer et doivent renoncer à leur clientèle française si un médecin français vient s'installer dans la commune où ils exercent. Elles sont appliquées avec beaucoup de rigueur, comme l'illustre en 1956 le rejet par les pouvoirs publics d'une pétition adressée par les habitants d'une commune limitrophe de la Belgique, qui demandent qu'un praticien belge puisse continuer à les soigner malgré l'installation d'un médecin français à proximité. À cette occasion, le secrétaire d'État à la Santé publique et à la Population rappelle au préfet du Nord que la convention franco-belge est « une réglementation *d'exception* afin de permettre aux malades situés sur la frontière et habitant des localités où ne résident ni médecin et éventuellement ni pharmacien, de recevoir quand même des soins[5] ».

Une nouvelle possibilité de déroger à la condition de diplôme est introduite par une loi promulguée le 9 juin 1949. Elle prévoit que lorsqu'un État étranger accorde à des médecins français le droit d'exercer sur son territoire, les ressortissants de cet État peuvent être autorisés à exercer la médecine en France. Il faut pour cela que la France ait passé un accord bilatéral avec leur État et que leur diplôme ait été reconnu équivalent au diplôme d'État français. Les médecins concernés doivent en outre passer un examen de « culture générale » et un autre visant à tester leur « connaissance des lois médico-sociales » françaises. Enfin – et c'est le point le plus important –, les accords signés dans le cadre de cette loi doivent fixer par avance le nombre des praticiens autorisés à s'installer dans chaque pays, celui-ci devant respecter « la parité effective ». Cela signifie que les autorisations d'exercice sont accordées dans chaque État l'une après l'autre, de manière à ce que

---

5. AI DHOS/2002/012/1. Souligné dans le document original.

le nombre de médecins ayant obtenu une autorisation d'exercice dans chaque pays reste toujours identique jusqu'à épuisement du quota défini par l'accord.

Ces accords, qui ont toujours donné lieu à une consultation préalable de l'Ordre des médecins et de la CSMF, ont concerné un tout petit nombre de praticiens. Une lettre de la Sous-direction des professions de santé adressée au ministère des Affaires étrangères en février 1967 indique ainsi que de tels « accords de réciprocité » ont été signés avec la Colombie et le Pérou, mais que ceux-ci se sont conclus par un simple « échange de notes », vu leur « portée limitée[6] ». L'accord conclu avec l'Espagne en 1968 le montre bien : il ne porte que sur un seul médecin pour chaque pays. Renouvelé en 1973, il est étendu à seulement quatre autres médecins. C'est dire la faible incidence de tels accords au niveau de la profession.

Les médecins étrangers ne bénéficiant pas de tels accords ont, certes, toujours la possibilité de faire convertir leur diplôme pour obtenir le doctorat d'État français. Mais les conditions requises, actualisées par décret en 1951, sont dissuasives. Ils doivent tout d'abord détenir les titres initiaux requis (baccalauréat français et PCB) pour s'inscrire en faculté de médecine. Ensuite, ils ne peuvent être dispensés que des trois premières années d'études de médecine (sur six) et doivent passer les examens correspondant aux années dont ils ont été exemptés. Lors des échanges qui ont abouti au décret de 1951, le ministre de la Santé publique et de la Population a bien indiqué dans quel esprit ces dispositions ont été conçues :

> Les conditions fixées pouvant conditionner un afflux plus ou moins grand de praticiens étrangers en France, mon Département est intéressé au premier chef à ce que ces conditions ne soient pas trop favorables[7].

---

6. Source : *ibid.*
7. Lettre adressée au ministre de l'Éducation nationale datée du 10 janvier 1949, AI DHOS/2004/041/1.

Bien plus que la condition de citoyenneté française, le *diplôme* constitue pour les étrangers l'obstacle le plus important à l'exercice de la médecine en France. Les restrictions apportées à l'exercice de la médecine en France par des médecins étrangers ou à diplôme étranger obéissent pour l'essentiel à une logique économique et statutaire très protectrice vis-à-vis de l'exercice libéral et des postes permanents des hôpitaux et des facultés. Les mesures restrictives dont font l'objet les médecins étrangers ou à diplôme étranger en France durant l'après-guerre sont ainsi largement représentatives de celles touchant de nombreux autres métiers[8]. Toutefois, elles sont également justifiées, du point de vue des agents du ministère chargé de la Santé, par des considérations de santé publique, dans la mesure où il s'agit d'empêcher d'exercer des médecins qui, à leurs yeux, ne présenteraient pas toutes les garanties requises en matière de formation.

Contrairement aux années d'avant-guerre, ce ne sont pas les étrangers suivant des études de médecine en France qui constituent le principal sujet de préoccupation de la profession médicale, mais les médecins *ayant reçu leur formation initiale à l'étranger*. En effet, en raison sans doute de l'effondrement du nombre d'inscriptions d'étudiants originaires d'Europe centrale et du développement de l'enseignement médical dans les pays issus de l'empire colonial français, la proportion d'étrangers parmi les étudiants en médecine s'est fortement réduite par rapport aux années d'avant-guerre : en 1967, les étrangers ne représentaient que 8,5 % des étudiants en médecine, contre 24 % en 1933. L'ouverture de la profession médicale à des praticiens « étrangers » dans les années 1970 va donc concerner principalement les médecins formés à l'étranger.

---

8. A. Math et A. Spire, « Des emplois réservés aux nationaux ? », *Informations sociales*, n° 78, 1999.

Une ouverture limitée dans les années 1970

Les changements touchant l'accueil des médecins à diplôme étranger en France dans les années 1970 ne sont pas le résultat d'évolutions internes à la profession médicale, mais de pressions externes à celle-ci. La première vient du ministère français des Affaires étrangères. Tirant argument du protocole de New York en 1967, qui étend la convention de Genève aux réfugiés issus des pays non européens, il demande au ministère de la Santé de faire adopter des dispositions en vue de permettre à des médecins réfugiés ou apatrides d'exercer leur métier en France. Le 13 juillet 1972, le gouvernement promulgue une loi en ce sens. Elle prévoit la mise en place d'une commission consultative chargée d'attribuer des autorisations individuelles de plein exercice dans les limites d'un quota fixé par le ministre chargé de la Santé. Les candidats à ces autorisations devront voir leur diplôme reconnu comme équivalent au diplôme d'État français et passer si nécessaire des épreuves d'aptitude. Les autorisations délivrées ne permettront d'exercer que la médecine générale. Ceux souhaitant pratiquer une spécialité devront, en outre, demander à être qualifiés par l'Ordre des médecins.

L'adoption de cette loi s'est heurtée à de fortes résistances de la part de l'Ordre, qui s'était déjà opposé avec succès à un premier projet de loi en ce sens en 1965. De même, l'Association nationale des étudiants en médecine de France (ANEMF) estime que le projet de loi constitue « une menace pour l'enseignement médical en France que l'on pourra toujours négliger, ayant la possibilité de pallier une insuffisance numérique en médecins par l'importation de médecins étrangers[9] ». Au moment même où les pouvoirs publics tentent de limiter le nombre d'étudiants au-delà de la première année de médecine, il n'est pas question de permettre à un trop grand nombre de médecins formés

---

9. Cité par *Le Quotidien du médecin*, 28 juin 1972.

à l'étranger d'exercer en France. Le ministre de la Santé publique et de la Sécurité sociale est ainsi amené à préciser la portée du projet de loi devant le Sénat en juin 1972 :

> Il va de soi, et je ne saurais trop y insister, que l'octroi de ces autorisations devra conserver un caractère exceptionnel. À cet égard, la consultation d'une commission représentative des professions intéressées constitue la meilleure garantie[10].

Une note du sous-directeur des professions de santé rédigée peu après l'adoption de la loi confirme que celle-ci doit constituer une ouverture limitée à l'intention des médecins formés à l'étranger. Faisant état des demandes d'autorisation d'exercice déjà reçues, elle indique que peu d'entre elles pourront être satisfaites :

> Dans ces conditions, je pense qu'il serait souhaitable afin de ne pas encourager les vains espoirs que la loi a suscités chez les praticiens en cause, de leur adresser, après avis éventuellement du Conseil national de l'Ordre des médecins, une réponse de nature à les dissuader de poursuivre leur projet d'installation en France et dont la teneur pourrait être la suivante :
> « La France a fait passer une loi permettant dans des conditions très restrictives à certains médecins étrangers d'exercer sur son territoire.
> Elle n'a pas en effet l'intention d'ouvrir largement l'accès aux professions médicales à des praticiens étrangers, le nombre de ses nationaux étant très suffisant pour assurer à la population les soins nécessaires.
> En conséquence, l'autorisation d'exercer sera assortie de très nombreuses conditions et ne seront honorées chaque année qu'un nombre restreint de demandes. En toute hypothèse, il sera tenu compte d'une certaine réciprocité avec le pays étranger considéré[11]. »

---

10. AI DHOS/2004/041/1.
11. *Ibid.*

L'accueil en France de médecins formés à l'étranger doit donc rester limité. Pour les professeurs de médecine siégeant à la Commission des autorisations d'exercice, qui se réunit à partir de mars 1975, il n'est en effet pas question d'accorder un trop grand nombre d'autorisations, à la fois pour des raisons d'équité vis-à-vis des étudiants ayant échoué au concours de fin de première année de médecine et pour ne pas léser les États étrangers ayant assuré la formation initiale de leurs médecins. Sur ce dernier point, l'un de ces universitaires rapporte, lors d'une réunion de la commission en 1976, les éléments suivants :

> La France a fait l'objet de reproches au colloque des UER de langue française qui s'est tenu récemment à Marseille et où il a été déclaré que les médecins originaires de pays en voie de développement s'installeraient en France après y avoir fait leurs études et servaient de ce fait à couvrir les besoins de notre pays. [...]. La France pratiquerait ainsi une politique de spoliation plutôt que de coopération vis-à-vis de ses anciens territoires d'outre-mer[12].

Par ailleurs, les autorisations d'exercice délivrées à des médecins à diplôme étranger ne doivent pas l'être au détriment des facultés de médecine françaises, qui doivent continuer à former la quasi-totalité des médecins exerçant en France. Comme le martèle le même universitaire, doyen de la faculté de médecine de Créteil, « il n'est pas possible que le contingent annuel soit égal à l'effectif [c'est-à-dire au *numerus clausus*] d'une faculté moyenne de médecine française[13] ».

---

12. Compte rendu ministériel de la réunion du 19 février 1976, CAC 2001284/2.

13. *Ibid.*

GRAPHIQUE 7.1 – Évolution du *numerus clausus* et
du quota annuel d'autorisations individuelles d'exercice
entre 1975 et 1992

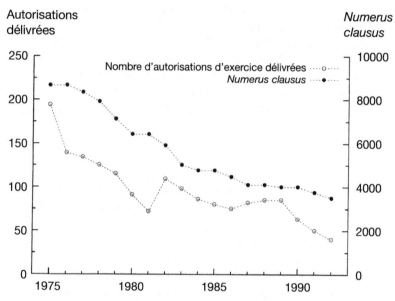

Source : *Journal officiel de la République française.*

Pour les représentants de l'Ordre des médecins et des syndicats de médecins libéraux, ces autorisations doivent également être attribuées avec parcimonie, en raison de l'arrivée sur le marché du travail d'importantes promotions de docteurs en médecine alors même que le gouvernement dit vouloir contenir l'accroissement des dépenses de santé. En 1976, les membres de la commission s'accordent donc pour que le nombre d'autorisations délivrées chaque année soit fixé en fonction du *numerus clausus* de médecine et ne représente pas plus de 1 % de ce dernier. La commission, qui accorde 194 autorisations d'exercice en 1975, n'en délivre plus que 40 en 1992 (voir graphique 7.1). Le nombre de candidats restant important, leurs chances d'obtenir une autorisation d'exercice deviennent de plus en plus minces : en 1992, seuls 8,5 % des médecins qui avaient déposé un dossier l'année précédente ont obtenu une autorisation d'exercer, contre 49,4 % en 1975[14]. Conformément à la visée initiale de la loi de 1972, les médecins ayant un statut de réfugié ou d'apatride bénéficient d'un traitement plus favorable. Toutefois, en raison du resserrement du quota, la proportion de médecins réfugiés ou apatrides à obtenir une autorisation d'exercice se réduit également : elle passe de 90 % en 1982 à 18 % en 1991[15].

Pour ce qui est des médecins étrangers d'origine européenne, la transposition en droit français des directives communautaires du 16 juin 1975 visant à rendre effective pour les médecins la libre circulation des personnes et des services prévue par le traité de Rome de 1957 suscite nettement moins de résistances que la loi du 13 juillet 1972, l'Ordre des médecins et les syndicats de médecins libéraux escomptant que les migrations de médecins à l'intérieur de la CEE seront limitées ou se compenseront. Les praticiens ressortissants d'un État membre de la CEE sont ainsi autorisés à exercer en France sans autorisation préalable à partir du 1er janvier 1977.

Les directives européennes de 1975 ont eu des effets migratoires limités avant l'élargissement de l'Union européenne aux pays d'Europe centrale en 2004 puis en 2007[16]. Entre 1976 et 1986, la France n'a accueilli que 651 médecins et en a perdu 845. Jusqu'au début des années 2000, le nombre de médecins étrangers d'origine communautaire exerçant en France reste faible : on en

14. AI DHOS/2004/041/2.
15. B. GLORION, « Situation de la démographie médicale en France », *Migrations société*, vol. 16, n° 95, 2004, p. 47.
16. L. HURWITZ, « La libre circulation des médecins dans la communauté européenne. Le cas de la France », *Revue française des affaires sociales*, vol. 42, n° 3, 1988, p. 15-25.

compte seulement 1 641 en 1994, et 2 508 en 2001, soit à peine plus de 1 % de l'ensemble des médecins[17]. En raison de la faiblesse de ces flux migratoires, ils ne suscitent guère de débats parmi les représentants des médecins libéraux durant cette période.

Toutefois, les directives européennes sont à l'origine d'une *discrimination nouvelle* entre les médecins originaires des États membres de la CEE et ceux issus des autres États : les premiers acquièrent les mêmes droits en matière d'exercice que les médecins formés en France, tandis que les seconds doivent, pour avoir des droits similaires, obtenir une autorisation préalable. Or, comme nous l'avons vu, la commission qui les accorde le fait avec beaucoup de parcimonie.

Pour les médecins formés en dehors de la CEE, les possibilités d'exercer la médecine en France restent, à la fin des années 1970, très limitées. Pourtant, les médecins hospitalo-universitaires, dont certains entretiennent des relations régulières avec leurs homologues francophones du Maghreb, d'Afrique ou du Proche-Orient, encouragent la venue en France de médecins souhaitant y acquérir un complément de formation. Sous des statuts divers, ils leur confient des responsabilités médicales dans les hôpitaux, au même titre qu'aux internes de médecine. Certains emplois sont ainsi réservés à ces médecins. Dans les hôpitaux universitaires lyonnais et parisiens, ils peuvent ainsi solliciter un poste de « résident étranger » d'une durée d'un an. Comportant des responsabilités hospitalières similaires à celles des internes français, ces postes sont rémunérés et peuvent être renouvelés une fois. Peu en bénéficient[18]. Les médecins d'origine extracommunautaire peuvent également

---

17. Source : Conseil national de l'Ordre des médecins.

18. À Paris, l'accueil des résidents étrangers était organisé par une association visant notamment à faciliter les échanges pédagogiques et scientifiques avec l'étranger, le Collège de médecine de l'Assistance publique - Hôpitaux de Paris. Au total, plus de 1 800 résidents étrangers

tenter les concours d'internat des hôpitaux. En cas de réussite, ils obtiennent un poste d'« interne à titre étranger » attribué « en surnombre ». Ne touchant pas de rémunération hospitalière, contrairement à leurs homologues français, les internes à titre étranger peuvent recevoir des bourses de leur pays d'origine ou du ministère des Affaires étrangères. Enfin, parallèlement à ces filières très sélectives, les médecins étrangers ont toujours la possibilité de candidater à un poste non pourvu par les internes et de se faire employer comme FFI, avec une rémunération plus faible que celle des internes en titre.

Par ailleurs, les hôpitaux peinant à recruter des médecins dans certaines spécialités, comme l'anesthésie et l'hémobiologie, les pouvoirs publics facilitent, à partir des années 1970, l'emploi de médecins ne satisfaisant pas aux conditions de diplôme et de nationalité requises pour exercer la médecine dans le secteur libéral. En 1974, les hôpitaux sont ainsi autorisés à recruter des médecins à diplôme étranger comme « attachés à titre étranger », pour une durée renouvelable d'un an[19]. Certains hôpitaux créent même des statuts *ad hoc* réservés aux médecins à diplôme étranger, comme celui de « délégué aux fonctions d'adjoints aux cadres hospitaliers temporaires » (*sic*). Bien que ces statuts n'aient « aucune existence réglementaire », ils sont tolérés par l'État en raison de « la difficulté de recruter des médecins spécialisés dans certaines disciplines[20] ».

Les médecins ainsi recrutés sont généralement des praticiens ayant réussi les épreuves d'aptitude prévues

---

auraient été accueillis entre 1956 et 2007, soit 35 par an en moyenne. Source : http://cmhp.asso.fr/main.htpp (page consultée en mai 2010).

19. Comme les attachés français, les attachés à titre étranger ont un statut de vacataire et sont faiblement rémunérés.

20. DIRECTION DE LA POPULATION ET DES MIGRATIONS, circulaire n° 5-79 du 2 mai 1979 relative aux conditions d'exercice d'une activité salariée en milieu hospitalier par les étudiants en médecine et par les médecins étrangers.

par la loi du 13 juillet 1972 (ou en ayant été exemptés) et espérant obtenir une autorisation de plein exercice[21]. Cependant, jusqu'au début des années 1980, peu de places sont vacantes pour ces médecins : la plupart sont occupées par les internes et les étudiants préparant le diplôme d'État français, alors nombreux en raison d'un *numerus clausus* élevé et d'un accès aux formations spécialisées peu régulé.

DES MÉDECINS CAPTIFS

Confrontés à un manque croissant de personnel médical, les hôpitaux publics sont conduits à recruter, sous couvert de formation, un grand nombre de médecins à diplôme extracommunautaire pour assurer le fonctionnement de leurs services à partir des années 1980. L'Académie nationale de médecine puis le ministère de la Santé ont tenté de mesurer l'ampleur de ces recrutements. D'après des recensements effectués entre 1993 et 1995, ce sont près de 8 000 médecins à diplôme extracommunautaire qui travaillent alors dans les hôpitaux publics[22]. Ces médecins sont plus particulièrement

---

21. À partir de 1975, plusieurs circulaires ont également précisé les conditions auxquelles les médecins à diplôme extracommunautaire pouvaient être recrutés comme aides-soignants ou infirmiers. Cela devait initialement permettre à ces médecins d'avoir une activité rémunérée en attendant d'obtenir une autorisation de plein exercice, tout en permettant aux hôpitaux de pourvoir des postes paramédicaux vacants.

22. D. RIGAUDIAT, *Les médecins en provenance d'un pays hors CEE dans l'hôpital public*, Paris, Fondation de l'Avenir, 1990. Leur effectif était probablement supérieur en raison des difficultés de recensement de ces médecins aux positions précaires et du fait que certains établissements ne déclaraient pas ceux qu'ils employaient pour ne pas afficher des situations d'illégalité auprès du ministère de la Santé. Les chiffres cités n'incluent pas non plus les médecins qui occupaient des postes non médicaux et étaient employés comme aides-soignants ou infirmiers.

concentrés dans les hôpitaux généraux situés dans des zones géographiques peu attractives, comme dans la grande couronne parisienne. D'après un rapport de la Sous-direction des professions de santé « sur les médecins étrangers, hors CEE et à l'hôpital public » de 1993, on comptait alors 2 900 médecins à diplôme extracommunautaire travaillant comme FFI dans les hôpitaux généraux et 400 dans les hôpitaux psychiatriques, contre 500 seulement dans les CHU[23].

Des hôpitaux sous contrainte

Les recrutements de médecins à diplôme extra-communautaire par les hôpitaux publics sont tout d'abord dus à la diminution du nombre de médecins en formation, consécutive à la baisse du *numerus clausus* et à la réforme des études médicales de 1982. Jusqu'à cette réforme, les hôpitaux généraux accueillaient de nombreux médecins en formation. En 1978, on comptait, pour 4 300 postes d'internes de CHU, 2 600 postes d'internes des régions sanitaires et 3 700 postes de FFI, ces derniers étant situés aux deux tiers dans les hôpitaux généraux[24]. C'était également dans les hôpitaux généraux que la place des internes et des FFI était la plus importante : en 1976, ils représentaient en équivalent temps plein 48 % des médecins travaillant dans ces hôpitaux, contre 31 % pour les CHU.

Or, parmi les internes des régions sanitaires et les FFI, beaucoup se destinaient à un exercice spécialisé. En concentrant la formation des spécialistes dans les CHU, la réforme des études médicales de 1982 a donc retiré aux hôpitaux généraux des spécialistes en formation dont ils manquent cruellement à partir du milieu des années 1980. Les CHU, d'abord épargnés par ces difficultés, subissent

---

23. CAC 19960368/144.
24. Note du Bureau des études et du Plan de la Direction générale de la santé (DGS), octobre 1978, archives privées.

quelques années plus tard les effets de la réduction progressive du nombre de places offertes au concours de l'internat : ce dernier diminue de 20 % entre 1985 et 1995, avec une baisse plus marquée pour les hôpitaux de la région parisienne et du Sud de la France.

La baisse du nombre de médecins en formation – futurs généralistes ou spécialistes – a des effets d'autant plus importants sur les hôpitaux que, dans le même temps, leurs besoins en praticiens s'accroissent. En effet, la généralisation de la médecine hospitalière à temps plein, consécutive à la réforme hospitalière et universitaire de 1958, se traduit par une intensification du travail soignant en milieu hospitalier[25]. De nombreux postes de praticiens hospitaliers sont créés. Cependant, non seulement ces créations de postes ne compensent pas entièrement la diminution du nombre de médecins en formation, mais les postes ainsi créés sont très difficiles à pourvoir, surtout dans les hôpitaux généraux. Le nombre de postes statutairement vacants, c'est-à-dire de postes budgétés mais non pourvus par des médecins ayant passé les concours hospitaliers, s'accroît. En 1985, une enquête de la Direction des hôpitaux fait apparaître 900 postes de médecins hospitaliers vacants (sur 6 900) dans les hôpitaux généraux. En 1989, on en compte 2 282 pour l'ensemble des hôpitaux publics, dont 1 766 pour les hôpitaux généraux.

Ces difficultés de recrutement sont également liées à la réforme des études médicales de 1982, qui a entraîné une forte diminution du nombre de médecins formés dans certaines spécialités, et donc une raréfaction des candidats aux postes hospitaliers. Mais elles sont dues, plus encore, à la dévalorisation des carrières hospitalières. En effet, la très grande majorité des postes de médecins créés dans les hôpitaux publics à partir de la fin des années 1970 le sont dans les hôpitaux généraux : entre 1978 et 1995, la part des médecins travaillant dans ces derniers passe de 30 % à 58 % de l'ensemble des praticiens hospitaliers à temps

---

25. C. Chevandier, *L'hôpital dans la France du xxᵉ siècle, op. cit.*

plein. La très grande majorité des postes créés sont donc des postes mono-appartenants, c'est-à-dire des postes exclusivement hospitaliers, et non des postes bi-appartenants, hospitaliers *et* universitaires. Or, non seulement les postes mono-appartenants sont moins prestigieux que les postes bi-appartenants, mais ils sont aussi moins bien rémunérés. De fait, la concurrence pour les postes de médecins bi-appartenants est plus grande, ce qui se traduit à la fois par des conditions de travail plus dures en début de carrière et par des perspectives professionnelles plus incertaines. Ces évolutions expliquent que pour beaucoup de jeunes médecins, l'exercice libéral puisse apparaître plus attractif que l'hôpital, tant du point de vue des revenus que de celui des conditions de travail. Significativement, c'est dans les spécialités les plus lucratives dans le secteur libéral (comme la radiologie, la chirurgie et l'anesthésie-réanimation) et dans les établissements situés dans les zones rurales ou dans les banlieues pauvres des grandes villes que les postes hospitaliers sont les plus difficiles à pourvoir.

Des médecins disposés à accepter des emplois astreignants

Face à ces difficultés de recrutement, les hôpitaux publics ont la possibilité réglementaire d'embaucher des médecins à diplôme extracommunautaire en réallouant les sommes budgétées pour les postes non pourvus d'interne ou de praticien hospitalier. La quasi-totalité des médecins ainsi recrutés sont employés comme FFI, attachés associés ou assistants associés, ces deux derniers statuts leur étant réservés[26]. Les assistants associés ont une

---

26. Ces statuts ont respectivement été créés en 1981 et en 1987. Le statut d'attaché associé a remplacé celui d'attaché à titre étranger. Le statut d'assistant associé, réservé aux hôpitaux généraux, a été créé à la suite d'une demande des représentants des hôpitaux généraux.

rémunération pratiquement identique à celle des assistants français et bénéficient de contrats de travail d'un à deux ans (renouvelables pour une durée maximale de quatre ans, portée à six ans en 1995). Les FFI et les attachés associés sont employés dans des conditions nettement moins avantageuses : ils touchent des rémunérations très inférieures à celles des internes et des attachés français[27], les FFI ne pouvant signer que des contrats de six mois, et les attachés associés étant rétribués à la vacation. Or, les médecins à diplôme extracommunautaire sont très majoritairement employés comme FFI ou attachés associés : d'après les recensements effectués par l'Académie nationale de médecine et le ministère chargé de la Santé, c'était le cas de plus des deux tiers d'entre eux en 1994-1995.

Les hôpitaux n'ont pourtant pas de mal à pourvoir ces postes. En effet, les candidats à ces emplois sont nombreux, en raison d'une politique de coopération universitaire visant à inciter les médecins issus des pays étrangers à venir compléter leur formation en France. Pour les États étrangers intéressés – principalement les États issus de l'ancien empire colonial français –, il s'agit de permettre à leurs diplômés d'acquérir des compétences spécialisées auxquelles ils ne peuvent pas les former eux-mêmes. Or, suite à la réforme des études médicales de 1982, leurs étudiants n'ont plus accès aux nouveaux diplômes de spécialité reconnus par l'État (les DES), que seuls peuvent préparer les étudiants ayant réussi successivement le concours de fin de première année de médecine puis le concours de l'internat. Ils sont

---

27. En 1994, les FFI touchaient une rémunération inférieure d'un tiers à celle des internes de première année (déjà moins bien payés que les internes des années supérieures), et trois fois moindre que celle d'un assistant associé. Toujours en 1994, les vacations effectuées par les attachés associés dans les hôpitaux généraux étaient rémunérées à hauteur de 221 francs, contre 250 à 293 francs pour les attachés français. On retrouve des écarts similaires pour la rémunération des gardes.

condamnés à s'inscrire à des *diplômes d'université* (DU). Mais ces diplômes non homologués par l'État, aux intitulés très variables d'une université à l'autre, n'offrent pas aux yeux des autorités universitaires des États étrangers des garanties suffisantes en matière de formation. C'est donc en vue de mieux organiser les formations complémentaires suivies en France par leurs diplômés que les dirigeants des facultés de médecine francophones des pays du Sud obtiennent, suite à des discussions nouées avec la Conférence des doyens des facultés de médecine françaises, la mise en place de cursus spécifiques. Calqués sur le modèle des DES réservés aux internes français, des *diplômes interuniversitaires de spécialité* (DIS) sont créés en 1985. Les étudiants d'origine extracommunautaire peuvent s'inscrire à ces formations, d'une durée de deux à trois ans, après avoir obtenu une *attestation d'études préparatoires de spécialité* (AEPS). À la demande des doyens de certaines facultés de médecine du Maghreb, un concours d'internat à titre étranger, très sélectif, est également mis en place en 1987. Comme pour les DIS, il est expressément indiqué que l'internat à titre étranger ne donne pas le droit d'exercer la médecine en France, *conformément au souhait des États étrangers*, qui veulent que les médecins dont ils ont assuré la formation initiale reviennent sur leur territoire après avoir acquis une spécialisation en France.

Au total, on compte, en 1992-1993, 15 500 étudiants étrangers inscrits à un diplôme de troisième cycle dans les facultés de médecine françaises. Ils proviennent principalement des pays du Maghreb, du Proche-Orient et d'Afrique francophone. Parmi eux, seules quelques centaines, ayant réussi le concours de fin de première année, préparent le diplôme d'État. Les autres se répartissent entre les formations homologuées qui leur sont réservées et les DU. Leur nombre est donc bien supérieur au nombre de postes qui leur sont proposés par les hôpitaux. Beaucoup doivent se contenter d'effectuer des stages hospitaliers non rémunérés[28]. La possibilité d'avoir des fonctions hospitalières rétribuées, même faiblement, constitue donc une perspective intéressante pour ces médecins, d'autant plus que beaucoup ne sont pas issus de familles aisées[29]. En raison des faibles perspectives professionnelles offertes dans leurs pays d'origine, dont certains sont de surcroît en proie à des troubles politiques (comme l'Algérie des années 1990), beaucoup cherchent à prolonger leur séjour en France en se faisant employer à l'hôpital, y compris comme aides-soignants ou infirmiers. Espérant obtenir un jour une autorisation de plein exercice, plusieurs milliers de ces médecins, s'inscrivant successivement à plusieurs diplômes et acquérant la confiance de leurs chefs de service et de leurs collègues, ont pu s'installer durablement en France, y fonder une famille et acquérir la nationalité française[30]. L'ancienneté de séjour s'accompagne ainsi de la constitution d'un capital de relations sociales à l'intérieur du champ médical qui permet de consolider une situation professionnelle restant toutefois marquée par des conditions de travail et des horaires particulièrement pénibles.

---

28. Une circulaire ministérielle de 1992 rappelle que les « étudiants inscrits en AFS ou AFSA [formations courtes réservées aux médecins à diplôme extracommunautaire créées en 1991] peuvent être pris [comme stagiaires à l'hôpital] en surnombre non rémunérés ». Lors d'une enquête conduite en 1990 au CHU de la Pitié-Salpêtrière, il a été relevé que sur les 400 étudiants étrangers qui y travaillaient, la moitié effectuait des stages non rémunérés (L. DENOUR, R. JUNKER, « Les médecins étrangers dans les hôpitaux français », *Revue européenne des migrations internationales*, vol. 11, n° 3, 1995, p. 145-166).

29. L. DENOUR, R. JUNKER, « Les médecins étrangers dans les hôpitaux français », art. cité.

30. En 1994, les deux tiers d'entre eux auraient acquis la nationalité française. D'après P. MALVY, « L'exercice en France des médecins étrangers (problèmes posés par l'application de la loi du 13 juillet 1972) », *Bulletin de l'Académie nationale de médecine*, vol. 178, n° 7, 1994, p. 1391-1404.

L'IRRUPTION DES « MÉDECINS ÉTRANGERS » SUR LA SCÈNE PUBLIQUE

À partir de la fin des années 1980, les recrutements de médecins à diplôme extracommunautaire commencent à susciter des critiques ouvertes au sein de la profession médicale. Elles émanent de ses fractions dominantes. Un syndicat de chirurgiens libéraux, le Collège national des chirurgiens français, se saisit le premier de cette question. En décembre 1988, il obtient que l'Académie nationale de médecine prononce un « vœu » sur la situation de la chirurgie française, selon lequel l'exercice de la chirurgie s'est dévalorisé, tant dans le secteur libéral que dans les hôpitaux publics[31]. Les recrutements de médecins à diplôme extracommunautaire seraient ainsi symptomatiques d'une dégradation des conditions d'exercice à l'hôpital et de l'affaiblissement du prestige de certaines spécialités, comme la chirurgie.

Les médecins qui dénoncent ces recrutements le font également au nom de la santé publique, en mettant en doute les compétences des médecins à diplôme extracommunautaire. Toujours dans le même vœu, l'Académie de médecine s'inquiète de ce que les postes vacants à l'hôpital puissent être « parfois occupés depuis plusieurs années par des chirurgiens étrangers qui ne sont ni qualifiés, ni qualifiables en France ». En 1989, c'est au tour de la CSMF et de l'Association nationale des étudiants en médecine de France de défendre l'idée qu'« il ne faut pas laisser entrer dans les hôpitaux une main-d'œuvre étrangère, sous-qualifiée et sous-payée[32] ». Pour ces organisations, le problème posé par les recrutements de médecins à diplôme extracommunautaire se pose en des termes différents que pour les chirurgiens : s'ils sont si

---

31. A. Sicard, « Sur la situation actuelle de la chirurgie française », *Bulletin de l'Académie nationale de médecine*, vol. 172, n° 9, 1988, p. 1273-1274.
32. *Le Médecin de France*, 17 novembre 1989.

nombreux à être recrutés, c'est précisément parce que nombreux sont les jeunes diplômés français à ne plus vouloir faire carrière à l'hôpital et à faire le choix d'un exercice libéral. La dévalorisation des carrières hospitalières aurait donc pour effet d'accentuer la concurrence dans le secteur libéral et d'alimenter une « pléthore » que la diminution du *numerus clausus* engagée depuis la fin des années 1970 devait justement limiter.

De leur côté, les pouvoirs publics commencent à s'intéresser de plus près à la question des médecins à diplôme extracommunautaire. En effet, les recrutements de ces praticiens vont à l'encontre de la politique gouvernementale menée en matière de démographie médicale depuis la fin des années 1970 et du souci affiché de maîtriser l'évolution des dépenses de santé.

Dissuader la venue en France des médecins à diplôme extracommunautaire

Les pouvoirs publics tentent d'abord de réduire le nombre de médecins venant poursuivre des études en France et de réduire la durée de leur séjour sur le territoire. L'adoption de mesures en ce sens est facilitée par les critiques dont les DIS font l'objet de la part des facultés de médecine francophones des pays du Sud. Elles leur reprochent en effet de ne pas avoir la même durée que les DES réservés aux étudiants ayant fait l'ensemble de leurs études de médecine en France ou que les diplômes de spécialité (les CES) auxquels les étudiants étrangers pouvaient s'inscrire avant la réforme des études médicales de 1982 ; en outre, les étudiants inscrits en DIS n'ont pas la garantie, contrairement aux internes préparant un DES, d'avoir des responsabilités hospitalières rémunérées. Les seuls postes auxquels ils peuvent prétendre sont des postes de FFI, c'est-à-dire des postes non pourvus par les internes français. Perçus comme des diplômes de seconde catégorie, les DIS acquièrent ainsi une très mauvaise réputation auprès des États étrangers, certains allant jusqu'à refuser de les reconnaître. Quant aux doyens des facultés de médecine françaises, ils estiment également que les « flux » d'étudiants inscrits à ces diplômes sont « anarchiques et souvent trop massifs[33] » pour leur garantir une formation de qualité. Face à ces critiques, l'AEPS finit par être supprimée en 1991 et la durée des DIS est alignée sur celle des DES correspondants. Les étudiants inscrits en DIS ont désormais droit, durant toute leur formation, à des postes de FFI rémunérés. En contrepartie, le nombre de places en DIS est contingenté, et elles ne sont plus accessibles que par concours.

Cette réforme permet de réduire fortement les inscriptions en DIS : fixé à 592 en 1992 (probablement pour compenser l'absence d'inscriptions en première année de DIS en 1991), le nombre de postes offerts au concours passe à 339 en 1993 et à 300 en 1994, puis oscille entre 200 et 260 les années suivantes, 93 % des postes étant pourvus en moyenne[34]. Néanmoins, les DIS restent sévèrement critiqués par les autorités universitaires étrangères, les étudiants inscrits en DIS continuant à choisir leurs stages hospitaliers semestriels après les internes. Plusieurs États continuent ainsi à refuser de reconnaître les DIS, comme l'Algérie. L'affaire est jugée d'autant plus ennuyeuse que les étudiants originaires des pays ayant refusé de reconnaître les DIS sont nombreux à avoir passé et réussi le concours. La non-reconnaissance des DIS par certains États a ainsi pour résultat que des étudiants étrangers sont admis à se former à une spécialité qu'ils ne pourront pas exercer dans leur propre pays. Ce constat conduit les pouvoirs publics à supprimer les DIS

---

33. Compte rendu de réunion de la Conférence des doyens, archives privées, 3 juillet 1990.

34. Source : ministère de l'Éducation nationale, cité par F. GALABRU, *La médecine en France. Quelle place aux médecins à diplôme étranger non européen ?*, Paris, Centre des hautes études sur l'Afrique et l'Asie modernes, 2000, p. IX.

en 2000. Le concours d'internat à titre étranger, que ne réussissaient que sept à huit candidats par an, est réformé, de manière à pouvoir accueillir une centaine de lauréats chaque année. Là encore cette réforme, qui permet au jury du concours de fixer la barre d'admission sans référence au concours d'internat français et qui maintient des règles de choix des stages hospitaliers discriminantes pour les internes à titre étranger par rapport aux internes français, est critiquée par certains doyens étrangers. Il n'en reste pas moins que ces réformes successives ont eu pour effet de réduire considérablement le nombre de médecins d'origine extracommunautaire venus suivre une formation spécialisée *longue* en France.

Dans le même temps, les pouvoirs publics et les autorités hospitalo-universitaires françaises s'efforcent de promouvoir des formations spécialisées *courtes*. Ils espèrent en effet que les médecins suivant ces formations pourront moins facilement prolonger leur séjour en France. Pour la Conférence des doyens, ces formations constitueraient ainsi « une bonne solution, ayant l'intérêt de toucher davantage de médecins étrangers et représentant une formule méritant d'être développée, d'autant que ne débouchant pas sur un diplôme français, elle ne risque pas d'augmenter le risque d'installation en France par le biais d'une naturalisation secondaire[35] ». C'est ainsi qu'au moment même où l'accès au DIS est contingenté, un arrêté ministériel crée les attestations de formation spécialisée (AFS) et les attestations de formation spécialisée approfondie (AFSA). La durée des AFS est d'un an à deux ans et celle des AFSA est de six mois ou un an, soit une durée bien inférieure à celle des DIS (quatre à cinq ans). La diminution du nombre de postes offerts au concours réservant l'accès au DIS s'accompagne ainsi d'une hausse du nombre d'étudiants étrangers inscrits en AFS et AFSA. En 1999, d'après une enquête conduite par la Direction

35. Compte rendu de réunion de la Conférence des doyens, archives privées, 5 décembre 1989.

de la population et des migrations, on comptait au moins
3 000 étudiants inscrits en AFS et en AFSA accomplissant
des stages dans les hôpitaux français, tandis que le nombre
d'étudiants inscrits en DIS dépassait sans doute à peine
le millier[36].

Malgré ces mesures, les médecins à diplôme
extracommunautaire restent nombreux à venir en France
pour y suivre une formation de troisième cycle. En 2001-
2002, on comptait encore 10 150 étudiants étrangers
inscrits dans un diplôme de troisième cycle en médecine,
dont 1 000 seulement, ayant passé le concours de fin de
première année, préparaient le diplôme d'État de docteur en
médecine. En effet, rien n'empêche un médecin à diplôme
extracommunautaire de préparer successivement plusieurs
diplômes homologués par l'État (DIS, AFS, AFSA) ou plusieurs
diplômes d'université. Ces derniers représentent encore la
majorité des inscriptions d'étudiants étrangers en troisième
cycle de médecine, alors que la création des DIS, des AFS
et des AFSA visait à dissuader les étudiants étrangers de
s'inscrire à un diplôme d'université en leur proposant des
formations reconnues, en principe, par leurs pays d'origine.

Les réformes des cursus destinés aux médecins d'origine
extracommunautaire s'accompagnent donc de *mesures
complémentaires, plus indirectes, destinées à les dissuader
de venir en France* dans le cas où ils auraient espéré pouvoir
s'y installer ou y prolonger leur séjour. Les pouvoirs publics
tentent ainsi de durcir les conditions d'embauche des FFI et
des attachés associés. En 1987, une circulaire indique que
les postes de FFI ou d'attachés associés ne peuvent être
proposés à des étudiants ou à des médecins étrangers que
pendant une durée égale à celle de leur formation allongée

---

36. Les étudiants inscrits en AFS et en AFSA étaient certainement
plus nombreux à cette date, plusieurs DRASS et CHU n'ayant pas
répondu à l'enquête de la Direction de la population et des migrations
(voir F. GALABRU, *La médecine en France*, *op. cit.*, p. 24-25).

d'un an[37]. La même année, un arrêté interdit également aux hôpitaux de recruter des médecins préparant une attestation d'études préparatoires de spécialité. Les années suivantes, d'autres circulaires précisent que les autorisations provisoires de travail délivrées aux internes à titre étranger, aux FFI et aux attachés associés ne peuvent « être renouvelées que pour une durée maximum de cinq ans[38] ». Enfin, en 1991, un décret interdit aux hôpitaux d'employer des FFI étrangers qui ne prépareraient pas un diplôme homologué par l'État à compter du 1er janvier 1994. Le ministère des Affaires sociales tente même de rendre les emplois réservés aux médecins à diplôme extracommunautaire moins attractifs : en 1989, un arrêté réduit de moitié le montant de l'indemnité de garde versée aux attachés associés.

Toutefois, les pouvoirs publics n'ont pas réussi à faire appliquer ces mesures. En effet, les responsables hospitaliers locaux cherchent avant tout à assurer le fonctionnement de leurs services et à maintenir des conditions de travail acceptables pour les médecins titulaires. Ils s'opposent également à ce que le niveau de rémunération des médecins à diplôme extracommunautaire, déjà faible, soit abaissé davantage. Les mesures visant à durcir les conditions d'embauche des FFI étrangers ou à réduire la rémunération des gardes des attachés associés ont ainsi fait « l'objet de contestations importantes de la part des syndicats de PH [praticiens hospitaliers[39]] ». En effet, ces derniers délèguent aux médecins à diplôme extracommunautaire une partie importante du « sale boulot » hospitalier, comme les gardes et les urgences. D'après une enquête conduite par le ministère chargé de la Santé en 1994-1995, les médecins d'origine extracommunautaire accomplissent alors 6,1 nuitées de

---

37. Circulaire DPM n° 463 du 1er juin 1987.

38. Circulaires DPM n° 196 du 25 mars 1988 et n° 91-10 du 8 août 1991.

39. M. Amiel, *Commission PAC (praticien adjoint contractuel)*, rapport pour le secrétaire d'État à la Santé, 1998, non paginé.

garde par mois en moyenne, contre 3,8 pour les médecins français ou européens[40]. Compte tenu de la précarité de leur statut et de la faiblesse de leurs revenus, la grande majorité des médecins à diplôme extracommunautaire doit accepter les postes délaissés par les internes et les médecins français et effectuer les tâches que ceux-ci rechignent le plus à accomplir. Cela explique qu'en dépit des statuts de FFI et d'attaché associé, selon lesquels ces derniers doivent travailler « sous la responsabilité directe » de leur chef de service ou de l'un de ses collaborateurs, les médecins à diplôme extracommunautaire bénéficient généralement d'une grande autonomie dans leur travail, comme l'a reconnu un rapport officiel en 1997 :

> [Ces] médecins occupent des responsabilités cliniques « de fait » qui les mettent en position d'équivalence avec des médecins français, en particulier pour assurer les parties les plus contraignantes de ces métiers que représentent les gardes et les urgences[41].

L'échec d'une « intégration *larga manu* » : la loi du 4 février 1995

À partir du début des années 1990, la multiplication des critiques portant sur les recrutements de médecins « étrangers » dans les hôpitaux publiées par la presse médicale fait craindre aux gouvernants une forte médiatisation du problème. Les doutes émis sur les compétences des médecins « étrangers » alors même qu'ils sont autorisés à travailler dans les hôpitaux publics et les conditions dans lesquelles ils sont employés pourraient donner prise à des

---

40. M. Coldefy, « 7 500 médecins à diplôme non européen dans les hôpitaux français en 1995 », *Solidarité et santé*, n° 1, 1999, p. 49-54.
41. M. Amiel, *Commission PAC (praticien adjoint contractuel)*, *op. cit.*

critiques sur la politique du gouvernement en matière de santé publique et à des « accusations de xénophobie[42] ». Enfin, la situation de ces médecins est vue comme un « problème humain[43] », leurs conditions de rémunération et de statut ne rendant pas justice à l'importance des services qu'ils rendent aux hôpitaux. Ces différentes raisons conduisent Simone Veil à se saisir de la question des médecins à diplôme extracommunautaire dès sa nomination comme ministre des Affaires sociales, de la Santé et de la Ville en mars 1993. Toutefois, le double souci de ne pas prendre des mesures allant à l'encontre de l'objectif affiché de maîtrise des dépenses de santé et de ne pas trop heurter la profession médicale a abouti à une loi qui, contrairement à l'intention première de ses initiateurs, a eu pour effet de rendre *plus visibles* les discriminations subies par ces médecins en matière d'exercice.

La question des médecins à diplôme extracommunautaire est inscrite à l'ordre du jour du gouvernement dans un contexte budgétaire difficile. La récession économique de 1993 se traduit par une aggravation brutale du déficit de l'assurance maladie, ce dernier atteignant 27,6 milliards de francs contre 4,1 milliards l'année précédente. Entre mai et août 1993, le gouvernement prend de nombreuses mesures visant à réduire les dépenses publiques en matière d'assurance maladie. Mais s'il réussit à limiter l'accroissement des déficits, il ne parvient pas à les réduire.

Dans un tel contexte, le ministère des Affaires sociales considère que si la situation des médecins non originaires

---

42. Note d'un membre du cabinet de la ministre des Affaires sociales, 8 septembre 1993, CAC 19960368/139. Le journal d'extrême droite *National Hebdo* est l'un des premiers à s'intéresser à la question des médecins à diplôme extracommunautaire. À la suite du « vœu » de l'Académie nationale de médecine sur la situation de la chirurgie française, il consacre deux pages entières aux « "médecins" étrangers sans diplôme dans les hôpitaux » (*National Hebdo*, 8 mars 1989).

43. *Ibid.*

de la CEE doit être améliorée, cela doit se faire à un coût modéré pour l'assurance maladie. L'octroi d'autorisations de plein exercice est exclu d'emblée :

> Ces mesures auraient une incidence financière non négligeable : outre le risque qu'il y aurait à augmenter le nombre de médecins pouvant s'installer en libéral, l'intégration possible dans le statut hospitalier de droit commun de collaborateurs médicaux dont les rémunérations actuelles [...] sont médiocres aurait comme conséquence directe une augmentation des dépenses des hôpitaux[44].

En décembre 1993, le ministre des Affaires sociales retient donc le projet de créer un « corps d'intégration », c'est-à-dire un *statut spécifique pour les médecins à diplôme extracommunautaire*. Les bénéficiaires de ce statut seront recrutés sur une base contractuelle et toucheront une rémunération inférieure à celle des praticiens hospitaliers. Par ailleurs, *ils n'auront pas le droit d'exercer en dehors de l'hôpital*. Ces particularités sont justifiées par le fait que l'accès à ce statut sera peu sélectif, pour permettre au plus grand nombre d'en bénéficier. C'est donc une « intégration *larga manu*[45] » qui est envisagée, le ministère des Affaires sociales estimant qu'elle pourra concerner 8 500 médecins.

Cependant, lorsque le projet de loi est déposé auprès du Parlement à l'automne 1994, il soulève de vives critiques au sein de la profession médicale. Arguant du fait que les médecins à diplôme extracommunautaire n'auraient pas tous des compétences suffisantes, les syndicats de médecins hospitaliers, d'internes et de chefs de clinique exigent que contrairement à l'intention initiale du ministère des Affaires sociales, les bénéficiaires du futur statut passent

---

44. Note de la Direction générale de la santé, de la Direction des hôpitaux et de la Direction des populations et migrations, automne 1993, CAC 19960368/139.
45. Note manuscrite d'un agent de la Direction des hôpitaux, 1995, *ibid.*

des épreuves fortement sélectives. En outre, les pouvoirs publics affichent alors, de concert avec les syndicats de médecins libéraux, une forte volonté de lutter contre la « pléthore médicale », notamment par le maintien du *numerus clausus* à un niveau très bas. Dans ce contexte, offrir un statut stable à un grand nombre de médecins à diplôme extracommunautaire est présenté comme une injustice vis-à-vis des étudiants en médecine ayant échoué au concours de fin de première année. En janvier 1995, un urologue parisien, président de l'Association amicale des internes et anciens internes des hôpitaux de Paris, explique dans une tribune publiée dans *Le Figaro* :

> Cette mesure qui vise à titulariser 5 à 7 000 médecins en légiférant, contourne totalement le principe maintes fois répété du *numerus clausus* des étudiants en médecine, en vigueur en France depuis de nombreuses années.
> Seulement 10 % d'entre eux sont admis en deuxième année et les épreuves des concours d'internat de spécialité admettent moins d'un candidat sur deux, dans un paysage médical déjà surpeuplé.
> Par cette loi, il deviendra plus facile à un médecin originaire de Madagascar, titulaire d'un diplôme obtenu en Russie après trois années d'exercice en qualité de faisant fonction de résident ou d'interne, de se voir attribuer des fonctions hospitalières de spécialiste, tandis que l'étudiant en médecine, recalé en première année, sera déclaré définitivement indésirable en faculté de médecine[46].

Ces critiques sont relayées par les médias généralistes. Elles ont parfois une teneur ouvertement xénophobe, les « médecins étrangers », comme on les appelle, étant stigmatisés *dans leur ensemble*, au nom de leur incompétence supposée et de leur non-maîtrise de la langue française. Plusieurs journaux rapportent des récits d'interventions chirurgicales ayant mal tourné et des témoignages ou

---

46. *Le Figaro*, 5 janvier 1995.

suspicions de trafics de diplôme. Certaines anecdotes sont ainsi présentées comme emblématiques du « problème », comme l'histoire d'« Hamid [...], peintre en bâtiment, [...] qui a pu exercer durant cinq ans la fonction de FFI à l'hôpital d'Oyonnax, et [qui] y serait encore si son épouse ne venait pas de le dénoncer[47] ».

L'emploi de ces stéréotypes xénophobes reste cantonné aux journaux s'adressant à un lectorat conservateur ou d'extrême droite. On ne les retrouve pas dans les débats parlementaires. Toutefois, en raison de l'opposition de plusieurs députés de la majorité, qui reprennent les critiques formulées par la profession médicale, le gouvernement doit recourir à la procédure du vote bloqué pour faire adopter le texte. La loi est finalement promulguée le 4 février 1995. Elle est ensuite complétée, en mai 1995, par divers décrets et arrêtés précisant le statut des « praticiens adjoints contractuels » (PAC) et définissant la nature des épreuves permettant d'y accéder.

Concernant le statut lui-même, les dispositions adoptées sont conformes aux intentions initiales du gouvernement. Les PAC ne bénéficient pas d'une autorisation de plein exercice, mais d'une autorisation *restreinte au secteur hospitalier*. Ils ne pourront donc pas exercer dans le secteur libéral, jugé encombré par les syndicats de médecins libéraux. En outre, cette autorisation d'exercice n'est valable que pour la durée de leur contrat (renouvelable), fixée à trois ans. De manière significative, la loi prévoit que ces médecins ayant une autorisation d'exercer *partielle et temporaire* soient inscrits sous une « rubrique spécifique » au tableau de l'Ordre des médecins. Enfin, leur rémunération en début de carrière est inférieure de moitié à celle des praticiens hospitaliers titulaires, et la progression des revenus en cours de carrière est particulièrement lente.

---

47. *Le Figaro Magazine*, 29 octobre 1993. Le cas d'Hamid (dont nous occultons ici le nom) a été mentionné pour la première fois par l'hebdomadaire d'extrême droite *Minute* en septembre 1993.

En revanche, les épreuves à passer pour devenir PAC et les conditions requises pour s'y inscrire sont nettement plus sélectives que le gouvernement ne le souhaitait. Ainsi, d'après une étude effectuée par l'Assistance publique - Hôpitaux de Paris auprès de son personnel en 1995, « sur les 1 750 [médecins à diplôme extracommunautaire] recensés en mai, moins de 30 % remplissent *a priori* les conditions pour se présenter aux épreuves nationales d'aptitude[48] ». De fait, ce sont à peine 4 000 candidats qui sont reçus à l'issue des quatre sessions organisées entre 1996 et 1999, et non 8 500 comme l'espérait initialement le ministère des Affaires sociales. Autrement dit, plus de la moitié des médecins à diplôme extracommunautaire recensés dans les hôpitaux au moment de la promulgation de la loi n'ont pas pu accéder au statut de PAC. Confrontés à l'accusation, portée par plusieurs porte-parole de la profession médicale selon laquelle ils risqueraient, en accordant ce statut de manière trop large, de permettre à des médecins aux compétences insuffisantes de continuer à exercer dans les hôpitaux français, les pouvoirs publics ont dû renoncer à une intégration large des médecins à diplôme extracommunautaire. Les stéréotypes xénophobes diffusés sur ces médecins ont ainsi fortement contraint l'action des pouvoirs publics :

Il y a le fait qu'à l'évidence, le choix du gouvernement a été de ne pas donner [le statut de PAC] automatiquement à tout le monde. Bon. Et de ne pas le donner automatiquement à tout le monde parce qu'il était de notoriété publique – vrai ou faux, mais c'est ce qui était vécu – que ces médecins qui venaient des quatre coins du monde, ou en tous les cas d'endroits très divers, avaient des formations très différentes, et qu'il y avait à boire et à manger ! Et là-dessus on pointait du doigt ceux qui avaient été formés en telle et telle partie du monde, [en disant] qu'ils n'avaient pas une formation suffisante[49].

---

48. *Le Monde*, 26 octobre 1995.
49. Entretien avec un ancien haut fonctionnaire de la Direction générale de la santé, 10 novembre 2004.

Or, les hôpitaux ont toujours besoin des médecins à diplôme extracommunautaire pour le bon fonctionnement de leurs services, qu'ils aient réussi ou non à devenir PAC. Cela explique qu'ils continuent à employer de très nombreux médecins à diplôme extracommunautaire sous les statuts préexistants, y compris lorsqu'ils ne préparent pas des diplômes homologués par l'État, ce que la loi interdit à compter du 1er janvier 1996. Certes, les pouvoirs publics auraient pu arguer de ces illégalités pour imposer la fermeture des services concernés. Pour les agents du ministère de la Santé, l'existence de nombreuses « petites structures hospitalières », dotées de leurs propres services d'urgence et de chirurgie, est la « racine du mal[50] » : la transformation de ces hôpitaux peu attractifs auprès des médecins français en « structures médico-sociales », c'est-à-dire en établissements de long séjour peu médicalisés, est considérée comme la seule solution à même de mettre fin aux recrutements des médecins à diplôme extracommunautaire dans les hôpitaux publics. Cependant, bien qu'une telle solution soit également avancée par les fractions dominantes du champ médical – médecins hospitalo-universitaires parisiens et chirurgiens, notamment –, le ministère de la Santé n'ignore pas que ces mesures dites de « restructuration » se heurtent à des obstacles politiques importants au niveau local, et donc qu'elles ne peuvent pas constituer une solution de court terme pour mettre fin aux problèmes de recrutement des hôpitaux. D'où l'adoption, par les pouvoirs publics, d'une ligne pragmatique consistant à fermer les yeux sur les recrutements illégaux[51].

---

50. D'après une note de la Sous-direction des professions de santé, 24 juin 1993, CAC 19960368/139.
51. En 1997 et 1998, deux circulaires autorisent temporairement les hôpitaux à employer des médecins à diplôme extracommunautaire ne préparant pas un diplôme homologué par l'État.

Le tournant des régularisations

Bien que présentée par les pouvoirs publics comme une avancée pour les médecins à diplôme extracommunautaire, la loi du 4 février 1995 et ses textes d'application suscitent de multiples critiques. Dès 1994, certains médecins, souvent issus des fractions dominées de la médecine hospitalière, s'étaient élevés contre les discours des porte-parole dominants de la profession médicale, en dénonçant la présomption d'incompétence dont faisaient l'objet les « médecins étrangers ». Le chef d'un service de psychiatrie d'un hôpital de la région parisienne écrivait ainsi, à propos d'un nouveau rapport de l'Académie nationale de médecine consacré aux médecins « étrangers non qualifiés » exerçant dans les hôpitaux[52] :

> Une fois de plus, l'amalgame est fait entre les médecins étrangers travaillant en grand nombre dans les hôpitaux publics et leur manque de qualification professionnelle. [Les médecins des hôpitaux] chaque jour peuvent témoigner de leurs qualités et, comme pour tous les autres médecins, de leurs éventuelles insuffisances[53].

En outre, les mêmes médecins qui avaient réclamé que les praticiens à diplôme extracommunautaire souhaitant continuer à exercer soient soumis à un examen rigoureux critiquent, très tôt, le statut de PAC. En effet, l'existence d'une catégorie de praticiens n'ayant pas le droit d'exercer en dehors de l'hôpital risque à leurs yeux de dévaloriser les hôpitaux publics, car cela pourrait laisser « entendre que

---

52. M. MERCADIER, « Étrangers non qualifiés exerçant en anesthésie-réanimation, chirurgie et gynécologie-obstétrique dans les hôpitaux généraux », *Bulletin de l'Académie nationale de médecine*, vol. 178, n° 4, 1994, p. 701-705.
53. G. FERRAND, « Des boucs émissaires », *Le Monde*, 18 mai 1994.

l'hôpital est moins exigeant que le secteur libéral[54] ». Les organisations de jeunes médecins craignent également que la possibilité pour les hôpitaux de créer des postes de PAC ne réduise leurs chances d'être recrutés comme praticien hospitalier dans les hôpitaux universitaires : soumis à de fortes contraintes budgétaires, ces derniers pourraient être tentés de recruter des PAC plutôt que des praticiens hospitaliers, plus coûteux. Les porte-parole des jeunes médecins, des médecins hospitaliers et des médecins hospitalo-universitaires demandent donc que les médecins à diplôme extracommunautaire puissent bénéficier de la plénitude d'exercice au même titre que les médecins ayant le diplôme d'État français – ce qui signifie qu'ils pourraient concourir à des postes de praticien hospitalier ou exercer dans le secteur libéral, *à condition toutefois de subir un examen rigoureux*. La redéfinition du problème de la démographie médicale à partir du milieu des années 1990 favorise cette évolution, la crainte de la pléthore médicale faisant place à celle de la pénurie.

Or, au même moment, les médecins à diplôme extra-communautaire commencent à s'organiser. Plusieurs associations sont fondées, dont les dirigeants expriment publiquement les discriminations dont eux-mêmes et leurs homologues font l'objet[55]. À partir d'avril 1995, ils sont cités à plusieurs reprises par le journal *Le Monde*, qui dénonce le caractère discriminatoire de la loi du 4 février 1995 et de ses textes d'application. En octobre 1995, le Comité des médecins à diplôme étranger et l'Association des attachés associés organisent, pour la première fois, deux journées de grève. Ces mêmes organisations tentent également des recours juridiques visant à faire annuler les textes d'application de la loi du 4 février 1995, tout

---

54. A. HAERTIG, « La titularisation des médecins étrangers », *Le Figaro*, 5 janvier 1995.

55. C. WOLMARK, « Médecins étrangers : sortir de l'invisibilité », *Plein droit*, n° 92, 2012, p. 36-40.

d'abord auprès du Conseil d'État puis, après l'échec de cette première démarche, auprès de la Cour européenne des droits de l'homme. Surtout, les médecins à diplôme extracommunautaire reçoivent le soutien de plusieurs associations de médecins humanitaires et d'organisations de défense des droits des étrangers et des droits de l'homme, comme Médecins du Monde, Médecins sans frontières, le Groupe d'information et de soutien des immigrés (Gisti), la Cimade ou la Ligue des droits de l'homme. Mettant en regard l'importance des services rendus par les médecins à diplôme extracommunautaire dans les hôpitaux publics avec les conditions dans lesquelles ils sont employés, ces organisations constituent un relais puissant pour sensibiliser les journaux et les pouvoirs publics à leur cause. En février 1998, elles créent une « Commission pour l'égalité des droits de tous les médecins exerçant en France ». Leur action aboutit à la tenue, en novembre 1998, d'un colloque à l'Assemblée nationale « pour l'égalité de l'exercice de la médecine en France » dans le but de sensibiliser les gouvernants à cette question.

Les élections législatives de 1997, qui aboutissent à la victoire surprise des partis de gauche, favorisent la réinscription du problème des médecins à diplôme extracommunautaire sur l'agenda gouvernemental. En effet, le nouveau gouvernement fait de la lutte contre les discriminations touchant les étrangers une priorité politique[56]. Le rapport du Haut Conseil à l'intégration remis au Premier ministre en décembre 1998, intitulé *Lutte contre les discriminations : faire respecter le principe d'égalité*, est le premier rapport officiel à être consacré expressément à cette question.

De manière stratégique, les organisations regroupées au sein de la Commission pour l'égalité des droits de tous les médecins exerçant en France recourent largement

---

56. D. FASSIN, « L'invention française des discriminations », *Revue française de science politique*, vol. 52, n° 4, 2002, p. 403-423.

au motif des discriminations. Peu après sa nomination comme secrétaire d'État à la Santé, Bernard Kouchner se saisit de cette question. En juillet 1997, il promulgue un décret assouplissant les conditions requises pour passer les épreuves de PAC, conformément à ce qu'avait proposé un rapport commandé par le gouvernement précédent. Toutefois, il entend apporter une réponse plus large au problème et obtenir qu'une grande partie des médecins à diplôme extracommunautaire travaillant dans les hôpitaux se voie attribuer des autorisations *de plein exercice*.

L'acceptabilité politique d'une telle mesure supposait que dans le même temps, le *numerus clausus* de médecine soit desserré : il ne fallait pas que les médecins « étrangers » apparaissent comme prenant des places normalement destinées aux « Français ». Or, rompant avec leur politique antérieure, qui a consisté, nous l'avons vu, à réduire puis à maintenir le *numerus clausus* à un niveau très bas, les pouvoirs publics le relèvent significativement à partir de 1998. Ce changement de politique en matière de démographie médicale facilite l'adoption d'importantes mesures de régularisation à destination des médecins à diplôme extracommunautaire. Tout d'abord, le quota des autorisations individuelles d'exercice est fortement augmenté : alors qu'il était de 75 en 1997, il est fixé à 400 en décembre 1998 et à 300 l'année suivante. Par ailleurs, en juin 1999, un décret autorise les PAC à passer le concours de praticien hospitalier et supprime la condition de nationalité jusque-là requise pour passer le concours. Cela revient donc à accorder aux PAC qui auront réussi le concours de praticien hospitalier une autorisation de plein exercice. 872 le réussissent dès l'année 2000.

Toutefois, la réforme la plus importante porte sur le régime des autorisations d'exercice, profondément remanié par l'article 60 de la loi dite « CMU » du 27 juillet 1999. En premier lieu, l'organisation des épreuves de PAC, dont les dernières devaient avoir lieu en 1999, est prolongée de deux ans. En second lieu, les PAC sont désormais inscrits au tableau général de l'Ordre des médecins (et non plus dans une rubrique à part) et leur statut est amélioré[57]. Ils peuvent, au bout de trois années d'exercice sous ce statut ou de six années de fonctions hospitalières, obtenir de droit une autorisation de plein exercice et ce, *hors quota*. En troisième lieu, les médecins qui avaient réussi les épreuves nationales d'aptitude prévues par loi du 13 juillet 1972, mais qui n'avaient pas obtenu une autorisation de plein exercice ou réussi le concours de PAC, peuvent obtenir, *toujours hors quota*, une autorisation de plein exercice s'ils ont travaillé pendant au moins six ans à l'hôpital. Enfin, en dernier lieu, une commission dite « des dix ans » est instituée pour examiner au cas par cas les dossiers des médecins exerçant depuis au moins dix ans dans les hôpitaux français, mais ayant échoué aux épreuves d'aptitude prévues par loi du 13 juillet 1972[58].

Au total, d'après une note établie par la Direction de l'hospitalisation et de l'organisation des soins (DHOS) en 2006, 4 236 PAC ont obtenu une autorisation de plein exercice ; environ 2 600 ont été accordées hors quota à des médecins qui avaient réussi les épreuves d'aptitude, et 153 autres ont été délivrées par la Commission des dix ans. Ce sont donc au total près de 8 000 médecins à diplôme extracommunautaire qui ont, en l'espace de quelques

---

57. Les autorisations d'exercice attribuées aux PAC sont désormais définitives, et non plus provisoires. Leurs droits syndicaux sont reconnus et divers autres droits sociaux, renforcés. Leurs rémunérations sont, en revanche, peu modifiées.

58. Une loi promulguée le 17 janvier 2002 a élargi le droit de saisine de cette commission aux médecins ayant échoué au concours de PAC. En 2001, un arrêt de la Cour de justice européenne a également reconnu aux médecins à diplôme extracommunautaire le droit de demander une autorisation d'exercer sur la base de l'expérience acquise, sans que cela nécessite de passer un examen. Ce principe a été repris la même année dans une directive européenne, transposée en droit français en 2004. Cela a permis à 96 médecins d'obtenir la plénitude d'exercice en France entre 2002 et 2005.

années, obtenu la plénitude d'exercice en France, soit près de quatre fois plus qu'entre 1975 et 1998.

Toutefois, la loi du 27 juillet 1999, en régularisant la situation des médecins travaillant *déjà* dans les hôpitaux français, cherche également à mieux organiser les recrutements futurs de médecins à diplôme extracommunautaire et à les limiter. Elle prévoit ainsi la mise en place d'une nouvelle procédure d'autorisation d'exercice, tout en interdisant, comme la loi du 4 février 1995, le recrutement par les hôpitaux de médecins ne préparant pas un diplôme homologué par l'État, à l'exception des réfugiés, apatrides ou demandeurs d'asile. Cependant, en raison du retard pris par la mise en place de cette nouvelle procédure puis de son incapacité à faire face aux besoins des hôpitaux[59], *ces derniers continuent à recruter des médecins à diplôme extracommunautaire sous des statuts précaires*, même s'ils ne préparent pas des diplômes homologués par l'État. En effet, la majeure partie des postes de praticiens hospitaliers créés suite à l'adoption des nouvelles normes en matière d'encadrement médical et de temps de travail n'est pas pourvue. 8 300 postes sont recensés comme statutairement vacants en 2005, soit pratiquement un poste de praticien hospitalier sur cinq[60]. Six ans après la promulgation de la loi de 1999, une enquête conduite par la Direction de l'hospitalisation et de l'organisation des soins, à laquelle 76 % des établissements interrogés ont répondu, recense plus de 6 700 médecins employés sous des statuts de FFI, d'attaché associé ou

---

59. La nouvelle procédure d'autorisation a été mise en place en 2004 seulement. Les candidats à une autorisation de plein exercice doivent passer un concours comportant un nombre de places prédéterminé par spécialité, puis travailler au moins trois ans à l'hôpital avant d'être soumis de nouveau à une évaluation. Au total, 200 médecins sont accueillis chaque année dans ce cadre à partir de 2005.

60. Y. Berland, *Mission « Démographie médicale hospitalière »*, *op. cit.*, p. 57.

d'assistant associé. Au milieu des années 2000, la situation préexistant à la loi du 4 février 1995 s'est donc reconstituée. Malgré de nouvelles mesures de régularisation à partir de 2006, le nombre de médecins à diplôme extracommunautaire travaillant sous des statuts précaires dans les hôpitaux reste stable : les pouvoirs publics en comptent toujours 7 000 en 2011[61].

Quant aux médecins à diplôme extracommunautaire ayant une autorisation de plein exercice, ils continuent à occuper très majoritairement des emplois salariés (voir tableau 7.1). De même, les médecins roumains qui sont venus exercer en France suite à l'adhésion de leur pays à l'Union européenne en 2007 exercent pour la plupart à l'hôpital[62]. Dans la mesure où la réussite d'une installation dans le secteur libéral ne dépend pas seulement des compétences proprement professionnelles, mais de « caractéristiques auxiliaires[63] » telles que l'origine sociale, le lieu d'obtention du diplôme ou la couleur de la peau, beaucoup n'ont sans doute pas voulu s'y risquer. C'est dire que les médecins à diplôme étranger ne constituent pas, contrairement à ce qui a été parfois envisagé, « une solution au problème des régions sous-dotées[64] » en médecins généralistes, d'autant plus que la très grande majorité d'entre eux a acquis à l'hôpital des compétences spécialisées. En revanche, quel que soit

---

61. J.-P. Door, *Rapport fait au nom de la Commission des affaires sociales sur la proposition de loi relative à l'exercice des professions de médecin, chirurgien-dentiste, pharmacien et sage-femme pour les professionnels titulaires d'un diplôme obtenu dans un État non membre de l'Union européenne*, Paris, Assemblée nationale, 2012, p. 6.

62. Sur les 1 160 médecins roumains inscrits à l'Ordre au 1er janvier 2009, 89 % ont une activité exclusivement salariée (Conseil national de l'Ordre des médecins, *Atlas de la démographie médicale en France. Situation au 1er janvier 2009*, Paris, CNOM, 2009).

63. E. C. Hughes, « Dilemmes et contradiction de statut », dans E. C. Hughes, *Le regard sociologique. Essais choisis, op. cit.*, p. 187-197.

64. D'après le président de l'Ordre des médecins, cité par le *Quotidien du médecin*, 9 septembre 2009.

le statut sous lequel ils sont employés, et qu'ils bénéficient ou non d'une autorisation de plein exercice, ces médecins sont aujourd'hui devenus indispensables à la très grande majorité des services hospitaliers.

TABLEAU 7.1 – Le mode d'exercice des médecins suivant l'origine géographique de leur diplôme en 2013

Origine géographique du diplôme de docteur en médecine	Mode d'exercice (en %)			
	Libéral	Mixte	Salarié	Total
France	46,6	10,3	43,1	100
Union européenne	30,8	7,0	62,2	100
Hors Union européenne	19,7	15,8	64,5	100

Lecture : les modes d'exercice « libéral » et « salarié » correspondent à des médecins ayant une activité libérale ou salariée *exclusive*. Le mode d'exercice « mixte » correspond aux médecins ayant à la fois une activité libérale et une activité salariée. Les données de l'Ordre incluent uniquement les médecins inscrits à l'Ordre, c'est-à-dire les médecins ayant une autorisation de plein exercice et les PAC. Elles n'incluent pas, en revanche, les médecins à diplôme extracommunautaire employés sous d'autres statuts (FFI, attachés associés, assistants associés).

Source : CONSEIL NATIONAL DE L'ORDRE DES MÉDECINS, *Atlas de la démographie médicale en France. Situation au 1er janvier 2013*, Paris, CNOM, 2013.

*

À partir du milieu des années 1980, les hôpitaux français ont recruté de nombreux médecins à diplôme extracommunautaire pour pourvoir les postes d'interne ou de praticien hospitalier non pourvus par les ressortissants nationaux. En mettant en place des statuts spécifiquement destinés à ces médecins, les pouvoirs publics ont initialement favorisé ces recrutements, qui devaient amortir l'impact de la diminution du nombre de médecins en formation sur le fonctionnement des services hospitaliers, notamment dans les hôpitaux généraux.

Ces recrutements ont été rendus possibles par le fait que de nombreux médecins, principalement issus du Maghreb et du Proche-Orient, viennent en France pour y suivre une formation complémentaire. Faute de perspectives de carrière dans leurs pays d'origine, beaucoup se sont portés candidats aux postes qui leur étaient proposés, en dépit de leur caractère précaire et mal rémunéré.

À partir de la fin des années 1980, devant l'ampleur inattendue de ces recrutements, les pouvoirs publics ont tenté de dissuader ces médecins de venir en France ou d'y prolonger leur séjour, notamment en réformant les cursus qui leur étaient réservés, en durcissant leurs conditions d'embauche dans les hôpitaux, voire en réduisant leur rémunération. En vain. Au début des années 1990, les pouvoirs publics recensent plusieurs milliers de médecins à diplôme extracommunautaire travaillant depuis plusieurs années dans les hôpitaux français, ayant souvent acquis la nationalité française, et n'ayant pratiquement aucune perspective d'obtenir une autorisation de plein exercice, indispensable pour pouvoir s'installer dans le secteur libéral ou passer les concours hospitaliers.

Il faut attendre le milieu des années 1990 pour que les pouvoirs publics tentent d'apporter une réponse globale à la situation de ces médecins, tout d'abord en créant un nouveau corps de praticiens ne pouvant exercer qu'à l'hôpital – les praticiens adjoints contractuels –, puis en assouplissant considérablement les conditions d'attribution des autorisations d'exercice. Toutefois, ces mesures ont toujours visé les médecins déjà présents en France depuis plusieurs années et pouvant faire état de « services » conséquents dans les hôpitaux français, tout en durcissant les conditions d'embauche des médecins présents en France depuis moins longtemps. Dès lors, si ces mesures ont permis à plus de 10 000 médecins à diplôme extracommunautaire d'obtenir une autorisation d'exercice et donc un meilleur statut depuis 1998, elles n'ont pas pu empêcher que se reconstitue systématiquement un vivier de praticiens continuant à travailler dans les hôpitaux sous des statuts précaires, en attente d'une autorisation d'exercice. De manière tout aussi récurrente, les pouvoirs publics ferment les yeux sur ces recrutements, indispensables au fonctionnement de nombreux services hospitaliers.

En pratique, cette situation revient à faire comme s'il existait, pour les médecins à diplôme extracommunautaire, un *régime d'exercice à deux niveaux* : l'un, réservé aux détenteurs d'une autorisation formelle d'exercer, leur permet de pratiquer la médecine dans les mêmes conditions et sous les mêmes statuts que les médecins français ou européens ; le second, ne nécessitant pas l'obtention d'une autorisation formelle, ne permet d'exercer la médecine que dans les hôpitaux publics, sous certains statuts et sous la responsabilité directe (souvent très théorique) d'un chef de service ou de ses collaborateurs.

La barrière qui oppose ces deux catégories de médecins est une barrière *mobile*, puisque les seconds espèrent toujours obtenir, *in fine*, une autorisation d'exercice. Mais, dans le meilleur des cas, cela nécessite des années. L'existence de cette barrière permet donc aux hôpitaux de disposer constamment d'un vivier de *praticiens captifs*, au sens où ils ne peuvent exercer en France nulle part ailleurs qu'à l'hôpital, et n'ont pas d'autre choix que d'accepter les emplois laissés vacants par les nationaux (ou les ressortissants d'origine communautaire), pour une rémunération inférieure.

Le recours aux médecins à diplôme extracommunautaire reste considéré par les pouvoirs publics comme un expédient : en principe, l'augmentation du nombre de médecins en formation et la poursuite des restructurations hospitalières permettront, à terme, de s'en passer. Mais tant que les installations en médecine libérale resteront faiblement encadrées, et que des écarts de rémunération significatifs persisteront entre médecins libéraux et médecins hospitaliers dans certaines spécialités, il est probable que ces praticiens forment une composante durable du système hospitalier, comme c'est le cas depuis déjà plusieurs décennies dans les pays anglo-saxons[65].

---

65. R. STEVENS *et al.*, *The Alien Doctors. Foreign Medical Graduates in American Hospitals*, New York, John Wiley & Sons, 1978 ; K. DECKER, « Overseas doctors. Past and present », dans N. COKER (dir.), *Racism in Medicine. An Agenda for Change*, Londres, King's Fund, 2001, p. 23-58.

CONCLUSION

Cet ouvrage a commencé par étudier les années 1960, période marquée à la fois par la généralisation de la médecine libérale conventionnée et par un fort développement de la médecine hospitalière. Ces transformations, qui se sont accompagnées d'une très forte augmentation de la consommation de soins et d'une amélioration de la situation économique de nombreux médecins, ont favorisé un important accroissement du nombre de candidats à l'exercice de la médecine. L'augmentation du nombre d'étudiants en médecine a alors été soutenue par les pouvoirs publics, pour qui l'équipement sanitaire de la France était insuffisant, par le milieu hospitalo-universitaire et par les médecins libéraux favorables au développement de la médecine conventionnée. Cette évolution s'est toutefois accompagnée de disparités de plus en plus contestées portant sur la qualité de la formation pratique des étudiants en médecine. Peu après les événements de mai 1968, qui n'ont épargné ni les hôpitaux ni les facultés de médecine, certains enseignants de médecine parisiens se sont saisis de cette question pour exiger l'institution d'un *numerus clausus* en début d'études médicales. Ils ont fini par obtenir satisfaction avec la mise en place d'un concours en fin de première année d'études en 1971. Mais, les pouvoirs publics ayant refusé de fixer un *numerus clausus* trop strict pour limiter les risques de contestation politique, le nombre d'étudiants admis à poursuivre des études médicales au-delà de la première année est resté très élevé jusqu'à la fin des années 1970. Les facultés de médecine ont délivré en moyenne plus de huit mille doctorats de médecine par an entre 1975 et 1989, contre moins de trois mille par an dans les années 1960. Le nombre de médecins a ainsi plus que doublé entre le milieu des années 1970 et la fin des années 1980, passant de 77 000 à 173 000 praticiens.

L'augmentation du nombre global de médecins s'est accompagnée d'une croissance encore plus rapide du nombre de médecins spécialistes. Soutenus par des fractions de plus en plus larges du corps médical, les pouvoirs publics ont tenté de l'endiguer en contingentant l'accès aux principaux diplômes de spécialité. À partir de 1982, l'accès au titre de spécialiste a été réservé aux seuls médecins ayant réussi le concours de l'internat, en fin de sixième année d'études médicales. Toutefois, les pouvoirs publics n'ont pas réussi à imposer des quotas par spécialité, sauf pour la psychiatrie, la biologie et la santé publique, qui ne représentent qu'une très petite part des spécialistes formés. Les étudiants en médecine et les médecins hospitalo-universitaires ont en effet obtenu que l'internat de médecine institué par la réforme de 1982 reste aussi proche que possible de l'ancien internat des hôpitaux universitaires, libéral et élitiste, les premiers parce qu'ils souhaitaient que les choix de spécialisation restent aussi peu contraints que possible, les seconds parce qu'ils voulaient continuer à pouvoir recruter des internes en fonction des besoins de leurs services dans telle ou telle spécialité.

L'accroissement démographique remarquable qu'a connu le corps médical à partir du milieu des années 1970 a eu lieu au moment même où la maîtrise des dépenses de santé est devenue une priorité politique. Cela s'est notamment traduit par une dévalorisation des tarifs conventionnels des médecins libéraux. Pour réduire la pression exercée par les syndicats de médecins libéraux sur les caisses d'assurance maladie, un secteur à honoraires libres a été mis en place. Mais seule une minorité des médecins libéraux a demandé à être rattachée à ce secteur, majoritairement des spécialistes installés dans des régions riches. De nombreux jeunes diplômés ont alors connu des débuts de carrière plus difficiles que leurs prédécesseurs, notamment en médecine générale. Cette situation a conduit les syndicats de médecins libéraux à demander une forte diminution du *numerus clausus* de médecine et l'adoption de mesures visant à réduire le nombre de médecins en exercice à court terme (préretraites, reconversions). Ces revendications ont généralement été soutenues par les gestionnaires de l'assurance maladie, convaincus que pour limiter l'accroissement des dépenses de santé, il fallait également agir sur l'offre de soins. Ceux-ci en étaient venus à estimer que la très forte augmentation du nombre de médecins s'était accompagnée d'une croissance artificielle de la demande de soins, de nombreux praticiens créant d'après eux des besoins superflus chez leurs patients pour pouvoir maintenir leur activité. Ils ont alors défendu l'idée que les Français pouvaient être aussi bien voire mieux soignés avec moins de médecins, à condition que le système de santé soit rendu plus efficient. Certains d'entre eux sont même allés jusqu'à affirmer, au milieu des années 1990, que réduire le nombre de médecins permettrait de mettre le système de santé sous pression et de conduire les médecins et les responsables politiques à accepter et même à promouvoir des mesures visant à améliorer son efficience.

L'alliance formée par les principaux syndicats de médecins libéraux et les gestionnaires de l'assurance maladie a ainsi permis un resserrement progressif du *numerus clausus* de médecine, qui est passé de 7 121 en 1980 à 3 500 en 1993, puis a été stabilisé à ce niveau jusqu'en 1998. Cette baisse a suscité de fortes résistances au sein du milieu hospitalo-universitaire, la diminution du nombre de médecins en formation limitant les possibilités de développement des facultés et ayant un impact direct sur le fonctionnement des services hospitaliers. Bien que les représentants des médecins hospitalo-universitaires n'aient pas réussi à empêcher la diminution du *numerus clausus*, ils sont toutefois parvenus à l'étaler dans le temps. Ils ont également obtenu que la diminution du nombre de places offertes au concours de l'internat soit bien moindre que ce qui était envisagé au départ. Les spécialistes en sont finalement venus à représenter la moitié des médecins formés à partir des années 1990, alors que les initiateurs de la réforme des études médicales de 1982 souhaitaient ramener leur part à un tiers. L'internat de médecine est ainsi devenu beaucoup moins sélectif qu'autrefois et a perdu sa fonction de vivier des futures élites médicales. De surcroît, parmi les médecins généralistes, beaucoup se sont orientés vers un exercice spécialisé (médecines parallèles, urgences hospitalières, médecine du travail, médecine scolaire, etc.) sans avoir pourtant le titre de spécialiste à l'issue de leurs études. Aujourd'hui, parmi les médecins diplômés en médecine générale, un tiers n'exerce pas la médecine générale proprement dite[1].

La politique menée par les pouvoirs publics en matière de démographie médicale entre la fin des années 1970 et la fin des années 1990 a eu des effets positifs pour de nombreux médecins, notamment libéraux. Les débuts de carrière des jeunes médecins généralistes sont aujourd'hui beaucoup moins difficiles qu'au début des années 1980. La forte diminution du nombre de médecins formés dans les universités a également permis aux syndicats de médecins libéraux de défendre avec succès le maintien du conventionnement quasi automatique des praticiens, que les caisses d'assurance maladie ont sans succès voulu remettre en cause. En revanche, la réforme des études médicales de 1982 et le resserrement des quotas ont été à l'origine de difficultés importantes pour les hôpitaux. Initialement, ces difficultés ont été concentrées au niveau des hôpitaux

---

1. ONDPS, *Le rapport 2006-2007 – Tome 1 : La médecine générale*, p. 14-24.

non universitaires, qui ont perdu de nombreux spécialistes en formation au profit des CHU. Ces futurs spécialistes, généralement employés comme internes ou faisant fonction, jouaient un rôle très important dans le fonctionnement des services des hôpitaux non universitaires, notamment pour assurer les gardes et les astreintes, et ce à un faible coût. La diminution du nombre de spécialistes en formation dans ces hôpitaux n'a pas été compensée par les créations de postes de médecins titulaires, d'autant plus que ces postes ont été de plus en plus difficiles à pourvoir en raison de la dévalorisation des carrières hospitalières par rapport au secteur libéral. Face à ces difficultés, qui ont commencé à toucher les CHU à partir des années 1990, les hôpitaux ont fait appel à des médecins à diplôme extracommunautaire non autorisés à exercer en libéral, mais pouvant être employés dans les hôpitaux sous certains statuts, précaires et faiblement rémunérés. Après avoir initialement facilité ces recrutements, les pouvoirs publics ont tenté de les limiter, mais en vain. Aujourd'hui, les médecins à diplôme extracommunautaire, dont plusieurs milliers ont fini par obtenir des autorisations de plein exercice, contribuent pour une part très importante au fonctionnement des hôpitaux français. Peu exercent en libéral.

Cependant, au-delà du secteur hospitalier, la diminution prévisible du nombre de médecins, consécutive au resserrement du *numerus clausus* de médecine, a commencé à inquiéter l'Ordre des médecins et certains syndicats de spécialistes à partir des années 1990. Loin d'être homogène, la diminution du nombre de médecins devait en effet toucher plus particulièrement certaines spécialités et certaines zones géographiques déjà faiblement médicalisées. Redoutant cette perspective, susceptible de se traduire par une dégradation des conditions de travail de nombreux médecins et par des difficultés accrues d'accès aux soins sur certaines portions du territoire, ils ont demandé que davantage de médecins soient formés, notamment dans certaines spécialités. Des élus, souvent implantés dans des régions rurales, ont également commencé à s'intéresser à la question de la démographie médicale et demandé que des mesures soient prises pour que davantage de médecins viennent s'installer sur leurs territoires. Ces revendications, étayées par les projections statistiques de plus en plus précises du ministère chargé de la Santé, ont été fortement médiatisées à partir de 2001, avec la publication de deux rapports officiels abordant frontalement le problème de la démographie médicale. Les pouvoirs publics, qui avaient commencé à desserrer légèrement le *numerus clausus* en 1998, l'ont relevé très fortement à partir de 2001. De même, le nombre de places offertes au concours de l'internat, remplacé par les épreuves classantes nationales en 2005, a été augmenté. Des quotas ont fini par être institués pour chacune des spécialités d'internat, ce que les pouvoirs publics avaient échoué à imposer en 1983. Enfin, l'État a pris de nombreuses mesures pour favoriser l'installation des jeunes médecins dans les zones faiblement médicalisées. Contrairement à ce que souhaitaient certains acteurs (élus ruraux, gestionnaires de l'assurance maladie et représentants du milieu hospitalier notamment), ces mesures n'ont pas limité la liberté d'installation des médecins libéraux en conditionnant le conventionnement au choix du lieu d'installation, comme cela a été fait pour plusieurs professions paramédicales depuis 2007. Elles ont exclusivement consisté en des incitations positives, principalement financières, à s'installer dans des zones manquant de médecins. Malgré leur coût, ces mesures ont eu jusqu'à présent des effets très faibles. En outre, elles se sont focalisées sur les médecins généralistes libéraux, alors que les spécialistes libéraux sont répartis de manière encore plus inégale sur le territoire. À ce jour, le problème de l'inégale répartition géographique des médecins libéraux reste donc entier.

Comme nous l'avons montré au début de ce livre, la sociologie des professions s'est fortement intéressée aux processus de clôture professionnelle et a montré que les stratégies de clôture ne s'expliquaient pas seulement par des raisons économiques, mais également – et même parfois davantage – par des raisons d'ordre symbolique. Notre étude confirme pour partie ces résultats. Ainsi, les prises de position des principaux syndicats de médecins libéraux en matière de démographie médicale dans les années 1970 et 1980 s'expliquent en grande partie par la dégradation des perspectives économiques des jeunes diplômés et par le déclassement de fractions numériquement importantes du corps médical, comme les médecins généralistes. De même, les acteurs qui se sont mobilisés en faveur de l'institution d'un concours au début des études médicales peu après les événements de mai 1968 redoutaient que le fort accroissement du nombre des étudiants en médecine ne se traduise par une remise en cause de la médecine libérale et une dévalorisation de l'exercice de la médecine.

Toutefois, ces mêmes motifs ne conduisent pas nécessairement les représentants du corps médical à se mobiliser pour contingenter l'accès à leur profession. Dans certains cas, ils les ont au contraire amenés à demander que davantage de médecins soient formés. Par exemple, dans les années 1960, la CSMF, partisane du développement de la médecine conventionnée, a défendu l'idée que les médecins, surmenés, n'arrivaient pas à faire face à la croissance de la demande de soins et que leurs conditions de travail se dégradaient : pour que l'exercice libéral de la médecine reste attractif, il fallait donc former davantage de médecins. Elle s'opposait ainsi à la FMF, qui défendait le retour à la liberté des honoraires, et pour qui le surmenage des médecins ne venait pas de leur trop faible nombre, mais du fait qu'ils étaient submergés par de nombreuses sollicitations inutiles, encouragées par les tarifs conventionnels et les remboursements de l'assurance maladie. De même, à partir de la fin des années 1980, le syndicat MG-France a pris le contre-pied des positions défendues par la CSMF en matière de démographie médicale : pour rendre la médecine générale plus attractive, il fallait non pas prendre son déclin pour acquis, mais au contraire militer pour un renforcement du rôle des médecins généralistes dans le système de santé. Plutôt que former moins de médecins généralistes, il fallait, pour les dirigeants de MG-France, en former davantage. Enfin, à la fin des années 2000, la CSMF a fini par soutenir le relèvement du *numerus clausus* de médecine après s'y être longtemps opposée. Cette hausse est en effet devenue un de ses principaux arguments pour refuser toute remise en cause de la liberté d'installation des médecins libéraux, au motif que le problème des « déserts médicaux » serait purement temporaire.

Autrement dit, la préservation des intérêts économiques et symboliques des médecins n'implique pas toujours une limitation stricte du nombre de praticiens, y compris aux yeux des représentants des médecins libéraux. Dans certaines circonstances – qui ne sont pas rares au regard des cinquante dernières années –, ils estiment au contraire que c'est par l'accroissement du nombre de médecins que ces intérêts seront les mieux défendus. En étant plus nombreux, les médecins pourront satisfaire les demandes de leurs patients tout en conservant des conditions de travail acceptables. En étant plus nombreux, ils seront également plus puissants. C'est tout le sens de « l'impérialisme » défendu par la CSMF dans les années 1960, des prises de position de MG-France à partir de la fin des années 1980 ou de celles de certains syndicats de spécialistes à la fin des années 1990. Le déclin démographique d'un groupe professionnel n'est pas toujours avantageux pour ses membres : il peut se traduire par un rétrécissement du territoire qui lui est reconnu, et donc par un affaiblissement de sa position sociale, qu'il s'agisse d'un simple segment à l'intérieur du corps médical ou de la profession médicale tout entière.

Par ailleurs, non seulement les logiques économiques et symboliques auxquelles les théories de la clôture accordent une grande importance peuvent aussi bien pousser à l'ouverture qu'à la fermeture d'un groupe, mais elles ne sont pas les seules à jouer en matière de démographie professionnelle. En premier lieu, les logiques de représentation ont des effets spécifiques sur les prises de position des porte-parole du corps médical. Par exemple, les divergences entre MG-France et la CSMF sur la question de la démographie médicale à la fin des années 1980 renvoient largement au fait que les dirigeants de MG-France entendent défendre les intérêts spécifiques des médecins généralistes, alors que ceux de la CSMF doivent composer avec les syndicats de spécialistes, qui ne souhaitent pas que le renforcement de la place des médecins généralistes dans le système de santé s'accompagne d'une disparition de l'accès direct aux spécialistes pour les patients. De même, la fragmentation de la représentation syndicale des médecins libéraux dans les années 1980-1990 et la concurrence entre ces organisations les ont alors conduites à pratiquer une certaine surenchère et à dramatiser le problème de la démographie médicale.

En second lieu, les logiques institutionnelles ont pesé lourdement sur la manière dont les médecins hospitalo-universitaires ont appréhendé la question de la démographie médicale. Leurs prises de position sur la détermination du *numerus clausus* ou sur le nombre de postes offerts aux filières du concours de l'internat, puis des épreuves classantes nationales, ont toujours pris en considération les effets résultant de toute hausse ou de toute diminution du nombre de médecins en formation sur le fonctionnement des hôpitaux et sur les facultés. Avec la mise en place de « l'externat pour tous » en 1968, puis de la réforme des études médicales de 1982, le poids des logiques hospitalières s'est même accru, puisque désormais ce sont *tous* les étudiants qui ont des responsabilités hospitalières à partir de la quatrième année d'études, et *tous* les futurs spécialistes qui ont un poste d'interne. Quant aux futurs généralistes, qui ne faisaient auparavant qu'un stage interné d'un an en fin d'études, ils bénéficient désormais d'une formation spécifique. Passée de deux ans en 1985 à trois ans en 2001, cette formation est principalement accomplie à l'hôpital avec un statut et des responsabilités similaires à ceux des internes de spécialité. Certes, la place des externes et des internes est moins importante qu'autrefois dans le fonctionnement des services hospitaliers, qui emploient davantage de professionnels diplômés. Mais, en raison du manque chronique de personnel, la présence des externes et plus encore des internes dans les services représente toujours un enjeu crucial pour les responsables hospitaliers. Comme Jean-Pierre Briand et Jean-Michel Chapoulie l'ont montré à partir du cas de l'enseignement primaire supérieur en France[2], la dépendance des institutions hospitalières et universitaires aux flux de médecins en formation explique en grande partie les prises de position de leurs représentants tant en matière pédagogique qu'en matière de démographie médicale tout au long de la période étudiée dans ce livre.

Des années 1960 à aujourd'hui, la démographie médicale a donc constitué un enjeu de luttes à l'intérieur de la profession médicale. Ces luttes se sont en grande partie déroulées au sein même de l'État, pour lequel la santé constitue un domaine majeur de l'action publique. L'État a entrepris, dès le XVIIIe siècle, de réglementer la formation des médecins et d'améliorer la médicalisation du territoire. Avec la généralisation de l'assurance maladie après 1945, ces enjeux ont également acquis une dimension financière très importante. Avec des prérogatives différentes, plusieurs départements ministériels se sont ainsi intéressés, avec les caisses d'assurance maladie, à la démographie médicale depuis le début des années 1960. Or, ces acteurs étatiques ou para-étatiques ont souvent défendu des vues opposées sur la politique à mener dans ce domaine. Les luttes internes au corps médical sur la question de la démographie médicale ont donc très souvent été redoublées par des

---

2. J.-P. Briand, J.-M. Chapoulie, « L'institution scolaire et la scolarisation : une perspective d'ensemble », *Revue française de sociologie*, art. cité.

luttes internes à l'État. Des coalitions se sont parfois formées entre certains représentants du corps médical et certains acteurs administratifs pour faire prévaloir leurs vues sur leurs opposants dans leurs champs respectifs. C'est ainsi que, de la fin des années 1970 à la fin des années 1990, les syndicats de médecins libéraux et les gestionnaires de l'assurance maladie ont réussi à imposer une forte baisse du *numerus clausus* aux représentants des médecins hospitalo-universitaires et au ministère de l'Éducation nationale, qui n'en voulaient pas.

Les médecins ont pesé sur les luttes internes au champ politico-administratif soit par un travail de lobbying feutré – notamment à travers des échanges réguliers avec certains responsables administratifs et politiques et la présence de leurs représentants au sein de diverses instances consultatives –, soit par des conflits ouverts avec les gouvernants. Les grèves et les manifestations de jeunes ou futurs médecins (étudiants, internes et chefs de clinique) ont conduit les gouvernements à reculer à plusieurs reprises sur des questions touchant à l'organisation des études médicales ou à la démographie médicale, comme en 1983 à propos de la régulation de l'accès aux diplômes de spécialité ou en 2007 au sujet de la liberté d'installation. Tout comme les syndicats de médecins libéraux ou les médecins hospitalo-universitaires, les organisations de jeunes ou futurs médecins constituent des acteurs puissants et redoutés des pouvoirs publics.

Les débats relatifs à la démographie médicale ont non seulement impliqué des segments puissants de la profession médicale et du champ administratif, mais ils ont également touché à des enjeux sociaux et politiques majeurs, tels que l'accès aux études supérieures, la qualité de la formation dispensée aux futurs médecins, le fonctionnement des hôpitaux ou la médicalisation du territoire. Cela explique que même si la démographie médicale a rarement constitué un objet d'affrontement partisan, les décisions sur ce sujet ont souvent obéi à des logiques proprement politiques et impliqué les plus hauts dirigeants politiques. Dans de nombreux cas, ces décisions ont moins été prises en fonction d'une appréciation raisonnée des besoins de santé de la population – au demeurant difficile à effectuer – que d'une évaluation pragmatique de leurs coûts ou bénéfices politiques à court terme.

Or, parmi les motifs les plus puissamment mobilisateurs chez les médecins et les futurs médecins, aucun ne l'est probablement davantage que celui du libéralisme médical. Jusqu'à présent, aucun gouvernement n'a osé restreindre la liberté d'installation des médecins libéraux, présentée par leurs syndicats et par les organisations de jeunes ou futurs médecins comme l'un des derniers piliers de la médecine libérale. Aujourd'hui, les médecins ont toujours la possibilité d'être conventionnés et de voir leurs soins remboursés partiellement par l'assurance maladie, quels que soient leur lieu d'exercice et leur spécialité. Or, le maintien de la liberté d'installation des médecins libéraux a un coût. Il se traduit d'abord par une répartition géographique très inégale des médecins sur le territoire, tant parmi les médecins généralistes que parmi les spécialistes. Il contribue également aux difficultés de recrutement des hôpitaux, puisque de nombreux jeunes spécialistes, estimant les carrières hospitalières insuffisamment attractives, préfèrent s'installer en libéral, majoritairement dans le secteur à honoraires libres[3].

La préservation de la liberté d'installation des médecins libéraux et du secteur à honoraires libres, institué en 1980

---

3. Seuls les spécialistes ayant accompli un clinicat à l'issue de leur internat peuvent pratiquer des dépassements d'honoraires. C'est le cas de la majorité des spécialistes formés en France. Aujourd'hui, un peu plus de la moitié des spécialistes qui s'installent en libéral le font dans le secteur à honoraires libres – et même plus de 70 % des chirurgiens, gynécologues-obstétriciens ophtalmologistes et oto-rhino-laryngologistes. Voir P. ABALLEA et al., *Les dépassements d'honoraires médicaux*, Inspection générale des affaires sociales, Paris, 2007.

pour limiter l'impact de la hausse du nombre de médecins sur les dépenses de l'assurance maladie, concourt aujourd'hui pour une part importante aux difficultés des hôpitaux et aux inégalités d'accès aux soins. Le relèvement du *numerus clausus* et toutes les mesures prises pour inciter les jeunes médecins à s'installer dans les zones les moins médicalisées ne suffiront pas à régler le problème de la démographie médicale. Seules des mesures touchant aux structures mêmes du corps médical et du système de santé, comme une refonte des modalités de sélection des futurs médecins, une remise en cause de la liberté d'installation ou une réforme des modes de rémunération des médecins libéraux, seraient à la hauteur des enjeux.

ANNEXE

Évolution du nombre de diplômes de doctorat d'État de médecine délivrés par les universités et *du numerus clausus* de médecine (1960-2013)

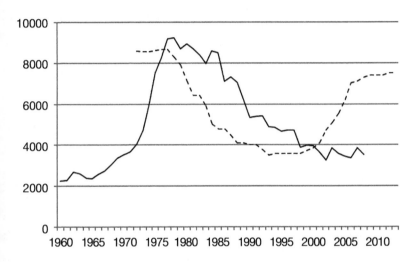

Légende : la ligne pleine correspond au nombre de diplômes de doctorat de médecine délivrés par les universités et la ligne en pointillé au *numerus clausus*.

Source : ministère de l'Éducation nationale (base Éco-santé de l'IRDES).

SOURCES

Cette annexe présente les principales sources
documentaires utilisées pour ce livre. Une soixantaine
d'entretiens approfondis ont également été effectués avec
des représentants du corps médical et des agents de l'État,
en fonction au moment de l'enquête ou durant les périodes
étudiées par le livre. Ces entretiens nous ont notamment
permis d'accéder aux archives, parfois très riches, que
certains acteurs avaient conservées.

ARCHIVES MINISTÉRIELLES

Les fonds d'archives consultés proviennent
principalement du Centre des archives contemporaines
(CAC) de Fontainebleau, à l'exception des fonds versés
par le ministère de l'Économie et des Finances, entreposés
au Centre des archives économiques et financières (CAEF)
à Savigny-le-Temple. Au moment de l'enquête, une partie
des archives consultées avait été versée à la mission des
archives du ministère de la Santé, mais n'avait pas encore
été reversée au CAC. Ces « archives intermédiaires » (AI)
sont citées sous la cote provisoire qui leur était attribuée
au moment de leur dépouillement.

Ministère de l'Éducation nationale

Archives de cabinet
– CAC 19870192, art. 35 : cabinet d'Edgar Faure. Études médicales (1968-1969).
– CAC 19870193, art. 12 : dossiers de Michel-Henri Fabre, conseiller technique auprès de Joseph Fontanet. Mise en œuvre de la « sélection » dans les facultés de médecine (1964-1973).
– CAC 19930651, art. 3 : dossiers de Pierre Jouannet, conseiller technique auprès de Jack Lang. Études médicales (1992-1993).
– CAC 20020529, art. 2, 3 et 4 : dossiers de Jean Rey et de Philippe Lauret, successivement conseillers techniques auprès de Claude Allègre et de Jack Lang : études médicales et affaires hospitalo-universitaires (1995-2002).

Archives des directions
– CAC 19700496, art. 2 : Direction générale des enseignements supérieurs. Travaux du Commissariat général du Plan (1960-1961).
– CAC 19770059, art. 2-3 et CAC 19770496, art. 21-28 : archives du chef de service des enseignements et du personnel universitaire et procès-verbaux du Comité interministériel d'étude des problèmes de l'enseignement médical, de la structure hospitalière et de l'action sanitaire et sociale (1959-1970). Fonds dépouillés par Jean-François Picard, dont les notes sont disponibles en ligne à l'adresse http://www.vjf.cnrs.fr/histrecmed/ (page consultée le 29 juillet 2013).
– CAC 19771298, art. 42, 43 et 51-54 : Direction générale des enseignements supérieurs. Réformes et organisation des études médicales (1960-1972).
– CAC 19800304, art. 1 : Direction générale des enseignements supérieurs. Résultats des élections universitaires (1968-1976).

– CAC 19800491, art. 17-19 : Direction générale des enseignements supérieurs. Fonctions hospitalières des étudiants et mise en œuvre de la sélection (1970-1978).

– CAC 19870207, art. 2, 33, 39 et 40 : Direction des enseignements, de la recherche et du personnel. Études médicales, CPEM et PCEM1 (1964-1973).

– CAC 19960567, art. 1 : Direction générale de la programmation et de la coordination. Rapport du Commissariat général du Plan de 1960 sur les populations devant fréquenter les CHU et procès-verbaux du Comité interministériel d'étude des problèmes de l'enseignement médical, de la structure hospitalière et de l'action sanitaire et sociale (1960-1969).

– CAC 19970221, art. 1 : Direction générale des enseignements supérieurs. Transformation des écoles préparatoires de médecine en écoles nationales (1955-1965).

Ministères chargés de la Santé ou des Affaires sociales

Archives de cabinet

– CAC 19860540, art. 11, 14 et 63 : cabinet d'Edgar Hervé, secrétaire d'État chargé de la Santé. Études médicales et affaires hospitalo-universitaires (1982-1984).

– CAC 19870251, art 6, 11 et 14 : cabinet de Pierre Bérégovoy, ministre des Affaires sociales. Réforme des études médicales et correspondance avec les organisations professionnelles (1978-1984).

– CAC 19870328, art. 1 : cabinet de Jack Ralite, ministre de la Santé (1982-1983).

– CAC 19910808, art. 5, 6, 20, 21, 22 et 31 : cabinet de Michèle Barzach, ministre de la Santé et de la Famille. *Numerus clausus*, études médicales et affaires hospitalo-universitaires (1986-1988).

– CAC 19930592, art. 3 : dossiers versés par des conseillers techniques, dont Claude Got (1974-1983).

– CAC 19960368, art. 44, 136, 139, 144 : cabinet de Philippe Douste-Blazy, ministre délégué à la Santé : démographie médicale, convention médicale et médecins à diplôme étranger (1993-1995).

– CAC 19970576, art. 1 : cabinet de Claude Évin, ministre chargé de la Santé. Convention médicale : notes, correspondance, enquête sur la représentativité des syndicats (1987-1991).

– AI CAB/2002/014, art. 1-2 : dossiers de Gérard Lévy, conseiller technique chargé des études médicales auprès de Claude Allègre puis de Jack Lang (1998-2002).

– AI CAB/2002/049, art. 1-7 : dossiers de Félix Reyes, conseiller technique chargé des affaires hospitalo-universitaires auprès de Claude Allègre puis de Jack Lang (1997-2002).

Direction générale de la santé (DGS)
– CAC 19780556, art. 1-4 : Bureau des études médicales, pharmaceutiques et odontologiques. Études médicales (1960-1975).

– CAC 19950151, art. 2, 3, 5, 8 et 9 : fonds versés par le directeur général de la santé Jacques Roux. Dossiers divers (1981-1985).

– AI DGS/96/050, art. 1-2 : Bureau des professions médicales. Études médicales et projets de réforme de l'internat (1949-1983).

Direction de l'hospitalisation et de l'organisation des soins (DHOS), devenue la Direction générale de l'organisation des soins en 2010
– CAC 19790015, art. 9 : Sous-direction du personnel. Révision des effectifs hospitalo-universitaires (1972-1973).

– CAC 19790708, art. 1 : Sous-direction du personnel. Révision des effectifs hospitalo-universitaires (1963-1973).

– CAC 19870630, art. 5 : dossiers du secrétariat du directeur des hôpitaux Jean de Kervasdoué (1983-1985).

– CAC 19910525, art. 1 : Sous-direction du personnel. Réforme des études médicales (1958-1969). Comité interministériel d'étude des problèmes de l'enseignement médical, de la structure hospitalière et de l'action sanitaire et sociale. Statuts des personnels des CHU (1958-1984).

– CAC 19980571, art. 4 et 5 : Sous-direction des systèmes d'information et des investissements immobiliers. Démographie hospitalière, chômage médical, coût des médecins (1974-1990).

– CAC 20010284, art. 1, 2 et 5 : dossiers de la Sous-direction des professions de santé (DGS), transférés à la DHOS en 2001. Démographie médicale et médecins étrangers (1901-1983).

– AI DHOS/2002/001, art. 15-17 : dossiers de la Sous-direction des professions de santé (DGS), transférés à la DHOS en 2001. Médecins étrangers (1958-1978).

– AI DHOS/2002/012, art. 1 : dossiers de la Sous-direction des professions de santé (DGS), transférés à la DHOS en 2001. Réglementation des professions médicales ; accords internationaux et transfrontaliers (1869-1983).

– AI DHOS/2004/041, art. 1-2 : dossiers de la Sous-direction des professions de santé (DGS), transférés à la DHOS en 2001. Médecins étrangers (1937-1993).

Direction de la Sécurité sociale (DSS)
– CAC 19890404, art. 9-10 : Bureau des relations avec les professions médicales. Travaux de commissions relatives à l'exercice de la profession médicale (1970-1977).

– CAC 19920084, art. 1, 3 et 8 : dossiers du directeur de la Sécurité sociale Jean Marmot. Mesures visant à maîtriser les dépenses de santé (1978-1981).

– CAC 19960294, art. 1 : Commission des comptes de la Sécurité sociale, procès-verbaux de réunions, revues de presse et rapports (1979-1995).

Direction de la recherche, des études, de l'évaluation et des statistiques (DREES)

– CAC 19760147, art. 338 et 471 : enquête relative aux conditions d'exercice de la médecine (1967-1968) et groupe de travail sur la planification sanitaire à long terme (1967-1969).
– CAC 19950148, art. 5 : statistiques des professions sanitaires et sociales (1981-1993).
– CAC 19990162, art. 6 et 7 : création, fonctionnement du SESI : notes, études, correspondances (1982-1988).

Ministère de l'Économie et des Finances

– CAEF 1A-128, art. 1 : dossiers de F. Gille, directeur de cabinet de M. Taittinger, secrétaire d'État auprès du ministre de l'Économie et des Finances : procès-verbaux de réunions interministérielles sur la santé publique et sur la réforme des études médicales (1969-1973).
– CAEF B 52395 : notes de la Division des études sociales (1970-1972).
– CAEF 4A 2461 (rapport n° 407/63 de l'Inspection générale des finances) : note sur les conditions d'application de la réforme des études médicales de 1958 à l'Assistance publique - Hôpitaux de Paris (1964).
– CAEF 4A 2465 (rapport n° 461/63 de l'IGF) : note sur les conditions d'application de la réforme des études médicales promulguées par l'ordonnance du 30 décembre 1958 (1964).

Premier ministre

– CAC 19840559, art. 137 et 144 : dossiers de Dominique Latournerie et de Jean-Pierre Bady. Projets de modification de la loi d'orientation de 1968 et problèmes posés par le concours de fin de première année des études médicales (1972-1976).

– CAC 19880003, art. 39 et 41 : dossiers de Jean-Marie Pauti. Réforme des études médicales, sélection en fin de première année (1967-1977).

– CAC 19920452, art. 1, 2, 28, 29 et 42 : travaux des commissions du Plan chargées de la santé et de l'enseignement supérieur (1965-1980).

ARCHIVES PRIVÉES

– Archives de Claude Got, anatomo-pathologiste, conseiller technique au cabinet du ministre de la Santé et de la Famille en 1978-1979, puis au cabinet du ministre de la Santé et de la Sécurité sociale de 1979 à 1981. Claude Got était chargé de la réforme des études médicales au sein de ces deux cabinets.

– Archives de François Bonnet de Paillerets, pédiatre, secrétaire général de la Conférence des doyens des facultés de médecine de 1980 à 1994. Ces archives sont constituées par l'ensemble des comptes rendus de réunion de la Conférence des doyens de 1980 à 1994, dactylographiés et réunis en trois volumes d'environ 350-400 pages chacun.

– Archives de Paul Longin (rappelons qu'il s'agit ici d'un pseudonyme), ancien secrétaire du Syndicat autonome des enseignants de médecine (SAEM), consistant en des mémoires non publiés et en divers documents produits par le SAEM au tournant des années 1960-1970.

DOSSIERS DE PRESSE DE LA BIBLIOTHÈQUE DE LA FONDATION NATIONALE DES SCIENCES POLITIQUES

– L'enseignement supérieur en France (1964-1982).
– Syndicats de l'enseignement supérieur en France (1964-1982).

– L'enseignement de la médecine et de la pharmacie en France (1965-2004).

– Le corps médical et les syndicats de médecins en France (1965-2004).

– Hôpitaux et cliniques en France : organisation et réformes depuis 1958 (1990-2004).

PRESSE PROFESSIONNELLE ET BULLETINS SYNDICAUX

– *Le Concours médical* (1968-1976).

– *Le Quotidien du médecin* (1974-2013).

– *Bulletin de l'Ordre des médecins* (1966-2013).

– *Bulletin de l'Académie nationale de médecine* (1980-2006).

– *Le Médecin de France*, bulletin de la Confédération des syndicats médicaux français (1965-2004).

– *La médecine humaine*, suivie de *France Médecine*, bulletins de l'Union syndicale pour la réforme du décret du 12 mai 1960, qui devient l'Union des syndicats médicaux français en 1961 puis la Fédération des médecins de France en 1967 (1961-1986).

– *Mag-a-zine*, suivi du *Magazine d'MG France* et d'*Osmose médicale*, bulletins du Mouvement d'action des généralistes puis de MG-France (1985-2000).

– *Libéral*, suivi de *Médecin et libéral*, bulletin du Syndicat des médecins libéraux (1984-1998).

– *La médecine hospitalière*, bulletin du Syndicat national des médecins, chirurgiens et spécialistes des hôpitaux publics, qui devient le SNAM-HP en 1985 (1965-1993).

– *La revue hospitalière de France*, bulletin de la Fédération hospitalière de France (1968-1972, 1977-1985, 1994-2002).

– *L'Internat de Paris*, bulletin de l'Association amicale des internes et anciens internes en médecine des hôpitaux et hospices civils de Paris (1966-2002).

– *La lettre de l'internat*, bulletin du Comité de l'internat de Paris (ou Syndicat des internes des hôpitaux de Paris) (1989-2005).

– *L'Enseignement supérieur*, bulletin de la Fédération nationale des syndicats autonomes de l'enseignement supérieur (1952-1983, 1991-1995).

– *Bulletin du Syndicat de l'enseignement supérieur et de la recherche scientifique*, suivi du *Bulletin du Syndicat national de l'enseignement supérieur* (1945-1977).

BIBLIOGRAPHIE

Abbott Andrew D., « Linked ecologies : States and universities as environments for professions », *Sociological Theory*, vol. 23, n° 3, 2005, p. 245-274.

Arliaud Michel, « L'autre spécialisation ? Propos obliques sur les médecines dites parallèles », *Sciences sociales et santé*, vol. 4, n° 2, 1986, p. 109-121.

Aubert Jean-Pierre, *Contribution à l'étude du mouvement de mai 68 dans les facultés de médecine parisiennes*, thèse de doctorat en médecine, Université Paris Descartes, 1983.

Bancaud Alain, « Considérations sur une "pieuse hypocrisie" : la forme des arrêts de la Cour de cassation », *Droit et société*, n° 7, 1987, p. 365-378.

Baszanger Isabelle, « La construction d'un monde professionnel : entrées des jeunes praticiens dans la médecine générale », *Sociologie du travail*, vol. 25, n° 3, 1983, p. 275-294.

Benamouzig Daniel, *La santé au miroir de l'économie. Une histoire de l'économie de la santé en France*, Paris, PUF, 2005.

Bloy Géraldine, « Comment peut-on devenir médecin généraliste aujourd'hui ? Le renouvellement des médecins généralistes vu à travers une cohorte de jeunes diplômés », *Revue française des affaires sociales*, n° 2-3, 2011, p. 9-28.

Bloy Géraldine, Schweyer François-Xavier (dir.), *Singuliers généralistes. Sociologie de la médecine générale*, Paris, Presses de l'EHESP, 2010.

Boltanski Luc, *Les cadres. La formation d'un groupe social*, Paris, Minuit, 1982.

Bourdieu Pierre, *La distinction. Critique sociale du jugement*, Paris, Minuit, 1979.

—, *Homo academicus*, Paris, Minuit, 1984.

Bourgueil Yann, Mousquès Julien, Marek Anna, Tajahmadi Ayden, « Améliorer la répartition géographique des médecins : les mesures adoptées en France », *Questions d'économie de la santé*, n° 122, 2007.

Bucher Rue, Strauss Anselm L., « La dynamique des professions » [1961], dans Anselm L. Strauss, *La trame de la négociation. Sociologie qualitative et interactionnisme*, textes réunis et présentés par Isabelle Bazsanger, Paris, L'Harmattan, 1992, p. 67-86.

Bungener Martine, « Une éternelle pléthore médicale ? », *Sciences sociales et santé*, vol. 2, n° 1, 1984, p. 87-88.

Champagne Patrick, « Les transformations du journalisme scientifique et médical », dans Michel Mathien (dir.), *Médias santé politique*, Paris, L'Harmattan, 1999, p. 51-62.

Chapoulie Jean-Michel, Briand Jean-Pierre, « L'institution scolaire et la scolarisation : une perspective d'ensemble », *Revue française de sociologie*, vol. 34, n° 1, 1993.

Chevandier Christian, *L'hôpital dans la France du xxe siècle*, Paris, Perrin, 2009.

Decker K., « Overseas doctors. Past and present », dans Naaz Coker (dir.), *Racism in Medicine. An Agenda for Change*, Londres, King's Fund, 2001, p. 23-58.

Denour Linda, Junker Rémi, « Les médecins étrangers dans les hôpitaux français », *Revue européenne des migrations internationales*, vol. 11, n° 3, 1995, p. 145-166.

Dobry Michel, *Sociologie des crises politiques. La dynamique des mobilisations multisectorielles*, Paris, Presses de la FNSP, 1986.

DORMONT Brigitte, SAMSON Anne-Laure, « Démographie médicale et carrières des médecins généralistes : les inégalités entre générations », *Économie et statistiques*, n° 414, 2008, p. 3-30.

EVLETH Donna, « Vichy France and the continuity of medical nationalism », *Social History of Medicine*, vol. 8, n° 1, 1995, p. 95-116.

—, « The Ordre des médecins and the Jews in Vichy France, 1940-1944 », *French History*, vol. 20, n° 2, 2006, p. 204-224.

FASSIN Didier, « L'invention française des discriminations », *Revue française de science politique*, vol. 52, n° 4, 2002, p. 403-423.

FAURE Olivier, *Histoire sociale de la médecine (xviiie-xxe siècles)*, Paris, Anthropos, 1994.

GALABRU Françoise, *La médecine en France. Quelle place aux médecins à diplôme étranger non européen ?*, Paris, Centre des hautes études sur l'Afrique et l'Asie modernes, 2000.

GARRAUD Philippe, « Politiques nationales : élaboration de l'agenda », *L'Année sociologique*, n° 40, 1990, p. 17-41.

GOBILLE Boris, « Mai-juin 68 : crise du consentement et ruptures d'allégeances », dans Dominique DAMAMME, Boris GOBILLE, Frédérique MATONTI et Bernard PUDAL (dir.), *Mai-juin 68*, Paris, Les Éditions de l'Atelier/Éditions ouvrières, 2008 p. 15-31.

GRUEL Louis, *La rébellion de 68. Une relecture sociologique*, Rennes, Presses universitaires de Rennes, 2004.

GUILLAUME Pierre, *Le rôle social du médecin depuis deux siècles, 1800-1945*, Paris, Association pour l'histoire de la Sécurité sociale, 1996.

GUSFIELD Joseph R., *The Culture of Public Problems. Drinking-driving and the Symbolic Order*, Chicago, The University of Chicago Press, 1981.

HALIOUA Bruno, *Blouses blanches, étoiles jaunes. L'exclusion des médecins juifs en France sous l'Occupation*, Paris, Liana Levi, 2000.

HARDY-DUBERNET Anne-Chantal, « L'internat de médecine ou la formation par la concurrence », dans Geneviève CRESSON, Marcel DRULHE, François-Xavier SCHWEYER (dir.), *Coopérations, conflits et concurrences dans le système de santé*, Rennes, Presses de l'ENSP, 2003, p. 75-88.

HASSENTEUFEL Patrick, *Les médecins face à l'État. Une comparaison européenne*, Paris, Presses de Sciences Po, 1997.

HATZFELD Henri, *Le grand tournant de la médecine libérale*, Paris, Éditions ouvrières, 1963.

—, *Du paupérisme à la Sécurité sociale, 1850-1940. Essai sur les origines de la Sécurité sociale en France*, Nancy, Presses universitaires de Nancy, 2004 [1971].

HERZLICH Claudine, BUNGENER Martine, PAICHELER Geneviève, *Cinquante ans d'exercice de la médecine en France. Carrières et pratiques des médecins français 1930-1980*, Paris, INSERM-Doin, 1993.

HÉTET Erwan, « Internes en grève. Une approche de la "montée en généralité" des mouvements sociaux », *Politix*, n° 46, 1999, p. 99-125.

HUGHES Everett C., *Le regard sociologique. Essais choisis*, textes rassemblés et présentés par Jean-Michel Chapoulie, Paris, Éditions de l'EHESS, 1996.

HURWITZ Léon, « La libre circulation des médecins dans la communauté européenne. Le cas de la France », *Revue française des affaires sociales*, vol. 42, n° 3, 1988, p. 15-25.

JAMOUS Haroun, *Sociologie de la décision. La réforme des études médicales et des structures hospitalières*, Paris, Éditions du CNRS, 1969.

JAMOUS Haroun, PELOILLE B., « Professions or self-perpetuating systems ? Changes in the French university-hospital system », dans John A. JACKSON (dir.), *Professions and Professionalization*, Cambridge, Cambridge University Press, 1970, p. 109-152.

JOBERT Bruno, *Le social en plan*, Paris, Éditions ouvrières, 1981.

LAPEYRE Nathalie, LE FEUVRE Nicky, « Féminisation du corps médical et dynamiques professionnelles dans le champ de la santé », *Revue française des affaires sociales*, n° 1, 2005, p. 59-81.

LARSON Magali S., *The Rise of Professionalism. A Sociological Perspective*, Berkeley, The University of California Press, 1977.

LÉONARD Jacques, *La France médicale au XIXᵉ siècle*, Paris, Gallimard-Julliard, 1978.

—, *La médecine entre les savoirs et les pouvoirs. Histoire intellectuelle et politique de la médecine française au XIXᵉ siècle*, Paris, Aubier-Montaigne, 1981.

LUCAS-GABRIELLI Véronique, SOURTY-LE GUELLEC Marie Jo, « Évolution de la carrière libérale des médecins généralistes selon leur date d'installation (1979-2001) », *Questions d'économie de la santé*, n° 81, 2004.

MATH Antoine, SPIRE Alexis, « Des emplois réservés aux nationaux ? », *Informations sociales*, n° 78, 1999.

NOIRIEL Gérard, *Le creuset français : histoire de l'immigration, XIXᵉ-XXᵉ siècles*, Paris, Seuil, 1992 [1988].

PALIER Bruno, *Gouverner la Sécurité sociale. Les réformes du système de protection sociale depuis 1945*, Paris, PUF, 2002.

PASSERON Jean-Claude, « 1952-1980 : l'Université mise à la question : changement de décor ou changement de cap ? », dans Jacques VERGER (dir.), *Histoire des universités*, Toulouse, Privat, 1986, p. 367-419.

PIERRE Bernard F., *La médecine hospitalière sous le feu des médias*, thèse de doctorat en médecine, Université Lyon 1, 1984.

PIERRU Frédéric, « Un mythe bien fondé : le lobby des professions de santé à l'Assemblée nationale », *Les Tribunes de la santé*, n° 14, 2007, p. 73-83.

—, *Hippocrate malade de ses réformes*, Bellecombe-en-Bauges, Éditions du Croquant, 2007.

PINELL Patrice, *Naissance d'un fléau. Histoire de la lutte contre le cancer en France (1890-1940)*, Paris, Métailié, 1992.

RAMIREZ Carlos, « Understanding social closure in its cultural context : accounting practitioners in France (1920-1939) », *Accounting, Organizations and Society*, vol. 26, n° 4-5, 2001, p. 391-418.

RIGAUDIAT Danielle, *Les médecins en provenance d'un pays hors CEE dans l'hôpital public*, Paris, Fondation de l'Avenir, 1990.

ROTHSTEIN W. G., *American Medical Schools and the Practice of Medicine. A History*, New York, Oxford University Press, 1987.

SCHWEYER François-Xavier, « Ni artisan, ni salarié. Conditions et enjeux de l'installation en médecine générale libérale », dans Géraldine BLOY, François-Xavier SCHWEYER (dir.), *Singuliers généralistes. Sociologie de la médecine générale*, Paris, Presses de l'EHESP, 2010, p. 379-402.

STEVENS Rosemary, GOODMAN Louis. W., MICK Stephen S., *The Alien Doctors. Foreign Medical Graduates in American Hospitals*, New York, John Wiley & Sons, 1978.

TONNELIER François, *Inégalités géographiques et santé. Évolution depuis le XIXᵉ siècle en France*, Paris, CREDES, 1992.

TRÉHONY A., « Les pratiques syndicales des médecins libéraux : évaluation du taux de syndicalisation en France », *Cahiers de sociologie et de démographie médicale*, vol. 26, n° 3, 1986, p. 255-274.

VERGEZ Bénédicte, *Le monde des médecins au XXᵉ siècle*, Bruxelles, Éditions Complexe, 1996.

WEBER Max, *Économie et société*, 2 vol., Paris, Pocket, 1995.

—, *Confucianisme et taoïsme*, Paris, Gallimard, 2000.

WEISZ George, « The politics of medical professionalization in France, 1845-1848 », *Journal of Social History*, vol. 12, n° 1, 1978, p. 3-30.

—, *The Emergence of Modern Universities in France, 1863-1914*, Princeton, Princeton University Press, 1984.

—, *Divide and Conquer. A Comparative History of Medical Specialization*, Oxford, Oxford University Press, 2006.

WOLMARK Cyril, « Médecins étrangers : sortir de l'invisibilité », *Plein droit*, n° 92, 2012, p. 36-40.

INDEX

Internat (réforme de 1982) : genèse de la réforme 117, 135, 151-204 ; épreuves orales du concours de l'internat 60, 110, 112, 173 ; docimologie 157, 179 ; modalités de choix de la spécialité 117, 179, 186, 197. Voir aussi Examen classant et Élitisme.
Internat à titre étranger 324, 330, 335-337.
Internat de médecine générale 177, 182, 204, 213-214, 236, 280-282.
Internes (fonctions hospitalières) : stages hospitaliers des — 155-156 ; modalités de choix des stages 61, 160-161, 163, 172, 194-196 ; besoins des hôpitaux en — 153, 155-156, 175-176, 195, 199, 204, 236-238, 248-249, 256-258, 358, 365-366 ; répartition des — entre les hôpitaux et les services, 158, 174-175, 177-178, 196-199, 204, 239 ; « ancrage » des —, 198-200 ; année recherche, 239. Voir aussi Faisant fonction d'interne et Gardes et astreintes.
Internes (mobilisations et organisations représentatives) : mobilisations d'—,

190-193, 294-295, 367 ; Fédération des associations d'internes et anciens internes des hôpitaux de ville de faculté (puis Fédération des internes et anciens internes de CHU) 154, 156, 179-180 ; Intersyndicat national des internes des hôpitaux (ISNIH) 157, 173-174, 191-193, 306 ; Association (amicale) des internes et anciens internes des hôpitaux de Paris 157, 341 ; Syndicat des internes des hôpitaux de Paris 306 ; unité du corps des — de CHU 154, 156.

Libéralisme médical 96, 103, 164, 214-217, 233, 305, 310, 314, 368-369.
Liberté d'installation : voir Libéralisme médical et Répartition géographique des médecins.
Luttes institutionnelles 27-28, 107-108, 129-139, 148-149, 241-252, 366-368.

Mai 68 80-95, 105-108, 130, 133.
Malthusianisme médical 15-16, 32, 100-104, 141, 147-148, 231, 265.

l'internat 178, 182, 188, 193, 254.

Segmentation profession-nelle 25-27.

Sélection à l'entrée des universités 73, 119.

Spécialisation médicale : développement de la — 113-114, 165 ; tentatives de freiner l'essor de la — 110, 113-114, 117-118, 167-168, 203-204, 254-255. Voir aussi Diplômes, Internat (réforme de 1982) et Internat (places offertes au concours)).

Syndicat national de l'enseignement supérieur (SNESUP) 67-68, 82, 85, 87-89, 104, 124.

Syndicats de médecins libéraux 36-37, 44-46, 214-217, 224-225 ; syndicats de spécialistes libéraux 163, 270-271 ; Confédération des syndicats médicaux français (CSMF) 22-23, 36-37, 41-48, 75, 104-105, 111, 128-129, 155, 158-159, 163-164, 172, 210, 226, 232, 244-245, 250, 255, 295-296, 305, 309-310, 314, 316, 332-333 ; Fédération des médecins de France (FMF) 37, 44-46, 103-105, 155, 159, 163-164, 172, 175, 210-216, 221-224, 244 ; Syndicat national des médecins omnipraticiens français (SNOMF puis FNOF et UNOF) 158-159, 172, 215, 219-221, 233 ; Syndicat des médecins libéraux (SML) 215-216, 221-227, 289, 305 ; Fédération nationale des médecins généralistes (MG-France) 215, 224, 250, 255, 270-271 ; Union collégiale des chirurgiens et spécialistes français (UCCSF puis UCCMSF), 216, 224, 289, 305. Voir aussi Conventions médicales, Libéralisme médical et Médecins libéraux.

Système de santé : réformes du — 228-231.

Vieillissement du corps médical 244, 264, 268-269.

Vocation 98, 105, 117, 179-180, 183, 186, 197. Voir aussi Internat (réforme de 1982), Internat (places offertes au concours) et Médecins généralistes (dévalorisation de la médecine générale).

Xénophobie 16, 312, 339, 341-343, 346.

LISTE DES TABLEAUX ET GRAPHIQUES

Tableaux :

Graphiques :

PRINCIPAUX SIGLES UTILISÉS

ANEMF	Association nationale des étudiants en médecine de France
AP-HP	Assistance publique - hôpitaux de Paris
CCHU	Comité de coordination hospitalo-universitaire
CES	Certificat d'études spéciales
CHU	Centre hospitalier et universitaire
CNAMTS	Caisse nationale d'assurance maladie des travailleurs salariés
CNOM	Conseil national de l'Ordre des médecins
CPEM	Certificat préparatoire aux études médicales
CREDOC	Centre de recherche et de documentation sur la consommation
CSMF	Confédération des syndicats médicaux français
DES	Diplôme d'études spécialisées
DGS	Direction générale de la santé
DHOS	Direction de l'hospitalisation et de l'organisation des soins
DIS	Diplôme interuniversitaire de spécialité
DREES	Direction de la recherche, des études, de l'évaluation et des statistiques
DU	Diplôme d'université
FFI	Faisant fonction d'interne
FHF	Fédération hospitalière de France
FMF	Fédération des médecins de France

INCCA   Intersyndicat national des chefs de clinique-
            assistants des hôpitaux (des villes de faculté)
ISNIH   Intersyndicat national des internes des hôpitaux
            (des villes de faculté)
MG-France   Fédération nationale des médecins généralistes
PAC   Praticien adjoint contractuel
PCB   Certificat de physique, chimie et biologie
PCEM   Premier cycle des études médicales
PLFSS   Projet de loi de financement de la Sécurité
sociale
SAEM   Syndicat autonome des enseignants de
            médecine
SML   Syndicat des médecins libéraux
SNESUP   Syndicat national de l'enseignement supérieur
UCCMSF   Union collégiale des chirurgiens, médecins et
            spécialistes français
UCCSF   Union collégiale des chirurgiens et spécialistes
            français (devient l'UCCMSF)
UER   Unité d'enseignement et de recherche
UNOF   Union nationale des omnipraticiens français

REMERCIEMENTS

Ce livre est issu d'une thèse de doctorat en science politique, qui a obtenu le prix du Comité d'histoire de la Sécurité sociale en 2008[1]. Je souhaite remercier ici mon directeur de thèse, Daniel Gaxie, et les autres membres de mon jury de thèse, Françoise Dreyfus, Patrick Hassenteufel, Olivier Ihl, Pierre Muller et Patrice Pinell, dont les remarques et les encouragements ont été précieux pour l'élaboration de ce livre. Je tiens également à remercier les participants des séminaires et des colloques où j'ai présenté des éléments de mon travail, ainsi que tous ceux qui ont relu tout ou partie du manuscrit de la thèse, puis du livre : Lorenzo Barrault, Philippe Bongrand, Édith Boursange, Philippe Cardon, Guillaume Girard, Anne Lhuissier, Mathieu Point, Anne-France Taiclet et plus particulièrement ma compagne, Hélène Berthe. Enfin, l'unité Risques travail État marchés (RiTME), dirigée par Didier Torny puis par Nathalie Jas à l'Institut national de la recherche agronomique, a constitué un cadre particulièrement propice à l'écriture de cet ouvrage.

---

1. M.-O. DÉPLAUDE, *L'emprise des quotas. Les médecins, l'État et la régulation démographique du corps médical*, thèse de doctorat en science politique, Université Paris 1, 2007.

Trois chapitres du livre reprennent des éléments déjà parus dans des revues de sciences sociales[2]. Je remercie les comités de rédaction de ces revues et leurs relecteurs pour leurs remarques sur des versions antérieures de ces articles, ainsi que Florent Champy et Liora Israël, coordinateurs du dossier « Professions et engagement public » paru dans *Sociétés contemporaines* en 2009.

La collecte du matériel empirique sur lequel s'appuie ce livre a bénéficié du concours de nombreuses personnes. Merci à celles et ceux qui ont accepté de répondre à mes questions et, dans certains cas, de me confier une partie de leurs archives personnelles. Merci également aux documentalistes, archivistes et statisticiens qui m'ont prodigué leur aide et leurs conseils – et plus particulièrement à Marie-Laure André Bourguet, alors documentaliste au *Quotidien du médecin*, et à Jean-Pierre Brière, archiviste à la Mission des Archives nationales du ministère des Affaires sociales.

Je remercie enfin le Comité d'histoire de la Sécurité sociale, qui a apporté son concours financier à la publication de ce livre.

2. M.-O. Déplaude, « Une mobilisation contre-révolutionnaire : la refondation du Syndicat autonome des enseignants de médecine en mai 1968 et sa lutte pour la "sélection" », *Sociétés contemporaines*, n° 73, 2009, p. 21-45 ; Id., « Instituer la "sélection" dans les facultés de médecine. Genèse et mise en œuvre du *numerus clausus* de médecine dans les années 68 », *Revue d'histoire de la protection sociale*, n° 2, 2009, p. 78-100 ; Id., « Une xénophobie d'État ? Les "médecins étrangers" en France (1945-2006) », *Politix*, n° 95, 2011, p. 207-231. Des passages de ces articles sont repris respectivement dans les chapitres 3, 4 et 7 du livre.

TABLE DES MATIÈRES

Médecine & Sciences Humaines

Médecine, santé et sciences humaines. Manuel.
Collège des enseignants de sciences humaines et sociales
en médecine et santé

Philippe Amiel
Des cobayes et des hommes. Expérimentation sur l'être humain et justice.

Bernard Andrieu
Toucher. Se soigner par le corps.

Tom Beauchamp & James Childress
Les principes de l'éthique biomédicale.

Bernard Baertschi
L'éthique à l'écoute des neurosciences

Christian Bonah
*Histoire de l'expérimentation humaine en France.
Discours et pratiques 1900-1940.*

Sophie Chauveau
L'affaire du sang contaminé (1983-2003).

Claire Crignon-De Oliveira & Marie Gaille-Nikodimov
À qui appartient le corps humain ? Médecine, politique et droit.

Frédéric Dubas
La médecine et la question du sujet. Enjeux éthiques et économiques.

Frédéric Dubas, Catherine Thomas-Antérion
Le Sujet, son symptôme, son histoire.

Hugo Tristram Engelhardt
Les Fondements de la bioéthique

Ludwik Fleck
Genèse et développement d'un fait scientifique.

Jean-Claude Fondras
La Douleur. Expérience et médicalisation.

Emmanuel Fournier & Jean-Christophe Mino
*Les mots des derniers soins.
La démarche palliative dans la médecine contemporaine.*

Hanan Frenk & Reuven Dar
Dépendance à la nicotine. Critique d'une théorie.

Marie Gaille
La valeur de la vie.

Ce volume,
le vingt-septième
de la collection « Médecine & Sciences humaines »
publié aux Éditions Les Belles Lettres,
a été achevé d'imprimer
en octobre 2015
sur les presses
de la Nouvelle Imprimerie Laballery
58500 Clamecy

N° d'éditeur : 8177
N° d'imprimeur : 510369
Dépôt légal : novembre 2015
Imprimé en France